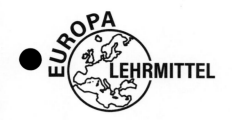

dr. med. Sina Kalantarisoltanieh
Facharzt für Laboratoriumsmedizin
Beethovenstraße 2
26316 Varel
Tel. 04451 95198 2416 Fax -95198 2406
LANR 6928476 BSNR 161990000

EUROPA FACHBUCHREIHE
für Berufe im Gesundheitswesen

D1672633

Ärztliches
Abrechnungswesen

dargestellt in Lernfeldern

Band 1

11. Auflage

VERLAG EUROPA-LEHRMITTEL · Nourney, Vollmer GmbH & Co. KG
Düsselberger Straße 23 · 42781 Haan-Gruiten

Europa-Nr.: 61133

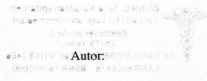

Autor:

Dr. med. Susanne Nebel, Mettmann

11. Auflage 2019
Druck 5 4 3 2

Alle Drucke derselben Auflage sind parallel einsetzbar, da bis zur Behebung von Druckfehlern
untereinander unverändert.

ISBN 978-3-8085-6312-0

© 2019 by Verlag Europa-Lehrmittel, Nourney, Vollmer GmbH & Co. KG, 42781 Haan-Gruiten
http://www.europa-lehrmittel.de

Satz: Typework Layoutsatz & Grafik GmbH, 86167 Augsburg (ab 8. Auflage)
Umschlag: tiff.any GmbH, 10999 Berlin
Umschlagfoto: Robert Kneschke – fotolia.com
Druck: CPI books GmbH, 25917 Leck

Vorwort

Die/Der Medizinische Fachangestellte (MFA) zählt seit vielen Jahren zu den beliebtesten Ausbildungsberufen, insbesondere, weil die Aufgabengebiete außerordentlich vielseitig sind. Sie sind in der Regel erste Ansprechpartner der Patienten und begleiten sie bei allen diagnostischen und therapeutischen Maßnahmen. Dieses erfordert neben einem fundierten medizinischen Wissen eine hohe kommunikative Kompetenz.

Schon an der Anmeldung stellen die MFA die Weichen für einen reibungslosen Praxisablauf. Sie kontrollieren die Behandlungsausweise, lesen Gesundheitskarten ein und füllen Formulare sachgerecht aus. Anschließend dokumentieren sie die erbrachten Leistungen und rechnen sie nach den entsprechenden Gebührenordnungen ab.

Die Herren Effer, Esser und Löbbecke gehörten zu den ersten Autoren, die Materialien für den Abrechnungsunterricht an Berufsschulen zusammenstellten. Besonderes Anliegen der Autoren war es, ihr Lehrwerk ständig an Neuerungen anzupassen und zu aktualisieren. Der Verlag Europa-Lehrmittel hat das Fachbuch übernommen, um diese Tradition fortzuführen. So bleibt der erfolgreiche Unterricht auf dem aktuellsten Wissensstand möglich.

Die Struktur des Lehrbuchs orientiert sich am Unterricht in Lernfeldern, entsprechend den Vorgaben des Rahmenlehrplans für den Ausbildungsberuf zur/zum Medizinischen Fachangestellten. **Band 1** beinhaltet die abrechnungsrelevanten Lerninhalte aus den Lernfeldern 1 bis 4, **Band 2** die Lernfelder 5 bis 11. Die Seiten des Buches lassen sich bequem herauslösen und in einem Ordner nach persönlichen Vorstellungen zusammenstellen. So ergibt sich ein **individuelles Schulungsbuch.**

Zu Beginn eines Lernfeldes wird anhand einer konkreten Situation die Bedeutung der Lerninhalte im Praxisalltag veranschaulicht. Die Lerntexte enthalten die wichtigsten Auszüge aus den beiden Gebührenordnungen EBM und GOÄ, sodass sich eine zusätzliche Anschaffung der Gebührenordnungen erübrigt. In den medizinischen Lernfeldern wird anhand von Fallbeispielen die Abrechnung von Kassen- und Privatpatienten parallel vorgestellt. An jedes Unterkapitel schließen sich unter der Überschrift **„Wie war das noch?"** Fragen zum Üben und Vertiefen des Erlernten an.

Am Ende eines jeden Kapitels finden sich **„Fragen und Fälle".** Die programmierten Fragen dienen insbesondere der Vorbereitung auf die schriftlichen Prüfungen, wobei eine oder mehrere Antworten richtig sein können. Die handlungsorientierten Übungsfälle beinhalten in der täglichen Praxis vorkommende Tätigkeiten, die in ähnlicher Form bei der praktischen Abschlussprüfung demonstriert werden müssen.

Den Lesern wünsche ich viel Freude und Erfolg beim Arbeiten mit dem vorliegenden Buch. Die ärztliche Abrechnung stellt zuweilen auch für Mediziner und Abrechnungslehrer eine Herausforderung dar, insbesondere wenn es Interpretationsspielräume gibt. Deshalb bitte ich Sie, liebe Leser, an dieser Stelle ganz herzlich, mich auf Fehler oder Missverständnisse in diesem Buch aufmerksam zu machen. Über entsprechende Hinweise unter der Verlagsadresse oder über die Internetadresse lektorat@europa-lehrmittel.de wäre ich Ihnen sehr dankbar.

Die Auflagen 2019 enthalten die aktuellen Neuerungen des EBM insbesondere im Bereich der Prävention. Zusätzlich wird das neue Muster 4 (Transportschein) ausführlich vorgestellt sowie das Terminservice- und Versorgungsgesetz (TSVG).

Dr. med. Susanne Nebel

Mettmann, Sommer 2019

Rechtlicher Hinweis

Die Verwendung nur eines grammatikalischen Geschlechtes bei Berufs- und Gruppenbezeichnungen wurde im Hinblick auf den Lesefluss gewählt. Sie stellt keine Meinungsäußerung zur Geschlechterrolle dar.

Inhaltsverzeichnis

LF 4 Bei Diagnostik und Therapie von Erkrankungen des Bewegungsapparates assistieren (Fortsetzung)

Lernfeld 1   Im Beruf und Gesundheitswesen orientieren

Es sollen die externen Faktoren wie die einschlägigen gesetzlichen Bestimmungen, vertraglichen Verpflichtungen und organisatorischen Rahmenbedingungen bekannt sein. Ebenso sollen die internen Anforderungen eines Dienstleistungsbetriebs verstanden und erfüllt werden. Dazu gehören lernorientiertes Arbeiten, prozessorientiertes Handeln, Kommunikation mit Personen und Einrichtungen des beruflichen Umfeldes sowie die Anwendung von Konflikt- und Problemlösungsmodellen. Verantwortliches Handeln unter Beachtung der Arbeitssicherheit ist ebenso Lernziel wie die Fähigkeit zur Beschaffung der notwendigen Daten über die modernen Medien auch zur eigenen beruflichen Entwicklung.

Lernziel im Lehrplan

Einordnung der Praxis in das System der
➡ **gesetzlichen Sozialversichung,**
speziell der
➡ **gesetzlichen Krankenversichung**
und der
➡ **gesetzlichen Unfallversichung**

Aufgaben und Pflichten von
➡ **Personen des beruflichen Umfeldes,**
die in gesetzlich vorgeschriebenen oder freiwilligen Organisationen tätig sind.

Die Kommunikation im beruflichen Umfeld erfordert den sicheren Umgang mit
➡ **Grundbegriffen der vertragsärztlichen Versorgung**

Die Auszubildende muss die
➡ **ärztlichen Pflichten**
als ihre Pflichten kennen, einschl. ihrer haftungs- und strafrechtlichen Verantwortung.

Inhaltsverzeichnis

© Verlag Europa-Lehrmittel

LF 1   Im Beruf und Gesundheitswesen orientieren

▶ Lernsituation:

Frau Birgit Biene hatte sich im letzten Schuljahr aufgrund ihrer Neigung und bestätigt durch die Berufsberatung für einen Dienstleistungsberuf im ärztlichen Tätigkeitsfeld entschieden. Bereits das Schulpraktikum hatte sie in der Praxis des hausärztlich tätigen Internisten Dr. Gustav Gütlich absolviert. Dr. Gütlich war angetan von ihrem Interesse für diesen Beruf, ihrem Talent und ihrer Auffassungsgabe sowie ihrem liebenswürdigen Umgang mit den Patienten. Nach Abschluss des Praktikums hatte Herr Dr. Gütlich Frau Biene deshalb eine Ausbildungsstelle als medizinische Fachangestellte in seiner Praxis angeboten.

Nach ihrer Entscheidung für diese Ausbildungsstelle hat Frau Birgit Biene bei der Ärztekammer einen Ausbildungsvertrag mit Herrn Dr. Gütlich abgeschlossen.

Mit Beginn ihrer Ausbildung lernt Frau Biene die ärztliche Praxis als Dienstleistungsunternehmen im System des Gesundheitswesens kennen. Durch Fragen der Patienten, Telefongespräche und Informationen der dienstältesten Kollegin wird sie auf die verschiedenen Sozialversichungszweige und insbesondere auf grundsätzliche Regelungen der gesetzlichen Krankenversicherung, die z. B. die Zuzahlung der Patienten zu verschiedenen Verordnungen betreffen, aufmerksam. Dr. Gütlich bittet Frau Biene, auch das Deutsche Ärzteblatt und die Mitteilungen der Kassenärztlichen Vereinigung nach Posteingang zu ordnen und fordert sie ausdrücklich auf, in die Informationsschriften zu schauen und ihm Fragen zu nicht verstandenen Sachverhalten zu stellen. Auf diesen Wegen wird Frau Biene auch immer mehr mit den Grundbegriffen der vertragsärztlichen Versorgung vertraut.

1.1   Die Arztpraxis im System der gesetzlichen Sozialversicherung

1.1.1   Geschichtlicher Hintergrund

Die soziale Sicherung seiner Bürger zu gewährleisten ist auch heute noch eine der Hauptaufgaben unseres **sozialen Rechtsstaates.** Diese Verpflichtung des Staates, in die heute über 90 % der Bürger eingebunden sind, beruht für die Bundesrepublik Deutschland auf Artikel 20 des Grundgesetzes:

> **„Die Bundesrepublik Deutschland ist ein demokratischer und sozialer Bundesstaat."**

Das Anliegen, den Menschen und seine Familie nicht ohne Schutz dem Schicksal zu überlassen, geht bis in die Antike zurück und zieht sich durch alle geschichtlichen Epochen. Von einem der berühmtesten Ärzte der Antike, **Hippokrates** (466 – 377 v. Chr.), leiten die Ärzte bis heute ihre Tradition und ihre humanitären Verpflichtungen gegenüber dem Patienten her („Hippokratischer Eid").

Später waren es hauptsächlich **Geistliche** und **Klöster,** die sich um Witwen und Waisen kümmerten. Im Mittelalter übernahmen dann **Ritterorden,** die auch Spitäler gründeten, sowie später **Städte** und **Zünfte** soziale Aufgaben wie die Kranken- und Armenpflege oder die Betreuung von Wöchnerinnen. Darüber hinaus sorgten sie für die Verpflegung und Unterbringung von Invaliden und Alten bis hin zur Kreditgewährung in bestimmten Lebenssituationen ebenso wie für die Übernahme von Beerdigungskosten.

Die Finanzierung wurde durch freiwillige oder verpflichtende Steuern, Abgaben, Beiträge oder Sammlungen sowie durch Spenden wohlhabender Familien sichergestellt.

Dies waren stets Leistungen, die von den jeweils Herrschenden oder der jeweiligen Zunft abhingen. **Preußen** war der erste Staat, der **1794** mit dem **Allgemeinen Landrecht** eine für alle rechtsverbindliche Grundlage für die Ernährung und Versorgung der Armen durch den Staat schuf.

Die wirtschaftliche Entwicklung durch die Industrialisierung und die damit verbundenen gesellschaftlichen Veränderungen führten dazu, dass sich die Arbeiter zu **Gewerkvereinen** als Interessenvertretung gegenüber den Arbeitgebern und zu **Hilfskassen,** die sie gegen Existenzunsicherheit und soziale Not sichern sollten, zusammenschlossen.

Der Staat förderte die Bildung von Hilfskassen und erließ in Ergänzung einer Gewerbeordnung **1876** das **Hilfskassengesetz,** in dem Rechte und Zuständigkeiten dieser Kassen im Sinne einer **Zwangskasse** geregelt wurden, in die auch die Arbeitgeber Beiträge abzuführen hatten.

Da die flächendeckende Einführung dieser Hilfskassen häufig am Widerstand der Arbeitgeber, die ihre Beiträge aus Kostengründen nicht leisten wollten, scheiterte, entstanden örtlich unterschiedliche soziale Sicherungen. Diese Unterschiede konnten dazu führen, dass ein Arbeiter, der den Arbeitsort wechselte, seine Kassenansprüche verlor.

Dass sich der Staat das Bedürfnis seiner Bürger nach Existenzsicherung zu Eigen gemacht und hierfür Verantwortung und Garantien übernommen hat, ist geschichtlich zurückzuführen auf die

Kaiserliche Botschaft Wilhelms I. vom 17. November 1881

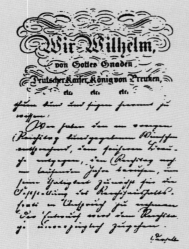
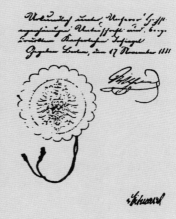

„… In diesem Sinne wird zunächst der von den verbündeten Regierungen in der vorigen Session vorgelegte Entwurf eines Gesetzes über die Versicherung der Arbeiter gegen **Betriebsunfälle** mit Rücksicht auf die im Reichstage stattgehabten Verhandlungen über denselben einer Umarbeitung unterzogen, um die erneute Berathung desselben vorzubereiten. Ergänzend wird ihm eine Vorlage zur Seite treten, welche sich eine gleichmäßige Organisation des gewerblichen **Krankenkassenwesens** zur Aufgabe stellt. Aber auch diejenigen, welche durch **Alter oder Invalidität** erwerbs- unfähig werden, haben der Gesammtheit gegenüber einen begründeten Anspruch auf ein höheres Maß staatlicher Fürsorge, als ihnen bisher hat zu Theil werden können. …"

Maßgeblich verantwortlich für diese vom Reichstag angeregte und an ihn gerichtete Botschaft, die als **Gründungsdokument** der deutschen Sozialversicherung anzusehen ist, war der

Deutsche Reichskanzler Fürst Otto von Bismarck.

Otto von Bismarck gilt daher als der **Gründer der deutschen Sozialversicherung.**

Kaiser, Reichskanzler und Reichsregierung waren gezwungen, auf politische Forderungen der Sozial-demokratie und der Gewerkschaften zu reagieren. Diese Forderungen waren durch die allgemeine soziale Notlage vor allem der Fabrikarbeiter und ihrer Familien in der fortschreitenden Industrialisierung hervor-gerufen worden.

Aufgrund der Initiative des Reichstages und des Reichskanzlers, verstärkt durch die Kaiserliche Botschaft, wurden vom Reichstag folgende Gesetze beschlossen:

1883	Krankenversicherungsgesetz für Arbeiter
1884	Unfallversicherungsgesetz für die Industrie
1889	Invaliditäts- und Altersversicherungsgesetz

Mit diesen drei Gesetzen über die Kranken-, Unfall- und Altersversicherung, die aufgrund der Kaiserlichen Botschaft vom Deutschen Reichstag erlassen wurden, ist erstmalig eine allgemeine **Versicherungspflicht** und damit für die Versicherten ein **Rechtsanspruch** auf Versicherungsleistungen eingeführt worden.

Die drei genannten Gesetze wurden

1911	in der Reichsversicherungsordnung (RVO)

zusammengefasst.

Gleichzeitig wurde das Krankenversicherungsgesetz grundlegend reformiert. Die wesentlichsten Änderungen in der Krankenversicherung bestanden in der Erweiterung des versicherungspflichtigen Personenkreises auf Hausbedienstete und landwirtschaftliche Arbeiter.

Weitere **grundlegende Gesetze** auf dem Weg zu dem heutigen Sozialversicherungssystem sind in Kraft getreten:

1911	Angestelltenversicherung
1927	Arbeitslosenversicherung
1957	Rentenreform
1983	Künstlersozialversicherung
1985	Pflegeversicherung

Der Gesetzgeber hat die Vielzahl von einzelnen Sozialgesetzen im **Sozialgesetzbuch (SGB)** zusammenge-führt. Mit dieser Zusammenfassung wurde eine übersichtliche Ordnung der Sozialgesetzgebung angestrebt.

Das SGB umfasst insgesamt **zwölf Bücher**:

Erstes Buch	Allgemeiner Teil
Zweites Buch	Grundsicherung für Arbeitsuchende
Drittes Buch	Arbeitsförderung (Gesetzl. Arbeitslosenvers.)
Viertes Buch	Gemeinsame Vorschriften für die Sozialversicherung
Fünftes Buch	Gesetzliche Krankenversicherung
Sechstes Buch	Gesetzliche Rentenversicherung
Siebtes Buch	Gesetzliche Unfallversicherung
Achtes Buch	Kinder- und Jugendhilfe
Neuntes Buch	Rehabilitation und Teilhabe behinderter Menschen
Zehntes Buch	Sozialverwaltungsverfahren und Sozialdatenschutz
Elftes Buch	Soziale Pflegeversicherung
Zwölftes Buch	Sozialhilfe

1.1.2 Das System der gesetzlichen Sozialversicherung

In der gesetzlichen Sozialversicherung unterscheidet man verschiedene Zweige; man spricht auch von den fünf Säulen der Sozialversicherung. Diese fünf Säulen bestehen aufgrund unterschiedlicher Rechtsgrundlagen:

fünf Säulen der Sozialversicherung	Rechtsgrundlagen
gesetzliche Arbeitslosenversicherung	SGB III
gesetzliche Krankenversicherung	**SGB V**
gesetzliche Rentenversicherung	SGB VI
gesetzliche Unfallversicherung	SGB VII
soziale Pflegeversicherung	SGB XI

Bei allen genannten gesetzlichen Versicherungen handelt es sich um Pflichtversicherungen, denen sich der betroffene Personenkreis nicht entziehen kann. Aufgrund dieser Versicherungspflicht hat der deutsche Bürger die heute selbstverständliche Sicherheit, bei den wesentlichen Lebensrisiken, die ihn treffen könnten, geschützt zu sein; geschützt zu sein durch das „soziale Netz".

Gemäß Sozialgesetzbuch 4. Buch (SGB IV) sind die Träger der Sozialversicherung in ihrer Rechtsstellung **Körperschaften des öffentlichen Rechts** mit Selbstverwaltung. Die Sozialversicherungsträger erfüllen ihre Aufgabe in eigener Verantwortung, unterliegen aber der staatlichen Aufsicht durch das Bundesministerium für Gesundheit, das Bundesversicherungsamt oder durch entsprechende Landesbehörden.

Zur Erfüllung seiner Aufgaben hat jeder Versicherungsträger als **Selbstverwaltungsorgane**

- eine Vertreterversammlung und
- einen Vorstand

zu bilden. Dem Vorstand gehört ein Geschäftsführer an. Das SGB IV bestimmt als Grundsatz, dass diesen Selbstverwaltungsorganen Vertreter der Versicherten und der Arbeitgeber angehören.

Die Mitglieder der Vertreterversammlung, des Parlaments eines jeden Versicherungsträgers, werden alle sechs Jahre in Sozialversicherungswahlen gewählt. Die Abgeordneten der Vertreterversammlung wählen anschließend den Vorstand.

Die **juristische Zuständigkeit** bei Klagen im gesamten Sozialversicherungsbereich liegt bei den Sozialgerichten, deren oberste Instanz das Bundessozialgericht in Kassel ist.

Die **Finanzierung** der Sozialversicherungen erfolgt

- in der Hauptsache durch Beiträge, die überwiegend von den Arbeitnehmern und den Arbeitgebern je zur Hälfte aufgebracht werden,
  zusätzlich durch finanzielle Leistungen, die der Versicherte zu erbringen hat
  (z.B. Zuzahlungen)
- bei der Unfallversicherung im Rahmen eines Umlageverfahren durch die Arbeitgeber allein;
- durch Zuschüsse des Bundes an die Arbeitslosen-, die Kranken- und die Rentenversicherung.

1.1.3   Die Gesetzliche Krankenversicherung

Dem Bedürfnis der Bürger, sich gegen die wirtschaftlichen Folgen bei Krankheit abzusichern, wird entsprochen durch zwei prinzipiell sehr unterschiedliche Arten von Krankenversicherung:

> **Gesetzliche Krankenversicherung**
> **Private Krankenversicherung**

Die **private Krankenversicherung** wird von privaten Krankenversicherungsunternehmen angeboten.

Private Krankenversicherungsunternehmen haben im Gegensatz zu den Trägern der gesetzlichen Krankenversicherung das Recht, die Versicherung einer Person gegen Krankheit wegen eines zu großen Risikos ganz abzulehnen oder Beitragszuschläge zu verlangen. Generell richtet sich der Versicherungsbeitrag in der privaten Krankenversicherung nach dem Risikoprinzip:

- je höher das Risiko
  beispielsweise aufgrund von Alter oder Vorerkrankungen,
  ⟹ desto höher der Beitrag.

Darüber hinaus richtet sich der Beitrag nach den zwischen Versicherungsunternehmen und Versicherungsnehmer vereinbarten Leistungen, nach dem Äquivalenzprinzip (= Gleichgewicht von Leistung und Gegenleistung):

- je höher die Leistung,
  ⟹ desto höher der Beitrag.

Es gibt Personengruppen, wie Unternehmer oder auch Ärzte, die das Krankheitsrisiko ganz durch private Krankenversicherungsunternehmen abdecken.

Andere Personengruppen sind aufgrund der **Fürsorgepflicht des Staates** oder besonderer Rechtsgrundlagen ganz oder teilweise gegen Krankheit versichert; zu diesen Rechtsgrundlagen gehören:

Rechtsgrundlagen

Beihilfe

▶ erhalten z.B. **Beamte.**

Beihilfeberechtigte vereinbaren eine Restkostendeckung in der Regel mit privaten Versicherungsunternehmen, da die Beihilfe nur einen Teil der Krankheitskosten übernimmt.

Freie Heilfürsorge

▶ erhalten nur wenige besondere Personengruppen wie Soldaten der Deutschen Bundeswehr, Polizeivollzugsbeamte der Bundespolizei, Polizeivollzugsbeamte der Länder und Beamte in Justizvollzugsanstalten.

Sie brauchen weder der gesetzlichen noch der privaten Krankenversicherung beizutreten; für sie übernimmt der Staat alle Kosten der gesundheitlichen Versorgung.

Sozialhilfe

▶ der Staat trägt alle Kosten bei Krankheit für Personen, die durch andere Vorschriften keinen Schutz genießen (Ihre organisatorische Betreuung erfolgt durch eine gesetzliche Krankenkasse).

In der **gesetzlichen Krankenversicherung** ist der weitaus größte Teil (ca. 90 %) der Bevölkerung der Bundesrepublik Deutschland unmittelbar selbst als Mitglied oder mittelbar als Familienangehöriger versichert.

Fast alle in einer Arztpraxis tätigen Ärzte sind berechtigt, Versicherte der gesetzlichen Krankenversicherung zu behandeln; man spricht hierbei von der **„vertragsärztlichen Versorgung"** und von **„Vertragsärzten".** Die Versorgung der „Kassenpatienten" bildet die wirtschaftliche Grundlage einer Praxis eines Vertragsarztes.

Vertragsärzte üben ihre Tätigkeit auf der **Rechtsgrundlage** des 5. Buches des Sozialgesetzbuches (SGB V) aus.

Im Folgenden wird ein Überblick gegeben über

■ **Allgemeine Vorschriften des SGB V**

■ **Leistungen und Zahlungen nach SGB V**

Allgemeine Vorschriften des SGB V

Zu den allgemeinen Vorschriften des SGB V zählen

- **Aufgaben der gesetzlichen Krankenversicherung**
- **Wirtschaftlichkeitsgebot**
- **Leistungen: Sachleistungsprinzip und Kostenerstattung**
- **Solidarische Finanzierung**
- **Krankenkassen**
- **Versicherungspflicht**

Aufgaben der gesetzlichen Krankenversicherung

Im § 1 SGB V werden als **Aufgaben** der gesetzlichen Krankenversicherung im Sinne einer Solidargemeinschaft festgeschrieben:

- **die Gesundheit der Versicherten zu erhalten**
- **die Gesundheit der Versicherten wiederherzustellen**
- **den Gesundheitszustand der Versicherten zu bessern**

Gleichzeitig wird auch die **Eigenverantwortung** der Versicherten hervorgehoben:

Versicherte sind für ihre Gesundheit mitverantwortlich; sie sollen durch

- **eine gesundheitsbewusste Lebensführung,**
- **frühzeitige Beteiligung an gesundheitlichen Vorsorgemaßnahmen,**
- **aktive Mitwirkung an Krankenbehandlung und Rehabilitation**

dazu beitragen, den Eintritt von Krankheit und Behinderung zu vermeiden oder ihre Folgen zu überwinden.

Wirtschaftlichkeitsgebot

Für sämtliche Leistungen der gesetzlichen Krankenversicherung gilt das Wirtschaftlichkeitsgebot. Danach dürfen die Leistungen das Maß des Notwendigen nicht überschreiten und müssen

- ausreichend

und

- zweckmäßig

und somit wirtschaftlich sein.

Gleichzeitig haben Qualität und Wirksamkeit der Leistungen dem allgemein anerkannten Stand der medizinischen Erkenntnisse zu entsprechen und den medizinischen Fortschritt zu berücksichtigen.

Das Wirtschaftlichkeitsgebot gilt für alle an der vertragsärztlichen Versorgung Beteiligten:

- der **Versicherte**   darf andere Leistungen **nicht** beanspruchen,
- der **Arzt**   darf andere Leistungen **nicht** erbringen,
- die **Krankenkasse**   darf andere Leistungen **nicht** gewähren.

Leistungen: Sachleistungsprinzip und Kostenerstattung

1. Sachleistungsprinzip

Ein grundlegendes Element in der gesetzlichen Krankenversicherung besteht darin, dass die Leistungsgewährung ganz überwiegend nach dem Sachleistungsprinzip oder Naturalleistungsprinzip erfolgt. Diesem Prinzip folgend werden den Versicherten die Leistungen, die ihnen die gesetzliche Krankenkasse schuldet, „in natura" gewährt; dem Versicherten werden dafür keine Geldmittel zur Verfügung gestellt. Damit soll vor allem erreicht werden, dass der Versicherte auch alle, für die Wiederherstellung seiner Gesundheit wichtigen, Dienst- und Sachleistungen wie ärztliche Behandlung sowie ärztlich verordnete Leistungen und Maßnahmen, tatsächlich in Anspruch nimmt und nicht stattdessen zur Verfügung gestellte Geldmittel für andere Zwecke verwendet.

Geldleistungen, wie Krankengeld oder Mutterschaftsgeld, treten im Vergleich zu den Sachleistungen völlig in den Hintergrund. Sie ergänzen lediglich die Sachleistungen und sind nicht Bestandteil der Kostenerstattung.

Mit dem Sachleistungprinzip stellt sich aber für die Krankenkasse das Problem, diese zu gewährenden Naturalleistungen nicht selbst erbringen zu können. Deshalb erfüllen Ärzte und andere Heilberufe sowie Krankenhäuser als „Leistungserbringer" diese Kassenpflicht. Im Rahmen der vertragsärztlichen Versorgung wird der gesetzliche Auftrag durch die bereits in Kapitel 1 genannten Verträge geregelt, in denen sichergestellt wird, dass den Versicherten auch alle Pflichtleistungen und Ermessensleistungen tatsächlich zur Verfügung stehen.

▶ **Die von Ärzten im Rahmen der vertragsärztlichen Versorgung zu erbringenden Leistungen sind:**

- ärztliche Behandlung,
- ärztliche Betreuung bei Schwangerschaft und Mutterschaft,
- ärztliche Maßnahmen zur Früherkennung von Krankheiten,
- ärztliche Maßnahmen zur Empfängnisregelung, Sterilisation und Schwangerschaftsabbruch, soweit die Leistungspflicht nicht durch gesetzliche Regelungen ausgeschlossen ist,
- ärztliche Leistungen zur Herstellung der Zeugungs- oder Empfängnisfähigkeit sowie die medizinischen Maßnahmen zur Herbeiführung einer Schwangerschaft,
- ärztliche Verordnungen,
- Beurteilung der Arbeitsunfähigkeit,

- Ausstellung von Bescheinigungen und Erstellung von Berichten, welche die Krankenkassen oder der Medizinische Dienst zur Durchführung ihrer gesetzlichen Aufgaben oder welche die Versicherten für den Anspruch auf Fortzahlung des Arbeitsentgeltes benötigen,
- die vom Arzt angeordneten und unter seiner Verantwortung erbrachten Hilfeleistungen anderer Personen,
- die psychotherapeutische Behandlung einer Krankheit durch Psychologische Psychotherapeuten und Kinder- und Jugendlichenpsychotherapeuten und Vertragsärzte,
- Veranlassung von ambulanten Operationen.

▶ **Ärztliche Verordnungen können ausgestellt werden für:**

- Arzneimittel,
- Verbandmittel,
- Heilmittel,
- Hilfsmittel,
- Krankentransporte,
- Krankenhausbehandlung,
- Behandlung in Vorsorge- oder Rehabilitationseinrichtungen (Kurmaßnahmen),

- ambulante Vorsorgeleistungen in anerkannten Kurorten,
- häusliche Krankenpflege,
- medizinische Leistungen der Rehabilitation, Belastungserprobung und Arbeitstherapie (Wiedereingliederungsmaßnahmen),
- Soziotherapie.

> **Bewertungsgrundlage** für die in der vertragsärztlichen Versorgung erbrachten Leistungen ist der **Einheitliche Bewertungsmaßstab (EBM).**

Der zwischen den Spitzenverbänden der gesetzlichen Krankenkassen und der Kassenärztlichen Bundesvereinigung vereinbarte EBM verzeichnet alle Leistungen und legt die Leistungsbewertung in Punktzahlen und Euro-Beträgen fest.

2. Kostenerstattung

Versicherte können wählen, ob sie die Leistungen als Sachleistungen oder im Rahmen der Kostenerstattung in Anspruch nehmen wollen; dieses Wahlrecht darf der Arzt nicht beeinflussen. Die Einschränkung der Wahl der Kostenerstattung auf bestimmte vertragsärztliche Behandlungen oder etwa Arzneimittel ist nicht möglich, wohl aber die Unterscheidung zwischen der ambulanten Versorgung (z.B. Kostenerstattung) und der stationären Behandlung (z.B. Sachleistung). Der Versicherte ist an die Wahl zur Kostenerstattung mindestens ein Jahr gebunden.

Die Versicherten, die Kostenerstattung wählen, können in der Arztpraxis als Privatpatienten auftreten, weil sie nicht verpflichtet sind, ihre Versichertenkarte vorzulegen. In diesen Fällen erstellt der Arzt für seine Leistungen eine Privatrechnung (nach der GOÄ), die der Versicherte seiner gesetzlichen Krankenkasse zur Kostenerstattung vorlegt. Die Höhe der Kostenerstattung ist höchstens auf die Vergütung beschränkt, die die Krankenkasse bei Erbringung im Sachleistungsprinzip zu tragen hätte. Im Ergebnis muss der Versicherte einen Teil der Kosten, die Differenz zwischen Rechnungs- und Erstattungsbetrag, selbst zahlen. Hierüber muss er von seiner Krankenkasse vor der Wahl aufgeklärt worden sein. Dem Arzt ist es rechtlich untersagt, seinen Patienten generell die Zahlung dieses Differenzbetrages zu erlassen.

Solidarische Finanzierung

Die Leistungen und sonstigen Ausgaben der Krankenkassen werden im wesentlichen durch Beiträge finanziert. Diese Beiträge richten sich aber nicht wie in der privaten Krankenversicherung nach Alter, Geschlecht oder Erkrankungen, also nach dem Risiko des einzelnen Mitglieds, sondern nach seinem finanziellen Leistungsvermögen:

> **Solidaritätsprinzip**
> **Der Stärkere muss dem Schwächeren helfen.**

Grundlage der Beitragsberechnung sind die beitragspflichtigen Einnahmen der Mitglieder:

- wer **mehr**   verdient, zahlt **höhere**   Beiträge
- wer **weniger** verdient, zahlt **geringere** Beiträge.

Der Beitragssatz wird für alle gesetzlich Krankenversicherten von der Bundesregierung festgelegt. Kommt die einzelne gesetzliche Krankenkasse mit den darüber zur Verfügung gestellten Mitteln zur Deckung ihrer Leistungen nicht aus, kann sie einen Zusatzbeitrag erheben.

Die Beitragsbemessungsgrenze, die jährlich neu von der Bundesregierung festgelegt wird, bestimmt, bis zu welcher Höhe die Arbeitsentgelte beitragspflichtig sind.

Diese Beiträge werden

je zur Hälfte von Arbeitnehmer und Arbeitgeber getragen.

Für mitversicherte Familienangehörige werden keine Beiträge erhoben.

Für den Arbeitgeber gehört der von ihm zu leistende Beitragsanteil zu den Lohnnebenkosten, der mit dem direkt an den Arbeitnehmer gezahlten Lohn die gesamten Personalkosten bildet. Mit der Senkung der Beitragssätze in der gesetzlichen Krankenversicherung ist deshalb das Ziel verknüpft, die Lohnnebenkosten zu senken und damit die Wettbewerbsfähigkeit der Wirtschaft zu stärken.

▶ Zur **Senkung der Beitragssätze** müssen die Versicherten auch deshalb zusätzlich zu ihrem Beitrag weitere Zahlungen an die gesetzlichen Krankenkassen leisten; dies sind:

● **Zuzahlungen** zu Arznei-, Heil- und Hilfsmitteln, zu Krankentransporten, zu stationären Maßnahmen und zu häuslicher Krankenpflege

Zur Entlastung der Beitragssätze werden bestimmte Leistungen aus der gesetzlichen Krankenversicherung ausgegliedert, wie z.B. Arzneimittel, die lediglich der Verbesserung der Lebensqualität dienen sollen, Sehhilfen ab 18 Jahren.

Die **Beiträge** der Versicherten aller gesetzlichen Krankenkassen fließen zunächst in den **Gesundheitsfonds.** Aus dem Gesundheitsfonds erhalten die Krankenkassen ihre Einnahmen, deren Höhe abhängig ist von der Anzahl und von dem Krankheitsrisiko der Versicherten. So erhalten Krankenkassen, bei denen viele Patienten mit chronischen Erkrankungen versichert sind, höhere Beträge.
Reichen einer Krankenkasse die Einnahmen aus dem Gesundheitsfonds zur Finanzierung ihrer Leistungen nicht aus, ist sie berechtigt, einen Zusatzbeitrag zu erheben. Diesen Zusatzbeitrag teilen sich Arbeitnehmer und Arbeitgeber ab Januar 2019.

Krankenkassen

Die Krankenkassen als Träger der gesetzlichen Krankenversicherung sind
Körperschaften des öffentlichen Rechts mit Selbstverwaltung.

Die Krankenkassen sind in folgende Kassenarten gegliedert:

● Allgemeine Ortskrankenkassen (AOK)
● Landwirtschaftliche Krankenkassen (LKK)
● Innungskrankenkassen (IKK)
● Betriebskrankenkassen (BKK)
● Knappschaft (KBS)
● Ersatzkassen (EK), organisiert im Dachverband „Verband der Ersatzkassen" (Vdek)

Diese Krankenkassen werden auch als gesetzliche Krankenkassen bezeichnet. Die Unterscheidung in Primär- und Ersatzkassen hat heute keine Bedeutung mehr.

Versicherungspflicht

▶ **Versicherungspflicht** in der gesetzlichen Krankenversicherung besteht im Wesentlichen für folgenden Personenkreis:

- Arbeiter, Angestellte und Auszubildende, die gegen Arbeitsentgelt beschäftigt sind mit einem Einkommen bis zur Versicherungspflichtgrenze der gesetzlichen Krankenversicherung;
- Leistungsempfänger nach dem Arbeitsförderungsgesetz (Arbeitslose);
- Landwirte, ihre mitarbeitenden Familienangehörigen und Altenteiler;
- Künstler und Publizisten;
- Behinderte, die in anerkannten Werkstätten tätig sind;
- Studenten, die an staatlichen oder staatlich anerkannten Hochschulen eingeschrieben sind, bis zum Abschluss des 14. Fachsemesters, längstens bis zur Vollendung des 30. Lebensjahres;
- Praktikanten aufgrund Studien- oder Prüfungsordnungen;
- Rentner und Rentenantragsteller.

▶ **Versicherungsfreiheit** besteht insbesondere für:

- Arbeiter und Angestellte, deren regelmäßiges Jahresarbeitsentgelt mindestens ein Jahr lang die Versicherungspflichtgrenze der gesetzlichen Krankenversicherung übersteigt. Sie können jedoch auch freiwilliges Mitglied der gesetzlichen Krankenversicherung bleiben;
- Beamte und sonstige (beamtenähnlich) Beschäftigte;
- Geringfügig Beschäftigte (§ 8 SGB IV); neben vielen Einzelregelungen gilt allgemein insbesondere eine Entgeltgrenze von 450 EUR monatlich sowie die Pflicht des Arbeitgebers zur Entrichtung einer Pauschalabgabe von 30 % für Steuern und Sozialabgaben, ohne dass dadurch Leistungsansprüche des geringfügig Beschäftigten entstehen.

Werden Arbeiter und Angestellte wegen Erhöhung der Versicherungspflichtgrenze wieder krankenversicherungspflichtig, können sie sich innerhalb von drei Monaten auf Antrag befreien lassen.

▶ Durch den Versicherungsbeitrag des Mitglieds sind auch dessen **Familienangehörige** in der gesetzlichen Krankenversicherung ohne zusätzliche Beiträge mitversichert (Familienversicherung). Hierzu gehören

- der Ehegatte, der Lebenspartner und Kinder des Mitglieds, wenn diese Familienangehörigen
  - ihren Wohnsitz im Geltungsbereich dieses Gesetzes haben;
  - ein Gesamteinkommen haben, das nicht über der Verdienstgrenze für geringfügig Beschäftigte liegt.

▶ Für die Kinder des Mitglieds besteht die Familienversicherung unter den obengenannten Voraussetzungen:
- grundsätzlich bis zur Vollendung des 18. Lebensjahres;
- weiterhin bis zur Vollendung des 23. Lebensjahres, wenn sie nicht erwerbstätig sind;
- oder bis zur Vollendung des 25. Lebensjahres, wenn sie sich in Schulausbildung befinden;
- grundsätzlich ohne Altersgrenze, wenn sie wegen körperlicher, geistiger oder seelischer Behinderung außerstande sind, für sich selbst aufzukommen.

Als **Nachweis für seine Mitgliedschaft** und damit als Nachweis für seinen Behandlungsanspruch erhält jeder Versicherte von seiner Krankenkasse eine **elektronische Gesundheitskarte.** Diese elektronische Gesundheitskarte enthält eine **Krankenversichertennummer,** mit der jeder Versicherte eindeutig identifiziert werden kann.

▶ **Achtung:**

Neben den Mitgliedern der gesetzlichen Krankenkassen erhalten noch **besondere Personengruppen** eine elektronische Gesundheitskarte.

Leistungen und Zahlungen nach SGB V

Folgende SGB-V-Vorschriften sind von besonderer Bedeutung:

- **Pflichtleistungen**
- **Ermessensleistungen**
- **Zuzahlungen**
- **Belastungsgrenze**

Pflichtleistungen

Die **Leistungen** der gesetzlichen Krankenversicherung bestehen vom Grundsatz her in Sach- und Dienstleistungen, von Ausnahmen wie Krankengeld abgesehen.

Allgemein wird bei den Leistungen der gesetzlichen Krankenversicherungen unterschieden zwischen

Pflichtleistungen	= vom Gesetz vorgeschriebene Leistungen
Satzungsleistungen	= durch die Satzung der einzelnen Kasse freiwillig gewährte Leistungen

Alle anderen Leistungen sind keine Kassenleistungen; wie z.B. auch die Individuellen Gesundheitsleistungen (IGEL) (s. LF 11).

▶ **Zu den Pflichtleistungen** gehören insbesondere präventive und kurative Leistungen:

Verhütung von Krankheiten (präventive Leistungen)	■ Neben der Verhütung von Erkrankungen sind medizinische Vorsorgeleistungen zu erbringen
	  • bei Schwächung der Gesundheit
	  • bei Gefährdung der gesundheitlichen Entwicklung eines Kindes
	  • zur Verhütung von Infektionskrankheiten durch Impfungen
	  • zur Vermeidung von Pflegebedürftigkeit
	hierzu gehören auch Vorsorgekuren für Mütter und Väter

Früherkennung von Krankheiten (präventive Leistungen)	■ Gesundheitsuntersuchungen:
	einmalig zwischen 20 und 34 Jahren, alle 3 Jahre ab 35 Jahren
	  • Herz-, Kreislauf- und Nierenkrankheiten sowie Diabetes
	  • Erstellung eines individuellen Risikoprofils
	
	■ Krebsfrüherkennungsuntersuchungen:
	
	Gebärmutterhalskrebs
	jährlich zwischen 20 Jahren
	  • gezielte Anamnese
	  • gynäkologische Untersuchung
	
	jährlich zwischen 20 und 34 Jahren
	  • Zellabstrich auf Zellveränderungen
	
	alle 3 Jahre ab 35 Jahren
	  • Zellabstrich auf Zellveränderungen und HPV
	
	Brustkrebs
	jährlich ab 30 Jahren
	  • Untersuchung der weiblichen Brust
	  • Anleitung zur Selbstuntersuchung
	
	alle 2 Jahre im Alter zwischen 50 und 69 Jahren
	  • Mammographie

▶ **Pflichtleistungen** (Fortsetzung):

Früherkennung von Krankheiten (präventive Leistungen)	■ Krebsfrüherkennungsuntersuchungen (Fortsetzung):

<u>Prostatakrebs</u>
jährlich ab 45 Jahren
- rektale Untersuchung der Prostata
- Inspektion des äußeren Genitals

<u>Hautkrebs</u>
- *alle 2 Jahre ab 35 Jahren*
- visuelle Untersuchung auf Hautveränderungen

<u>Darmkrebs</u>
zweimal im Abstand von mindestens 10 Jahren bei Männern zwischen 50 und 74 Jahren bzw. bei Frauen zwischen 55 und 74 Jahren
- Koloskopie (Darmspiegelung)

Alternativ, wenn keine Darmspiegelung durchgeführt wird:

jährlich zwischen 50 und 54 Jahren, alle 2 Jahre ab 55 Jahren
- immunologischer Test auf okkultes (nicht sichtbares) Blut im Stuhl (IFOB-Test)

■ Bauchaortenaneurysma (Aussackung der Hauptschlagader):
einmalig bei Männern ab 65 Jahren
- Ultraschalluntersuchung der Bauchaorta

■ Früherkennungsuntersuchung bei Kindern:
10x bis zum vollendeten 6. Lebensjahr in festgelegten Abständen
- Krankheiten, die die körperliche oder geistige Entwicklung der Kinder gefährden

■ Jugendgesundheitsuntersuchung
ab Vollendung des 12. bis Vollendung des 15. Lebensjahres einmal

Mutterschaftsvorsorge (präventive Leistungen)	■ ärztliche Betreuung während der Schwangerschaft und nach der Entbindung: • ärztliche Betreuung und Hebammenhilfe • Arznei-, Verband- und Heilmittel • Entbindung • häusliche Pflege • Haushaltshilfe • Mutterschaftsgeld

Besondere präventive Maßnahmen	• Empfängnisverhütung (Beratung; Versorgung nur bis zum vollendeten 22. Lebensjahr) • Schwangerschaftsabbruch • Sterilisation wegen Krankheit

▶ **Pflichtleistungen** (Fortsetzung):

Behandlung einer Krankheit (kurative Leistungen)	• Ärztliche Behandlung • Versorgung mit Arznei- und Verbandmitteln • Versorgung mit Heil- und Hilfsmitteln • Häusliche Krankenpflege • Haushaltshilfe • Krankenhausbehandlung • Medizinische Leistungen zur Rehabilitation • Ergänzende Leistungen zur Rehabilitation • Belastungserprobung und Arbeitstherapie **Leistungsbeschränkungen:** • Ausgeschlossene Arznei-, Heil- und Hilfsmittel (Negativliste) • Festbeträge • Zuzahlungen (siehe Härtefallregelungen) • bei Selbstverschulden, wenn sich der Versicherte z.B. die Krankheit vorsätzlich zugezogen hat
Medizinische und ergänzende Leistungen zur Rehabilitation	• ärztliche Behandlung • Krankengymnastik • Reisekosten • Haushaltshilfe
Soziotherapie	• Unterstützung von schwer psychisch Kranken durch einen Soziotherapeuten, medizinische Leistungen in Anspruch zu nehmen

Geldleistungen:	
a) Krankengeld	für max. 78 Wochen innerhalb von 3 Jahren wegen derselben Krankheit nach Ende eines Lohnfortzahlungsanspruchs
b) Mutterschaftsgeld	• Anspruchsberechtigt sind weibliche Mitglieder, die bei Arbeitsunfähigkeit Anspruch auf Krankengeld haben oder denen wegen der Schutzfristen nach Mutterschutzgesetz kein Arbeitsentgelt gezahlt wird. • Zahlung erfolgt für die letzten sechs Wochen vor der Entbindung, den Entbindungstag und für die ersten acht Wochen, bei Mehrlings- und Frühgeburten sowie bei Kindern mit Behinderung für die ersten zwölf Wochen nach der Entbindung.

Im Zusammenhang mit bestimmten Leistungen hat der Versicherte gesetzlich festgelegte Zuzahlungen zu leisten.

Satzungsleistungen

Das Leistungsrecht enthält die unmittelbar für jede gesetzliche Krankenkasse vorgeschriebenen Pflichtleistungen. Darüberhinaus kann jede einzelne gesetzliche Krankenkasse für ihre Mitglieder zusätzliche Leistungen in ihre Satzung aufnehmen; diese zusätzlichen Leistungen bezeichnet man als Satzungsleistungen, Ermessensleistungen oder Kann-Leistungen.

Allerdings können solche Satzungsbestimmungen nur in den Grenzen erfolgen, die vom SGB V vorgegeben sind. In diesem Rahmen hat die einzelne Krankenkasse einen Entscheidungsspielraum.

Wird jedoch eine Leistung als Satzungsleistung in die Satzung aufgenommen, dann hat jedes Mitglied dieser Kasse auch einen Anspruch auf diese Leistung.

So lässt das Gesetz zu, dass beispielsweise

- Krankassen die Kosten für eine aus medizinischen Gründen erforderliche Vorsorgeleistung in einer Einrichtung des Müttergenesungswerkes in Form einer Mutter/Vater-Kind-Maßnahme übernimmt (gleiches gilt auch für medizinische Rehabilitation für Mütter);

- Krankenkassen ihren Versicherten erforderliche Hilfsmittel leihweise überlassen oder dass die Bewilligung von Hilfsmitteln nur dann erfolgt, wenn der Versicherte sich das Hilfsmittel anpassen oder sich in seinem Gebrauch ausbilden lässt.

- Krankenkassen die Kosten für Reiseschutzimpfungen übernehmen, wenn dadurch das Einschleppen bestimmter Infektionskrankheiten in die Bundesrepublik Deutschland verhindert werden kann.

Zuzahlungen

Im Zusammenhang mit bestimmten Leistungen haben gesetzlich Krankenversicherte gesetzlich festgelegte Zuzahlungen zu leisten:

▶ **Arzneimittel, Verbandmittel, Hilfsmittel**

Bei diesen Leistungen hat der Versicherte 10 % der Kosten, mindestens jedoch 5 EUR, höchstens 10 EUR zu übernehmen; allerdings nicht mehr als die Kosten des Mittels. Arzneimittel, deren Preis 30 % unterhalb des Festbetrags liegt, sind zuzahlungsfrei. Bei Hilfsmitteln, die zum Verbrauch bestimmt sind (z. B. Insulin-Kunststoffspritzen oder Inkontinenzhilfen), beträgt die Zuzahlung 10 % der Packung, höchstens 10 EUR je Monat.

▶ **Soziotherapie, Haushaltshilfe**

Auch hier hat der Versicherte 10% der Kosten, mindestens jedoch 5 EUR, höchstens 10 EUR zu zahlen. Diese Zahlungen beziehen sich auf jeden einzelnen Leistungstag.

▶ **Heilmittel**

Der Versicherte hat 10 % der Kosten je verordnetem Heilmittel und zusätzlich 10 EUR für das gesamte ärztlich ausgestellte Verordnungsblatt zu übernehmen.

▶ **Häusliche Krankenpflege**

Hier hat der Versicherte 10 % des Preises der jeweils verordneten Pflegeleistung, jedoch nicht weniger als 5 EUR und nicht mehr als 10 EUR selbst zu zahlen. Zusätzlich hat er 10 EUR für die ärztlich ausgestellte Verordnung zu entrichten. Diese Regelung gilt für höchstens 28 Tage im Kalenderjahr.

▶ **Stationäre Behandlung und Anschlussrehabilitation**

In diesem Versorgungsbereich hat der Versicherte täglich 10 EUR für maximal 28 Tage im Kalenderjahr selbst zu tragen.

▶ **Stationäre Vorsorge- und Rehabilitationsleistungen**

Der Versicherte zahlt täglich 10 EUR ohne zeitliche Begrenzung für die Dauer der Leistung.

Von der Zuzahlung befreit sind Versicherte, die das 18. Lebensjahr noch nicht vollendet haben, Schwangere bei Schwangerschaftsbehandlungen oder Versicherte mit Befreiungsbescheinigung.

▶ **Fahrtkosten**

Achtung: Fahrkosten zur ambulanten Behandlung werden **nur in bestimmten Ausnahmefällen** von der gesetzlichen Krankenkasse übernommen.

Die Krankenkassen übernehmen die Fahrtkosten bei:

- Fahrten zur **stationären** Behandlung,
- Rettungsfahrten zum Krankenhaus, auch wenn keine stationäre Behandlung erfolgt,
- Fahrten von Versicherten zu einer **ambulanten** Krankenbehandlung, **nur** wenn dadurch eine an sich gebotene stationäre Krankenhausbehandlung vermieden oder verkürzt wird

oder in

- **medizinischen Ausnahmefällen** bei **vorheriger Genehmigung** durch die Krankenkasse.

In diesen Fällen übernimmt die gesetzliche Krankenkasse die Fahrkosten. Jedoch hat jeder Versicherte, auch wenn er das 18. Lebensjahr noch nicht vollendet hat, 10 % der Kosten, mindestens 5 EUR, höchstens 10 EUR, selbst zu bezahlen.

Eine Verordnung darf ausgestellt werden für Patienten, die wegen ihrer Grunderkrankung einer Dauertherapie bedürfen und für die ein Krankentransport notwendig ist, um zusätzliche gesundheitliche Schäden abzuwenden. Dies gilt insbesondere für Fahrten zur Dialysebehandlung, zur onkologischen Chemotherapie und zur onkologischen Strahlentherapie.

Der Krankentransport kann auch für Patienten verordnet und von der Krankenkasse genehmigt werden, die einen Schwerbehindertenausweis vorlegen, der mit den Merkzeichen „aG" (= außergewöhnliche Gehbehinderung), „Bl" (= Blindheit) oder „H" (= Hilflosigkeit) gekennzeichnet ist.

Einen Krankentransport können ebenfalls Patienten in Anspruch nehmen, die bei der Verordnung einen Einstufungsbescheid mit Pflegegrad 3, 4 oder 5 vorweisen und dauerhaft in ihrer Mobilität eingeschränkt sind.

Patienten, die keinen dieser Nachweise besitzen, können dennoch durch die Krankenkasse eine Genehmigung für Krankentransporte erhalten, wenn sie in ihrer Mobilität in der Weise betroffen sind, wie die Patienten mit einem oben genannten Schwerbehindertenausweis oder Einstufungsbescheid. Voraussetzung ist, dass die letztgenannten Patienten auch eine Behandlung über einen längeren Zeitraum benötigen.

Belastungsgrenze

Versicherte haben im Rahmen der Leistungsbeschränkungen gesetzlich festgelegte Zuzahlungen zu leisten. Überschreitet die Summe aller Zuzahlungen in einem Kalenderjahr die gesetzlich festgelegte **Belastungsgrenze,** müssen in dem jeweiligen Kalenderjahr keine weiteren Zuzahlungen mehr geleistet werden. Bereits zu viel geleistete Zuzahlungen werden von der gesetzlichen Krankenkasse erstattet.

Im zeitlichen Ablauf gliedert sich dieses Verfahren in folgende Schritte:

1   Zunächst muss der Versicherte, evtl. auch seine familienversicherten Angehörigen, **Belege sammeln** über die geleisteten Zuzahlungen.

Diese Belege müssen neben dem Zahlungsempfänger und der zugrundeliegenden Leistung auch den Namen, Vornamen und das Geburtsdatum des Zuzahlenden enthalten. Zur Erleichterung bieten viele gesetzliche Krankenkassen kostenlos ein Nachweisheft an, in dem die Zahlungsempfänger die erhaltenen Zuzahlungen bescheinigen.

2   Der Versicherte muss seine **individuelle Belastungsgrenze errechnen** bzw. unter Vorlage entsprechender Einkommensnachweise, wie z.B. Lohn-/Gehaltsabrechnungen, Rentenbescheiden oder Einkommensteuerbescheiden, von der Krankenkasse berechnen lassen (s.u. „vereinfachtes Berechnungsschema").

3a   Weist der Versicherte im Laufe des Kalenderjahres nach, dass seine Zuzahlungen seine individuelle Belastungegrenze überschritten haben, kann er sich von der Krankenkasse eine **Befreiungsbescheinigung** ausstellen lassen.

Hierzu muss der Versicherte seiner Krankenkasse die gesammelten Belege und seine Einkommensnachweise vorlegen. Erhält der Versicherte dann die Befreiungsbescheinigung, braucht er keine weiteren Zuzahlungen mehr zu leisten. Die Bescheinigung und die damit verbundene Zuzahlungsbefreiung gilt aber nur bis zum Ende des laufenden Kalenderjahres.

3b   Der Versicherte kann aber auch bis zum Ende des Kalenderjahres alle Zuzahlungen leisten und erst dann die Belege und Einkommensnachweise der Krankenkasse vorlegen. Überschreiten die Zuzahlungen die individuelle Belastungsgrenze erhält er eine **Erstattung der zuviel geleisteten Zuzahlungen.**

Vereinfachtes Berechnungsschema zur Festlegung der Belastungsgrenze:

Jahres-Bruttoeinnahmen des Mitglieds
(z.B. Bruttolohn/Bruttogehalt + Mieteinnahmen + Zinseinnahmen)

\+ Jahres-Bruttoeinnahmen des im gemeinsamen Haushalt lebenden Ehe-/Lebenspartners

\+ Jahres-Bruttoeinnahmen der im gemeinsamen Haushalt lebenden familienversicherten Kinder

= Gesamt-Bruttoeinnahmen der Familie

− Freibetrag für den Ehe-/Lebenspartner

− Freibetrag für jedes familienversicherte Kind

= Zu berücksichtigende Jahres-Bruttoeinnahmen

individuelle Belastungsgrenze

allgemein: **2 %** der zu berücksichtigenden Jahres-Bruttoeinnahmen

für chronisch Kranke: **1 %** der zu berücksichtigenden Jahres-Bruttoeinnahmen

▶ Für **chronisch Kranke** ist die Belastungsgrenze auf 1 % ihrer Jahres-Bruttoeinnahmen vermindert. Als chronisch Kranke gelten Patienten, die wegen derselben Krankheit seit mindestens einem Jahr in Dauerbehandlung sind und sich wegen dieser Krankheit mindestens einmal im Quartal in ärztliche Behandlung begeben müssen. Zusätzlich muss eine der folgenden Bedingungen erfüllt sein:

- Der Patient ist pflegebedürftig und legt einen Einstufungsbescheid mit Pflegegrad 3 und höher vor

oder

- der Patient legt einen Schwerbehindertenausweis vor, der einen Grad der Behinderung (GdB) von mindestens 60 % oder eine Minderung der Erwerbsfähigkeit (MdE) von mindestens 60 % ausweist

oder

- der Patient benötigt eine dauernde medizinische Versorgung, ohne die sich seine Erkrankung lebensbedrohlich verschlimmern würde und damit eine Verminderung der Lebenserwartung oder eine dauernde Beeinträchtigung der Lebensqualität zu erwarten ist. Diese kontinuierliche Behandlungserfordernis wird vom behandelnden Arzt auf **Muster 55** bescheinigt.

Für Sozialhilfe- und Kriegsopferfürsorgeempfänger, Personen, die Leistungen nach dem Gesetz über eine bedarfsorientierte Grundsicherung im Alter bzw. bei Erwerbsminderung beziehen, und Heimbewohner, deren Unterbringung von einem Träger der Sozialhilfe- bzw. Kriegsopferfürsorge getragen wird, erfolgt die Berechnung der Belastungsgrenze nach einem besonderen Verfahren mit regional unterschiedlichen Beträgen.

1.1.4   Die Gesetzliche Unfallversicherung

▶ **Die Rechtsgrundlage** für die gesetzliche Unfallversicherung ist das 7. Sozialgesetzbuch (SGB VII).

Bei der gesetzlichen Unfallversicherung handelt es sich um einen Teil des sozialen Netzes; diese Versicherung kann nicht durch Angebote des privaten Versicherungsmarktes ersetzt werden.

▶ **Träger** der Unfallversicherung sind die **Berufsgenossenschaften (BG'en)** sowie **Bund, Länder und Gemeinden.** Das SGB VII unterscheidet:

- gewerbliche Berufsgenossenschaften
  z.B. für Med. Fachangestellte *„BG Gesundheitsdienst und Wohlfahrtspflege"* in Hamburg,
- landwirtschaftliche Berufsgenossenschaft,
- Unfallversicherung Bund und Bahn,
- Unfallkasse Post und Telekom,
- Unfallkassen der Länder,
- Gemeindeunfallversicherungsverbände und Unfallkassen der Gemeinden,
- Feuerwehr-Unfallkassen,
- gemeinsame Unfallkassen für den Landes- und den kommunalen Bereich.

Der Hauptverband der gewerblichen Berufsgenossenschaften sowie der Bundesverband der Unfallkassen sind zur Deutschen Gesetzlichen Unfallversicherung (DGUV) fusioniert. Daneben bleiben die landwirtschaftlichen Berufsgenossenschaften weiter mit eigenem Dachverband.

▶ **Die Aufgaben** der gesetzlichen Unfallversicherung sind:

- Verhütung von Arbeitsunfällen (Erlass von Unfallverhütungsvorschriften)
- Entschädigung nach Eintritt eines Arbeitsunfalls
  - an
    - *den Verletzten*
    - *seine Angehörigen*
    - *seine Hinterbliebenen*
  - durch
    - *Wiederherstellung der Erwerbsfähigkeit des Verletzten*
    - *Arbeits- und Berufsförderung (Berufshilfe)*
    - *Erleichterung der Verletzungsfolgen*
  - und durch
    - *Leistungen in Geld*

▶ **Zum versicherungspflichtigen Personenkreis** gehören im Wesentlichen folgende Personengruppen:

- Beschäftigte aufgrund eines Arbeits-, Dienst- oder Lehrverhältnisses
  (z.B. Arbeiter, Angestellte, Auszubildende);
- Heimarbeiter und Hausgewerbetreibende;
- im Gesundheitswesen oder in der Wohlfahrtspflege Tätige;
- Personen, die bei Unglücksfällen Hilfe leisten und Lebensretter;
- Pflegepersonen nach dem Pflegegesetz;
- Blutspender und Spender körpereigener Gewebe;
- Kinder während des Besuchs von gesetzlich genehmigten Taageseinrichtungen (Kindergartenkinder);
- Schüler während des Besuchs allgemein- und berufsbildender Schulen;
- Studierende an Hochschulen;
- landwirtschaftliche Unternehmer.

Auch **Ehepartner des Arztes/der Ärztin,** die in der Praxis unentgeltlich mitarbeiten, unterliegen der Versicherungspflicht.

▶ **Unfallversicherungsfreiheit** besteht insbesondere für Beamte. Für Ärzte, Zahnärzte und Apotheker besteht diese Versicherungsfreiheit, so weit sie eine selbständige berufliche Tätigkeit ausüben. Grundsätzlich haben Unternehmer aber Anspruch auf eine freiwillige Versicherung durch Beitritt zur Unfallversicherung; dies gilt auch für niedergelassene Ärzte in freier Praxis.

▶ **Die Zuständigkeit bestimmter Unfallversicherungsträger** wird am Beispiel folgender Personen gezeigt:

versicherte Personen	zuständiger Unfallversicherungsträger
Med. Fachangestellte	BG Gesundheitsdienst und Wohlfahrtspflege
Hilfeleistender (z.B. bei Verkehrsunfall)	Gemeindeunfallvers./Städt. Eigenunfallvers. (in NRW: Unfallkasse NRW)
landwirtschaftliche Hilfskraft	Landwirtschaftliche BG
Matrose	BG Verkehr
Maurer	BG Bau
Schüler	Gemeindeunfallvers./Städt. Eigenunfallvers. (in NRW: Unfallkasse NRW)

▶ Die Gewährung von Leistungen wird durch einen **Arbeitsunfall** ausgelöst. Der Versicherungsfall (Arbeitsunfall) tritt also ein, wenn

▶ *Beispiel:*

sich ein	**Versicherter**	*Schüler*
durch einen	**Unfall**	*stürzt*
bei seiner	**versicherten Tätigkeit**	*beim Sportunterricht*
eine	**Verletzung (Körperschaden)**	*Kieferbruch* zuzieht.

▶ Der Begriff „Unfall" wird durch das SGB VII definiert:

Unfall = zeitlich begrenztes, von außen auf den Körper einwirkendes, schädigendes Ereignis

▶ **Als Arbeitsunfall** gilt nicht nur ein Unfall, den ein Versicherter unmittelbar bei Ausübung seiner versicherten Tätigkeit erleidet, sondern auch ein Wegeunfall.

▶ **Als Wegeunfall** wird ein Unfall anerkannt, wenn der Versicherte auf dem direkten Weg zwischen der Haustüre seines Wohnhauses und der Arbeitsstätte verletzt wird. Weicht er von diesem Wege ab, um z.B. noch einzukaufen, besteht für diesen Teil des Weges kein Versicherungsschutz.
Von dieser grundsätzlichen Bestimmung sollen hier zwei Ausnahmen beispielhaft genannt werden:

Der Umweg ist erforderlich, weil der Versicherte

sein Kind abholt, das sich während seiner Berufstätigkeit in fremder Obhut befand;

▶ *Beispiel:*   *eine berufstätige Mutter bringt ihr Kind vor Beginn der Arbeit zur Großmutter und holt es nachher wieder ab*

sich zu einer Fahrgemeinschaft begibt, die den Arbeitsweg gemeinsam zurücklegt.

▶ *Beispiel:*   *ein Arbeiter trifft sich an einem zentralen Ort mit zwei Kollegen, um mit diesen gemeinsam zur auswärtigen Baustelle zu fahren*

Unfälle auf diesen „Umwegen" gelten als Wegeunfälle.

Daneben werden Leistungen der gesetzlichen Unfallversicherung auch durch eine **Berufskrankheit** ausgelöst. Berufskrankheiten sind die Krankheiten, welche die Bundesregierung durch Rechtsverordnung bezeichnet und die ein Versicherter durch seine versicherte Tätigkeit erleidet.

▶ **Achtung:**

- Bei **privaten Sportunfällen** und bei **häuslichen Unfällen** ist die gesetzliche Unfallversicherung **nicht** zuständig, sondern die gesetzliche Krankenversicherung oder eine private Versicherung.

- Für **Schülerunfälle** (dazu gehören die Unfälle von Kindern in Tageskrippen und Kindergärten, von Schülern und Studenten) gelten **dieselben Regelungen** wie für Arbeitsunfälle.

▶ **Die Leistungen** der Unfallversicherung werden in drei Bereiche unterteilt:

Leistungsbereiche	Leistungsarten
Medizinische, berufsfördernde und ergänzende Leistungen	• Heilbehandlung und Leistungen in Geld während der Heilbehandlung sowie medizinische Rehabilitation • berufsfördernde Leistungen zur Rehabilitation (Berufshilfe) und Leistungen in Geld während der Berufshilfe • Leistungen zur sozialen Rehabilitation und ergänzende Leistungen
Entschädigung durch Renten und sonstige Leistungen in Geld	• Renten an Verletzte • Sterbegeld • Renten an Hinterbliebene
Abfindung	• Abfindung für Rentenansprüche

▶ Die verschiedenen **Leistungsarten** werden im Folgenden erläutert:

Leistungsarten	Leistungen
Heilbehandlung und Leistungen in Geld	• ambulante und stationäre Behandlung • Arznei- und Verbandmittel • Krankengymnastik, Bewegungs-, Sprach- und Beschäftigungstherapie • Ausstattung mit Körperersatzstücken und orthopädischen Hilfsmitteln, sowie Ausbildung im Gebrauch dieser Hilfsmittel • häusliche Krankenpflege • Rehabilitation einschließlich Belastungserprobung und Arbeitstherapie • Gewährung von Pflege in Form von Hauspflege durch Krankenschwestern, Anstaltspflege und Pflegegeld • Verletztengeld, solange der Verletzte in Folge des Arbeitsunfalls arbeitsunfähig ist und er kein Arbeitsentgelt (Lohnfortzahlung) erhält
Berufshilfe und Leistungen in Geld	• Hilfen zur Erhaltung oder Erlangung eines Arbeitsplatzes • Eingliederungshilfen an Arbeitgeber • Berufsfindung und Arbeitserprobung • Berufsvorbereitung einschl. Grundausbildung • berufliche Fortbildung und Umschulung jeweils einschl. Unterkunft und Verpflegung • Übergangsgeld, solange Arbeitsunfähigkeit besteht oder durch die Maßnahme eine ganztägige Erwerbstätigkeit nicht ausgeübt werden kann
Leistungen zur sozialen Rehabilitation und ergänzende Leistungen	• Prüfungsgebühren, Lernmittel, Arbeitskleidung • Reisekosten einschl. Familienheimfahrten • ärztlich verordneter Behindertensport und Funktionstraining • Haushaltshilfe bei Unterbringung außerhalb des eigenen Haushalts
Renten an Verletzte	• wird gezahlt, wenn die Minderung der Erwerbstätigkeit über die 26. Woche nach dem Arbeitsunfall hinaus andauert
Sterbegeld Renten an Hinterbliebene	• Bestattungskosten • Überführungskosten des Verstorbenen • Hinterbliebenenrente
Abfindung für Rentenansprüche	• Rentenberechtigte können sich unter bestimmten Bedingungen den Kapitalwert der Rente auszahlen lassen

1.1.5 ✎Wie war das noch?

Fragen zu „Geschichtlicher Hintergrund"

1. Wer gilt als Gründer der deutschen Sozialversicherung?

➜ ....

2. Nennen Sie
a) das Gründungsdokument der deutschen Sozialversicherung,
b) wer es verkündet hat,
c) wann es verkündet wurde.

➜ a) ....

➜ b) ....

➜ c) ....

3. Wann wurden die folgenden Gesetze in Kraft gesetzt?

a) Krankenversicherungsgesetz für Arbeiter   ➜ ....

b) Invaliditäts- und Altersversicherungsgesetz   ➜ ....

c) Reichsversicherungsordnung (RVO)   ➜ ....

d) Angestelltenversicherung   ➜ ....

e) Arbeitslosenversicherung   ➜ ....

4. Nennen Sie den jeweiligen Inhalt der folgenden Bücher des Sozialgesetzbuches.

a) SGB V   ➜ ....

b) SGB VI   ➜ ....

c) SGB VII ➜ ....

d) SGB XI   ➜ ....

Fragen zu „Das System der gesetzlichen Sozialversicherung"

5. Welche Rechtsform (Rechtsstellung) haben die Träger der Sozialversicherung?

➜ ....

6. Welche Gerichte sind bei Streitigkeiten im Sozialrecht zuständig?

➜ ....

7. Wie und durch wen wird die gesetzliche Sozialversicherung finanziert?

➜ ....

➜ ....

➜ ....

➜ ....

Lernfeld

1

Seite

28

1.1   Die Arztpraxis im System der gesetzlichen Sozialversicherung – Wie war das noch?

Fragen zu „Die gesetzliche Krankenversicherung"

8. Nach welchen beiden Prinzipien richtet sich die Beitragshöhe in der privaten Krankenversicherung? Erläutern Sie diese beiden Prinzipien kurz.

→ ....

....

....

→ ....

....

....

9. Was besagt das für sämtliche Leistungen der gesetzlichen Krankenversicherung geltende Wirtschaftlichkeitsgebot?

→ ....

....

10. Für wen gilt in der vertragsärztlichen Versorgung das Wirtschaftlichkeitsgebot?

→ ....

→ ....

→ ....

11. Grundlegendes Element der gesetzlichen Krankenversicherung ist das „Sachleistungsprinzip" oder „Naturalleistungsprinzip". Was besagt dieses Prinzip?

→ ....

....

....

12. Abweichend vom Grundsatz der Sachleistung kennt die gesetzliche Krankenversicherung zwei Geldleistungen. Nennen Sie diese Geldleistungen.

→ ....   → ....

13. Gesetzlich Krankenversicherte können auch statt der Sachleistungen Leistungen im Rahmen der Kostenerstattung in Anspruch nehmen.
a) Wie lange sind sie mindestens an ihre Entscheidung gebunden?
b) Nach welcher Gebührenordnung berechnet der Arzt seine Leistungen?
c) Nach welchem Prinzip erfolgt die Erstattung der gesetzlichen Krankenkasse?
d) Welche finanziellen Folgen hat diese Entscheidung für die Versicherten?

→ a) ....

→ b) ....

→ c) ....

→ d) ....

14. Nennen Sie mindestens sechs Leistungen, die ärztlich verordnet werden können.

→ ....   → ....

→ ....   → ....

→ ....   → ....

15. Nennen Sie das Grundprinzip, nach dem die Beiträge in der gesetzlichen Krankenversicherung erhoben werden. Kurze Erläuterung.

→ Grundprinzip: ....

Erläuterung: ....

....

....

16. Welche zusätzlichen finanziellen Aufwendungen neben ihrem Beitrag müssen die Versicherten zum Zweck der Beitragssenkung erbringen?

→ ....

→ ....

....

17. Nennen Sie mindestens fünf Kassenarten in der gesetzlichen Krankenversicherung.

→ ....   → ....

→ ....   → ....

→ ....

18. Nennen Sie mindestens acht Personengruppen, die in der gesetzlichen Krankenversicherung pflichtversichert sind.

→ ....   → ....

→ ....   → ....

→ ....   → ....

→ ....   → ....

19. Für welche Personengruppen besteht in der Krankenversicherung Versicherungsfreiheit?

→ ....

....

→ ....

→ ....

20. Welche Personen gelten in der gesetzlichen Krankenversicherung als „familienversichert"?

→ ....

→ ....

→ ....

Lernfeld 1

Seite 30

1.1   Die Arztpraxis im System der gesetzlichen Sozialversicherung – Wie war das noch?

21. Erläutern Sie die Begriffe „Pflichtleistungen" und „Satzungsleistungen".

→ ....

....

→ ....

....

22. Nennen Sie mindestens sechs Pflichtleistungen der gesetzlichen Krankenversicherung.

→ ....

→ ....

→ ....

→ ....

→ ....

→ ....

23. Nennen Sie vier Früherkennungsuntersuchungen einschl. der Berechtigten und der Wiederholbarkeit der Untersuchung.

→ ....

....

→ ....

....

→ ....

....

→ ....

24. Nennen Sie mindestens sieben Leistungen, die von der Krankenversicherung bei der „Behandlung einer Krankheit" erbracht werden können.

→ ....

→ ....

→ ....

→ ....

→ ....

→ ....

→ ....

25. Welche Leistungen werden mit dem Begriff „Besondere präventive Maßnahmen" zusammengefasst?

→ ....

→ ....

→ ....

26. Nennen Sie mindestens vier Leistungen, die die Krankenversicherung im Rahmen der Mutterschaftsvorsorge erbringt.

→ ....

→ ....

→ ....

→ ....

27. Im Zusammenhang mit welchen Leistungen muss der Versicherte Zuzahlungen leisten? (5 Nennungen)

→ ....

→ ....

→ ....

→ ....

→ ....

28. In welchen Fällen übernimmt die Krankenversicherung die Fahrkosten des Versicherten abzüglich der gesetzlichen Zuzahlung?

→ ....

→ ....

→ ....

→ ....

29. Welche Versicherten sind von der Zuzahlung befreit?

→ ....

→ ....

→ ....

30. a) Wie hoch ist die gesetzlich festgelegte Belastungsgrenze allgemein?
　　 b) Für welche Personengruppe gilt eine geringere Belastungsgrenze? Wie hoch ist diese?

→ a) ....

→ b) ....

31. Welche Unterlagen muss der Versicherte seiner gesetzlichen Krankenkasse vorlegen, um nicht mehr Zuzahlungen zu zahlen als vom Gesetzgeber verlangt?

→ ....

→ ....

32. Wie lange ist eine von der Krankenkasse ausgestellte Befreiungsbescheinigung gültig?

→ ....

Lernfeld
1

Seite
32

1.1   Die Arztpraxis im System der gesetzlichen Sozialversicherung – Wie war das noch?

Fragen zu „Die gesetzliche Unfallversicherung"

33. Zählen Sie vier Träger der gesetzlichen Unfallversicherung auf.

→ ....

→ ....

→ ....

→ ....

34. Nennen Sie die beiden grundsätzlichen Aufgaben der Unfallversicherung.

→ ....

→ ....

35. Nennen Sie mind. sechs in der Unfallversicherung versicherungspflichtige Personengruppen.

→ ....   → ....

→ ....   → ....

→ ....   → ....

36. Welche vier Bedingungen müssen erfüllt sein, damit ein Arbeitsunfall vorliegt?

→ ....   → ....

→ ....   → ....

37. Welche Ereignisse lösen Leistungen der gesetzlichen Unfallversicherung aus?

→ ....   → ....

→ ....

38. Definieren Sie den Begriff „Unfall".

→ ....

....

39. In welchem Fall verliert ein Arbeitnehmer den Versicherungsschutz der Unfallversicherung
im Rahmen eines Wegeunfalls? Nennen Sie auch zwei Ausnahmen.

→ ....

....

Ausnahmen: ● ....

....

● ....

40. Nennen Sie mindestens vier Leistungsarten der gesetzlichen Unfallversicherung.

→ ....   → ....

→ ....   → ....

1.2 Organisationen im Umfeld der Arztpraxis

1.2.1 Ärztekammer und Berufsrecht

Die auszubildende Medizinische Fachangestellte hat bereits mit dem Abschluss des Berufsausbildungs-vertrags Kontakt mit der Ärztekammer. Das **Berufsbildungsgesetz** überträgt der Ärztekammer die **Regelung und Überwachung der Ausbildung von Medizinischen Fachangestellten.**

▶ **Die Rechtsgrundlage** für die Arbeit der Ärztekammer ist das „Gesetz über die Kammern, die Berufsausübung, die Weiterbildung und die Berufsgerichtsbarkeit der Ärzte, Apotheker, Tierärzte und Zahnärzte (Heilberufsgesetz)" aus dem Jahr 1952.

▶ Im Gegensatz zu den Kassenärztlichen Vereinigungen, die nur die Vertragsärzte in vertragsärztlichen Fragen vertreten, ist die Ärztekammer die Interessenvertretung aller Ärzte. Hierzu gehören neben allen niedergelassenen Ärzten auch Krankenhausärzte und in der Verwaltung tätige Ärzte.

▶ Die Landesärztekammern sind **durch Landesgesetze geschaffene Körperschaften des öffentlichen Rechts.** Als Folge dieser Rechtsform ergibt sich, dass

- jeder Arzt mit der Approbation **Pflichtmitglied** der Ärztekammer an seinem Beschäftigungs- oder Wohnort wird; die Mitgliedschaft beinhaltet die Pflicht zur Zahlung festgelegter Beiträge.

- die Ärztekammern mit hoheitlichen Mitteln **(Disziplinargewalt)** ausgestattet sind.

▶ In jedem Bundesland gibt es eine Landesärztekammer. Lediglich im Land Nordrhein-Westfalen gibt es je eine Landesärztekammer für die Region Nordrhein und die Region Westfalen-Lippe.

▶ Oberstes Organ der Landesärztekammern ist die Delegierten- oder Kammerversammlung. Sie wählt aus ihrer Mitte den Vorstand. Der Vorstand führt die Geschäfte und wählt aus seiner Mitte einen Präsidenten.

Die **17 Landesärztekammern** haben sich zur **Bundesärztekammer** zusammengeschlossen. Da dieser Zusammenschluss nicht vom Gesetzgeber verfügt wurde, sondern freiwillig erfolgte, ist die Bundesärztekammer keine Körperschaft des öffentlichen Rechts; sie hat die Rechtsform eines **Vereins.** Oberstes beschlussfassendes Gremium ist der **Deutsche Ärztetag.**

Er beschließt z. B. von der Bundesärztekammer vorgelegte Musterregelungen (Muster-Berufsordnung, Muster-Weiterbildungsordnung), um eine bundeseinheitliche ärztliche Berufsausübung zu gewährleisten.

▶ **Das Heilberufsgesetz** weist den Ärztekammern im Wesentlichen folgende Aufgaben zu:

- Regelung der Rechte und Pflichten der Ärzte durch Erlass der Berufsordnung;
- Regelung der Weiterbildung in den einzelnen Gebieten sowie in der Allgemeinmedizin durch die Weiterbildungsordnung;
- Förderung der ärztlichen Fortbildung;
- Aufsicht über die Einhaltung der Berufspflichten und Ausübung der Berufsgerichtbarkeit;
- Regelung von Maßnahmen der Qualitätssicherung
- Einrichtung von Schlichtungs- und Gutachterkommissionen für ärztliche Behandlungsfehler bzw. für Fragen der Arzthaftpflicht;
- Einrichtung von Ethikkommissionen zur Beurteilung der Zulassung von Forschungsvorhaben unter ethischen Gesichtspunkten.

© Verlag Europa-Lehrmittel

1.2.2 Kassenärztliche Vereinigung und Honorarabrechnung

▶ Nach Gründung der gesetzlichen Krankenversicherung zum Ende des 19. Jahrhunderts standen sich auf der einen Seite die Krankenkassen und auf der anderen Seite eine Vielzahl einzelner Ärzte gegenüber. Wollte ein Arzt Behandlungen im Rahmen der gesetzlichen Krankenversicherung durchführen, musste er Einzeldienstverträge mit den jeweiligen Krankenkassen abschließen, in denen er meistens einer Pauschalvergütung für die Behandlung aller Patienten einer Kasse in seinem Bezirk zustimmen musste. Da am Ende des 19. Jahrhunderts verhältnismäßig viele Ärzte verfügbar waren, konnten sich die Kassen aussuchen, mit welchem Arzt sie Verträge eingingen. Diese Situation führte sogar dazu, dass die Krankenkassen teilweise öffentlich Kassenarztstellen ausschrieben und der Zuschlag dann dem Arzt mit der geringsten Honorarforderung erteilt wurde.

▶ Als Reaktion auf diese immer größer werdende wirtschaftliche Abhängigkeit von den Krankenkassen gründeten Ärzte um die Jahrhundertwende örtliche Ärztevereine. Die Aufgabe dieser Ärztevereine war es, für die Ärzte eines Gebietes gemeinschaftlich Verträge mit den Krankenkassen auszuhandeln. In dieser Zeit (1900) wurde auch der Leipziger Verband gegründet, der sich später nach seinem Gründer, dem Leipziger Arzt Hermann Hartmann, in Hartmannbund umbenannte und drei zentrale Forderungen erhob:

> - Vergütung nach Einzelleistungen
> - freie Arztwahl
> - gesamtvertragliche Regelungen zwischen Ärzten und Krankenkassen statt Einzeldienstverträgen

▶ Es bedurfte eines harten Kampfes über ungefähr drei Jahrzehnte, in denen es zu streikähnlichen Situationen zwischen Ärzteverbänden und zwischenzeitlich gegründeten Krankenkassenverbänden kam, bis diese Forderungen 1931 von Reichspräsident und Reichsregierung im Kassenarztrecht anerkannt wurden. Mit dieser Reichsverordnung vom 08.12.1931 erfolgte dann auch die Gründung der Kassenärztlichen Vereinigung Deutschlands. So wurde die Wahrung der Rechte der Kassenärzte gegenüber den Krankenkassen, die früher vom Hartmannbund als zivilrechtlicher Vereinigung mit freiwilliger Mitgliedschaft wahrgenommen worden waren, auf eine Körperschaft des öffentlichen Rechts übertragen, in der jeder zugelassene Arzt Pflichtmitglied wurde.

Nach Gründung der Bundesrepublik Deutschland wurde dieses System dem neuen bundesstaatlichen Aufbau im Gesetz über Kassenarztrecht von 1955 angepasst und seit 1988 im Sozialgesetzbuch (SGB V) fortgeschrieben.

▶ Die Rechtsform der Kassenärztlichen Vereinigungen als Körperschaften des öffentlichen Rechts hat die Rechtsfolgen, dass

- wegen der Pflichtmitgliedschaft kein Arzt aus seiner KV austreten kann, ohne seine Zulassung aufzugeben;
- sich das Satzungsrecht der KV und seine Verbindlichkeit auf alle zugelassenen Ärzte, ermächtigte Ärzte, ermächtigte ärztlich geleitete Einrichtungen sowie Medizinische Versorgungszentren erstreckt;
- Disziplinarmaßnahmen von der KV bei schwer wiegenden Verstößen gegen gesetzliche, vertragliche oder satzungsmäßige Pflichten ausgesprochen werden können (z.B. Verwarnung, Verweis, Geldbuße oder Ruhen der vertragsärztlichen Tätigkeit bis zu 2 Jahren).

Zum Selbstverständnis der Kassenärztlichen Vereinigungen als genossenschaftlichem Zusammenschluss der Vertragsärzte gehört neben diesen öffentlich-rechtlichen Aufgaben ebenso die Wahrnehmung der wirtschaftlichen Interessen der Ärzte, vergleichbar den Aufgaben einer Gewerkschaft.

Heute gilt folgender organisatorische Aufbau der Kassenärztlichen Vereinigung:

**Kassenärztliche Bundesvereinigung (KBV)
(Sitz in Berlin)**

17 Kassenärztliche Vereinigungen auf Landesebene

Bezirks-, Verwaltungs- und Abrechnungsstellen

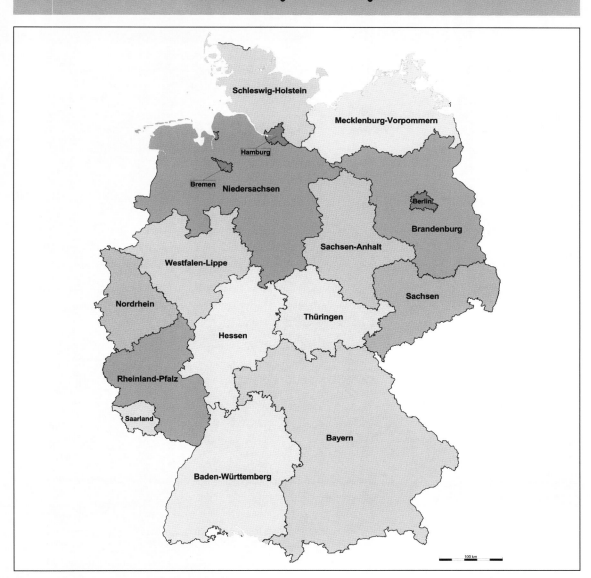

Nach § 77 SGB V

- bilden die Vertragsärzte für den Bereich jedes Landes eine Kassenärztliche Vereinigung.

- sind zugelassene Ärzte (= Vertragsärzte) ordentliche Mitglieder der Kassenärztlichen Vereinigung. Dies gilt auch für Vertragpsychotherapeuten, ermächtigte Krankenhausärzte und angestellte Ärzte in Medizinischen Versorgungszentren.

- bilden die Kassenärztlichen Vereinigungen die Kassenärztliche Bundesvereinigung.

Die **Aufgaben der Kassenärztlichen Vereinigungen** lassen sich in drei Bereiche gliedern:

- **Gewährleistungsauftrag**
- **Sicherstellungsauftrag**
- **Interessenwahrung**

▶ Zum **Gewährleistungsauftrag** gehören

Kontrolle über die Beachtung der gesetzlichen und vertraglichen Regelungen	Die Kassenärztlichen Vereinigungen kontrollieren die Erfüllung der vertragsärztlichen Pflichten und prüfen die Rechtmäßigkeit und Richtigkeit der Abrechnungen der Ärzte.
Wirtschaftlichkeit	Die KV'en haben eine wirtschaftliche Behandlungs- und Verordnungsweise zu gewährleisten.
Genehmigung besonderer Tätigkeiten	Erteilung der Erlaubnis zur Erbringung und Abrechnung von Leistungen, für die ein besonderer Qualifikationsnachweis vorzulegen ist, wie beispielsweise für Röntgen-, Sonographie- oder Zytologieleistungen.

▶ Zum **Sicherstellungsauftrag** gehören

Durchführung der ärztlichen Versorgung	Sicherstellung einer ausreichenden, zweckmäßigen und wirtschaftlichen Versorgung der Versicherten zur Erfüllung ihres Leistungsanspruchs gegenüber der gesetzlichen Krankenkasse
einschl. Notdienst	Die Sicherstellung umfasst auch einen ausreichenden Notdienst, einschl. der ärztlichen Behandlung von Gefangenen in Justizvollzugsanstalten in Notfällen.
Bedarfsplanung	Erstellung und Veröffentlichung eines Plans über den Bedarf an Ärzten zur ambulanten Versorgung im Einvernehmen mit den Krankenkassen sowie den zuständigen Landesbehörden.
Niederlassungsberatung (Serviceleistung der KV für niederlassungswillige Ärzte)	Ärzte müssen sich bei der Niederlassung nach dem Bedarfsplan des gewählten Gebietes richten.
Zulassungs- und Ermächtigungswesen	Die Kassenärztlichen Vereinigungen und die Krankenkassen bilden einen Zulassungsausschuss, der über die • Zulassung von Vertragsärzten und Medizinischen Versorgungszentren • Ermächtigung von leitenden Krankenhausärzten und ärztlich geleiteten Einrichtungen beschließt. Dabei ist der Bedarfsplan zu berücksichtigen.
Arztregister	Voraussetzung für die Zulassung oder Ermächtigung ist die Eintragung in das Arztregister, das bei der KV geführt wird.

▶ Zur **Interessenwahrung** gehören

Vertretung gegenüber Krankenkassen	Die KV'en sollen Interessengegensätze ausgleichen und eine Schutzfunktion für den Vertragsarzt wahrnehmen.
Berufspolitische Vertretung	Die KV'en sollen die Freiberuflichkeit und die Niederlassungsfreiheit des Arztes und die freie Arztwahl des Patienten bewahren helfen.
Weiterentwicklung des Systems der sozialen Sicherung	Die KV'en sollen die gegliederte Krankenversicherung erhalten und neue Finanzierungsmodelle entwickeln.
Weiterentwicklung der vertragsärztlichen Versorgung	Die KV'en sollen neue Versorgungsmodelle erproben, Forschungsvorhaben durchführen und eine den Erfordernissen entsprechende Verbesserung der Gebührenordnungsstruktur erreichen.
Wirtschaftliche Existenzsicherung	Die KV'en sollen über die Vereinbarung von Gebührenordnungen und Honorarverträgen für eine angemessene Bezahlung der ärztlichen Leistung sorgen. Über Kostenstrukturanalysen und Rationalisierungsvorschläge sollen den Ärzten Hinweise zur Senkung der Praxiskosten gegeben werden.
Beratung und Information der Ärzte	Die KV'en stehen den Vertragsärzten nicht nur in Fragen der Niederlassung, sondern auch in Fragen z.B. der Berufsausübung oder der Wirtschaftlichkeitsprüfung beratend zur Verfügung. Grundsätzlich werden alle Ärzte regelmäßig • im *Deutschen Ärzteblatt* durch die Kassenärztliche Bundesvereinigung • in den *regionalen Ärzteblättern* und in *Rundschreiben* von den einzelnen KV'en über neueste Veränderungen informiert. Es empfiehlt sich für die Medizinische Fachangestellte, diese Informationsquellen ebenfalls zu nutzen.

Die Kassenärztliche Bundesvereinigung und die Kassenärztlichen Vereinigungen haben im Rahmen der vertragsärztlichen Versorgung unterschiedliche Aufgaben.

▶ **Gesetzliche Aufgaben der Kassenärztlichen Bundesvereinigung** sind beispielsweise:

- Vertretung der Belange der Vertragsärzte bei Gesetzgebungsverfahren;
- Abschluss von bundesweit geltenden Verträgen,
  - z.B.
    - Bundesmantelvertrag mit dem Spitzenverband Bund der Krankenkassen
    - Verträge mit besonderen Kostenträgern (z.B. Unfallversicherungträger, Bundeswehr)
    - Vereinbarung des „Einheitlichen Bewertungsmaßstabs" (EBM) durch den Bewertungsausschuss
    - Verträge über den Austausch von Daten auf Datenträgern,
    - Vereinbarung einheitlicher Qualifikationserfordernisse für ärztliche Untersuchungs- und Behandlungsmethoden,
    - Vereinbarung über die Einführung der Krankenversicherungskarte bzw. der Gesundheitskarte,
    - Vereinbarung über ambulantes Operieren im Krankenhaus;
- Abschluss von bundeseinheitlichen Vereinbarungen zur Qualitätssicherung für,
  - z.B.
    - Röntgenleistungen und nuklear-medizinische Leistungen,
    - Laborleistungen,
    - sonographische Leistungen;
- Erlass von bundeseinheitlichen Richtlinien über Verfahren der Qualitätssicherung;
- Mitwirkung im Gemeinsamen Bundesausschuss und im Bundesschiedsamt;
- Führung des Bundesarztregisters.

Die **vertragsärztliche Quartalsabrechnung** mit der zuständigen KV erfolgt grundsätzlich nach einem einheitlichen Ablaufschema.

Dieses Ablaufschema wird zunächst in der Übersicht dargestellt; anschließend werden die mit ❶, ❷, usw. gekennzeichneten Stellen erläutert.

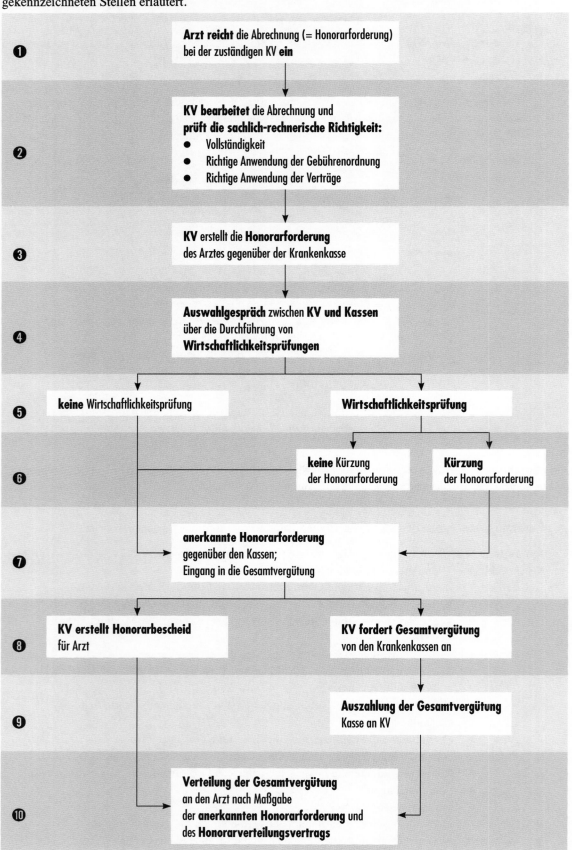

Die Gesamtvergütung, die die Krankenkassen bezahlen, besteht jedoch nicht nur aus der Summe der abgerechneten Einzelleistungen, sondern ist eine Mischung aus Pauschalen für ärztliche Behandlung, Zuschlägen für besondere Leistungen wie Impfungen oder für gesundheitliche Sonderprogramme wie Krebsfrüherkennung, Mutterschaftsvorsorge, Substitutionsbehandlung und aus Kostenerstattungen für Portoauslagen, Wegegeld, Kosten der Laboranalytik und anderes mehr.

▶ **Hinweis:**

Einzelheiten im organisatorischen Ablauf der Abrechnung können zwischen den einzelnen Kassenärztlichen Vereinigungen unterschiedlich sein und **müssen sorgfältig beachtet** werden.

❶ Die Abrechnungsunterlagen sind vorschriftsmäßig zu erstellen.

Am Ende eines Quartals müssen die Abrechnungsunterlagen der gesetzlich Krankenversicherten und einiger Patienten aus der Gruppe der „Sonstigen Kostenträger" der zuständigen Kassenärztlichen Vereinigung (KV) übermittelt werden. Die Übermittlung erfolgt leitungsgebunden elektronisch (Online-Abrechnung). Die EDV-Abrechnung muss folgende Anforderungen erfüllen:

- Es darf nur eine von der Kassenärztlichen Bundesvereinigung (KBV) zertifizierte gültige Praxissoftware verwendet werden.

- Für jeden Patienten wird ein Abrechnungsdatensatz erstellt. Erscheint ein Patient während eines Quartals mit mehreren Überweisungsscheinen von unterschiedlichen Ärzten, ist für jede Überweisung ein eigener Abrechnungsdatensatz zu erstellen.
  Das unveränderbare Einlesedatum der Gesundheitskarte im Abrechnungsdatensatz dokumentiert den Arztbesuch eines gesetzlich Krankenversicherten. Kommt es im Laufe des Quartals bei einem Patienten nur zu telefonischen Leistungen oder Verwaltungstätigkeiten, darf auf das Einlesedatum verzichtet werden. In diesem Fall muss der Abrechnungsdatensatz als „ärztliche Behandlung" gekennzeichnet werden.

- Für den Online-Versand der Abrechnungsdaten gibt es verschiedene Möglichkeiten, entweder über das KV-Portal oder mithilfe der Praxissoftware. Beim Versand über das KV-Portal müssen die Daten zunächst auf einem Datenträger (CD, USB, etc.) zwischengespeichert werden, anschließend werden sie im KV-Portal hochgeladen und versendet. Zur sicheren Übertragung bieten die Kassenärztlichen Vereinigungen verschiedene Formate an:

  - KV-SafeNet ist ein gesicherter VPN-Zugang, für den ein DSL-Anschluss und ein spezieller Router benötigt werden.

  - Ein persönlicher TAN-Generator dient der sicheren Identifikation des Einsenders. Die Kassenärztlichen Vereinigungen geben auch für die MFA einen TAN-Generator aus.

  - Der „Arztausweis light" zusammen mit einem speziellen Lesegerät dient ebenfalls einer sicheren Identifikation.

  Beim Versand mithilfe der Praxissoftware ist keine Zwischenspeicherung notwendig. Die Übertragung der Daten erfolgt über einen ISDN-Anschluss oder über KV-SafeNet. Besondere Vorteile bietet der Versand über KV-Connect. KV-Connect ist eine standardisierte Technik zur sicheren und schnellen Übermittlung von elektronischen Daten zwischen Ärzten untereinander oder zwischen Arzt und KV. Zur sicheren Identifizierung ist ein spezieller Arztausweis nötig. Über KV-Connect können elektronische Formulare wie eDMP, eKoloskopie oder eHautkrebsscreening versendet werden. Auch die Sammelerklärung kann darüber elektronisch an die KV übermittelt werden.

- In der Sammelerklärung zur Quartalsabrechnung bestätigt der Arzt gegenüber der Kassenärztlichen Vereinigung, dass durch entsprechende organisatorische und technische Maßnahmen die Erfassung jeder einzelnen Leistung zur Abrechnung erst nach deren vollständiger Erbringung erfolgt ist und nur die genehmigte Softwareversion verwendet wurde.
  Alle auf der Sammelerklärung von der Kassenärztlichen Vereinigung geforderten Angaben sind **sorgfältig** einzutragen.

- Die meisten Kassenärztlichen Vereinigungen verzichten auf die gesonderte Zusendung von Originalscheinen wie Überweisungsformulare oder Notfall-/Vertretungsscheine, verlangen aber von den Praxen, diese für mögliche Kontrollzwecke vier Quartale aufzubewahren. Abrechnungs- oder Behandlungsscheine von Patienten aus der Gruppe der „Sonstigen Kostenträger", die sich nicht mit einer Gesundheitskarte ausweisen (z.B. Auslandsabkommen, Asylbewerber), müssen häufig noch im Original der KV übermittelt werden.

- Im Rahmen seiner Dokumentationspflicht hat der Arzt eine Sicherungskopie seiner Abrechnungsdaten 16 Quartale aufzubewahren.

- Beim Online-Versand der Abrechnungsdaten sind Datenschutz und Datensicherheit zu beachten. Die Verantwortung für Schäden oder Datenmissbrauch trägt der Arzt.

In einem vorschriftsmäßig erstellten Abrechnungsdatensatz muss eine sorgfältige **Trennung der Behandlungstage** für die jeweiligen Arzt-Patienten-Kontakte und die erbrachten Leistungen erfolgen. Dabei müssen auch die **Vorschriften zur Verschlüsselung der Diagnosen** eingehalten werden.

Durch das EDV-Programm erfolgt die Sortierung der Behandlungsfälle jeweils in aufsteigender Reihenfolge zunächst nach Kostenträgern und dann nach Patientennamen.

Bei der Zusammenstellung der Abrechnungsunterlagen sind die besonderen Vorschriften der zuständigen Kassenärztlichen Vereinigung zu beachten.

Die Nichtbeachtung dieser Vorschriften kann dazu führen, dass die Kassenärztliche Vereinigung eine solche, fehlerhafte Honorarabrechnung gar nicht erst bearbeitet.

Die von der Kassenärztlichen Vereinigung vorgeschriebenen Abgabefristen sind einzuhalten.

❷ Die Kassenärztliche Vereinigung bearbeitet die ärztliche Abrechnung.

Im Rahmen ihres Gewährleistungsauftrags gegenüber den Krankenkassen ist die Kassenärztliche Vereinigung **verpflichtet,** die Abrechnungsunterlagen zu prüfen.

Die Unterlagen müssen nicht nur **vollständig** sein, sie müssen auch den **gesetzlichen und vertraglichen Erfordernissen** entsprechen, sowie die sachlich-rechnerischen **Vorgaben der Gebührenordnungen** berücksichtigen.

Bei diesen Kontrollen wird auch festgestellt, ob die Vorschriften **zur Qualität der Leistungserbringung** eingehalten worden sind. Dazu gehört die Kontrolle, ob bei abgerechneten Leistungen, für die der Nachweis besonderer Kenntnisse und Erfahrungen des Arztes vorgeschrieben ist, dem abrechnenden Arzt hierfür eine **Abrechnungsgenehmigung** erteilt wurde.

Angesichts der großen Anzahl von Abrechnungsdatensätzen und angesichts der sehr unterschiedlichen Abrechnungsbestimmungen erfolgt die Feststellung der sachlich-rechnerischen Richtigkeit zunächst weitestgehend **EDV-automatisiert.** Das hierfür verwendete Programm mit seinem KV-spezifischen Regelwerk wird den Krankenkassen auf Landesebene zur Kenntnis gebracht.

Für besondere Fragen ist zusätzlich eine **manuelle Prüfung** durchzuführen, die sich hauptsächlich auf inhaltliche Vorschriften der Abrechnung bezieht. Hierzu gehören insbesondere:

- sachliche Übereinstimmung von Diagnose und abgerechneten Leistungen,

- Vollständigkeit von Diagnose und Behandlungsdaten,

- Angabe von Begründungen, ggf. Uhrzeiten, die die Gebührenordnung fordert,

- Prüfung der Organangaben bei organgebundenen bildgebenden Leistungen (z.B. Röntgen- und Ultraschallleistungen),

- Einhaltung eines Überweisungsauftrags.

Bei Beanstandungen kann diese Prüfung zur Umwandlung in eine andere Leistung oder zur Streichung abgerechneter Leistungen und damit zu einer **Honorarminderung** für den Vertragsarzt führen.

❸ **Die KV erstellt** nach Beendigung der Bearbeitung und Prüfung der sachlich-rechnerischen Richtigkeit die **Honorarforderung des einzelnen Arztes.** Jetzt spricht man von dem „anerkannten Honoraranspruch" des Abrechners.

❹ Gibt es **Hinweise auf Unwirtschaftlichkeit** der Behandlungsweise eines Arztes, entscheiden Kassenärztliche Vereinigungen und Krankenkassen in einem **Auswahlgespräch,** ob eine Wirtschaftlichkeitsprüfung durchgeführt wird oder nicht.

❺ **Die Wirtschaftlichkeitsprüfung wird von den Krankenkassen und der Kassenärztlichen Vereinigung gemeinsam durchgeführt**

❻ **Als Ergebnis der Wirtschaftlichkeitsprüfung kann die Unwirtschaftlichkeit der vertragsärztlichen Behandlungs- und Verordnungsweise festgestellt werden.**

Wird eine solche Unwirtschaftlichkeit festgestellt, können für den Bereich der

- **Behandlungsweise**   ⟹   **Honorarkürzungen**

- **Verordnungsweise**   ⟹   **Honorarrückforderungen (= Regresse)**

verhängt werden.

❼ – ❿ Gegen den dann folgenden Honorarbescheid kann der Arzt **Widerspruch bei der Kassenärztlichen Vereinigung** und anschließend auch **Klage beim Sozialgericht** einlegen.

1.2.3   Gemeinsamer Bundesausschuss

Der Gemeinsame Bundesausschuss (G-BA) ist ein durch Gesetz (SGB V) bestimmtes Gremium. Der G-BA ist das höchste Gremium der gemeinsamen Selbstverwaltung für die ärztliche Versorgung der gesetzlich Krankenversicherten in Deutschland. Der G-BA entscheidet, welche Leistungen zu Lasten der gesetzlichen Krankenversicherung erbracht werden dürfen.

Die Entscheidungen des G-BA sind für alle an der gesetzlichen Krankenversorgung Beteiligten verbindlich. Sie werden auf der Grundlage der geltenden Gesetze gefällt. Die getroffenen Entscheidungen können sich sowohl auf den ambulanten, wie auch auf den stationären Teil der medizinischen Versorgung erstrecken.

Der Gemeinsame Bundesausschuss setzt sich zusammen aus

▪ **dem Plenum**

und

▪ **acht Unterausschüssen.**

▪ Dem **Plenum** gehören an
- der Vorsitzende
- 2 unparteiische Mitglieder
- 2 Vertreter der Deutschen Krankenhausgesellschaft (DKG)
- 2 Vertreter der Kassenärztlichen Bundesvereinigung (KBV)
- 1 Vertreter der Kassenzahnärztlichen Bundesvereinigung (KZBV)
- 5 Vertreter der GKV-Spitzenverbände

An den Sitzungen des Plenums nehmen auch weitere, nicht stimmberechtigte Vertreter, z. B. Patientenvertreter oder Vertreter der Bundesärztekammer, teil.

■ Die **acht Unterausschüsse** sind zuständig für **folgende Aufgabenfelder:**

- Arzneimittel
- Qualitätssicherung
- Methodenbewertung
- Bedarfsplanung
- Disease-Management-Programme

- Ambulante spezialfachärztliche Versorgung (ASV)
- Veranlasste Leistungen
- Psychotherapie
- Zahnärztliche Behandlung

Die **Hauptaufgaben** des Gemeinsamen Bundesausschusses bestehen in der:

- Erstellung von Richtlinien zur ausreichenden, zweckmäßigen und wirtschaftlichen Versorgung der gesetzlich Krankenversicherten;

- Entscheidung über die Aufnahme oder Ausgrenzung von Leistungen in der vertragsärztlichen Versorgung;

- Vorgabe von Maßnahmen zur Qualitätssicherung in der ambulanten und stationären Versorgung;

- Zusammenarbeit mit dem von ihm gebildeten, aber fachlich unabhängigen Institut für Qualität und Wirtschaftlichkeit im Gesundheitswesen (IQWiG).

Das Institut für Qualität und Wirtschaftlichkeit im Gesundheitswesen (IQWiG) bewertet den aktuellen Wissensstand bei diagnostischen und therapeutischen Verfahren vor deren Aufnahme in die vertragsärztliche Versorgung und gibt gegenüber dem G-BA entsprechende Empfehlungen ab. Darüberhinaus berät es den G-BA bei Fragen zur Qualität und Wirtschaftlichkeit von Leistungen, die auf Kosten der gesetzlichen Krankenversicherung erbracht werden. Es erstellt Leitlinien für die Diagnostik und Therapie häufig vorkommender Krankheiten, bewertet den Nutzen von Arzneimitteln und formuliert allgemein verständliche Patienteninformationen für die Herausgabe durch den G-BA.

Der G-BA hat die Vorschläge und Empfehlungen des IQWiG zu berücksichtigen. Hält er sich bei seinen Entscheidungen nicht daran, muss er dies ausdrücklich begründen.

Die Entscheidungen des G-BA sind dem Bundesministerium für Gesundheit (BMG) zur rechtlichen Beurteilung vorzulegen. Das BMG kann eine Entscheidung des G-BA beanstanden, der daraufhin erneut über seine Entscheidung beraten muss. Folgt der G-BA beispielsweise beim Erlass einer Richtlinie der Beanstandung des BMG nicht, kann das BMG die Richtlinie in der von ihm gewünschten Fassung selbst erlassen.

1.2.4   Weitere medizinische Organisationen und Verbände

Kassenärztliche Vereinigungen und Landesärztekammern haben als Körperschaften des öffentlichen Rechts gesamtgesellschaftliche Aufgaben im Gesundheitswesen zu erfüllen; die betroffenen Ärzte sind verpflichtet, Mitglieder dieser Organisationen zu sein und müssen sich deren Entscheidungen unterwerfen.

Daneben können Ärzte aber auch noch freiwilliges Mitglied in ärztlichen Verbänden und/oder wissenschaftlichen Gesellschaften werden. Diese freiwilligen Zusammenschlüsse von Ärzten haben die Rechtsform eingetragener Vereine.

Bei den freiwilligen Standesorganisationen unterscheidet man:

- **Freie Ärztliche Verbände**
- **Berufsverbände**

▶ Die **Freien Ärztlichen Verbände** vertreten unabhängig von medizinischen Fachrichtungen die Interessen ihrer Mitglieder im Sinne ihrer jeweiligen Satzungen.

Die größten Freien Ärztlichen Verbände sind:

Verband der Ärzte Deutschlands e.V. – Hartmannbund –

- Gründung im Jahr 1900 als Interessenverband gegenüber den Krankenkassen
  (ab 1931 Aufgabe der KV'en)
  Neugründung nach dem Zweiten Weltkrieg als privatrechtliche Organisation
- Interessenvertretung aller Ärzte, Zahnärzte und Medizinstudenten
- ca. 70.000 Mitglieder

Verband der niedergelassenen Ärzte Deutschlands e.V. – NAV-Virchowbund –

- Gründung im Jahr 1949
- Interessenvertretung aller in eigener Praxis tätigen Ärzte
- ca. 12.000 Mitglieder

Marburger Bund

- Gründung im Jahr 1947
- Einzige Gewerkschaft für angestellte und beamtete Ärzte, mit dem Recht,
  Tarifverträge auszuhandeln; auch für Medizinstudenten
- ca. 118.000 Mitglieder

▶ Die **Berufsverbände** vertreten die Interessen der Ärzte bestimmter medizinischer Fachrichtungen; für jede Arztgruppe gibt es einen entsprechenden Verband.

So gibt es bei der Vielzahl von Organisationen beispielsweise Verbände der Allgemeinärzte, Augenärzte, Kurärzte, Betriebs- und Werkärzte, Chirurgen und Urologen.

Darüberhinaus haben sich in allen gemäß der Weiterbildungsordnung anerkannten Gebieten oder Teilgebieten wissenschaftliche Gesellschaften als privatrechtliche Vereine gebildet, die sich der Pflege der Wissenschaft und der Fortbildung widmen.

Verband medizinischer Fachberufe

Die Interessen der auszubildenden und angestellten Medizinischen Fachangestellten vertritt u.a. der Verband medizinischer Fachberufe e.V.
- 1963   Gründung als Berufsverband der Arzthelferinnen
  1981   Öffnung für Zahnarzt- und Tierarzthelferinnen
  2006   Umbenennung in Verband medizinischer Fachberufe e.V.
          wegen neuer Ausbildungsordnungen im Gesundheitswesen
- unabhängige Gewerkschaft zur Interessenvertretung der medizinischen Assistenzberufe mit eigener Tarifkommission, Rechtsberatung und gegebenenfalls Rechtsvertretung
- ca. 28.000 Mitglieder
  Sitz Dortmund, Kontakt über Internet www.vmf-online.de.

1.2.5 ✎Wie war das noch?

Fragen zu „Ärztekammer"

1. Welche Ärzte sind Mitglied einer Ärztekammer?

→ ....

....

2. Nennen Sie mindestens fünf Aufgaben, die die Ärztekammern nach Heilberufsgesetz
und Berufsbildungsgesetz zu erfüllen haben.

→ ....

→ ....

→ ....

→ ....

→ ....

Fragen zu „Kassenärztlichen Vereinigung und Honorarabrechnung"

3. Welche Rechtsfolgen hat es, dass die Kassenärztlichen Vereinigungen „Körperschaften des öffentlichen Rechts" sind?

→ ....

→ ....

→ ....

4. Nennen Sie mindestens drei gesetzliche Aufgaben der Kassenärztlichen Bundesvereinigung.

→ ....

→ ....

→ ....

5. Nennen Sie mindestens drei Aufgaben, die die Kassenärztlichen Vereinigungen im Rahmen
ihres Sicherstellungsauftrags zu erfüllen haben.

→ ....   → ....

→ ....

6. Nennen Sie mindestens drei Anforderungen, die bei der Abrechnung mit EDV erfüllt sein müssen?

→ ....

....

→ ....

....

→ ....

....

Lernfeld 1

Seite 46

1.2   Organisationen im Umfeld der Arztpraxis – Wie war das noch?

7. Nennen Sie fünf Punkte, die bei der Einreichung einer vorschriftmäßig erstellten Abrechnung an die zuständige Kassenärztliche Vereinigung beachtet werden müssen?

→ ....

→ ....

→ ....

→ ....

→ ....

8. Unter welchen Gesichtspunkten werden die Abrechnungsunterlagen von der Kassenärztlichen Vereinigung bei der Bearbeitung geprüft?

→ ....

→ ....

→ ....

→ ....

→ ....

9. Welche Folgen kann die Feststellung der Unwirtschaftlichkeit für den Vertragsarzt haben?

→ ....

→ ....

10. Welche rechtlichen Möglichkeiten hat der Vertragsarzt im Falle von Honorarkürzungen oder Regressen?

→ ....

→ ....

Anmerkung: Auf Fragen zu den Kap. 1.2.3 und 1.2.4 wird verzichtet.

1.3 Grundbegriffe der vertragsärztlichen Versorgung

Besonders im Vertragsarztrecht gilt es bestimmte **Grundbegriffe** und ihre Bedeutung zu kennen. Diese Grundbegriffe sind thematisch in folgenden Gruppen zusammengefasst:

1. Gruppe: Approbation, Promotion, vertragsärztliche Tätigkeit, Zulassung, Ermächtigung

2. Gruppe: Niedergelassener Arzt, Privatarzt, Vertragsarzt, angestellter Arzt, ermächtigter Arzt/ ermächtigte Einrichtung, D-Arzt, Belegarzt, Amtsarzt

3. Gruppe: Facharztbezeichnung, Schwerpunktbezeichnung, Zusatzbezeichnung

4. Gruppe: Psychologischer Psychotherapeut, Kinder- und Jugendlichenpsychotherapeut, Soziotherapeut

5. Gruppe: Einzelpraxis, Berufsausübungsgemeinschaft, Gemeinschaftspraxis, Medizinisches Versorgungszentrum (MVZ), Praxisgemeinschaft

6. Gruppe: Arztpraxis, Vertragsarztsitz, Betriebsstätte, Nebenbetriebsstätte, Ausgelagerte Praxisstätte, Zweigpraxis

7. Gruppe: kurativ, präventiv, ambulant, stationär

8. Gruppe: Krankheit, Krankheitsfall, Behandlungsfall, Betriebsstättenfall, Arztfall

9. Gruppe: Arzneimittel, Verbandmittel, Heilmittel, Hilfsmittel, Häusliche Krankenpflege

10. Gruppe: Fallpauschale, Kopfpauschale, pauschalierte Gesamtvergütung, budgetierte Gesamtvergütung, Einzelleistungsvergütung

▶ **1. Gruppe:**

Begriffe	**Erklärungen**	▶ *Beispiele:*
Approbation	staatliche Berechtigung zur Berufsausübung	*als Arzt, Zahnarzt, Tierarzt oder Apotheker*
Promotion	Erlangung der Doktorwürde	*Dr. med., Dr. med. dent., Dr. med. vet.*
vertragsärztliche Tätigkeit	ambulante und stationär-belegärztliche Versorgung der Versicherten der gesetzlichen Krankenkassen durch an der vertragsärztlichen Versorgung teilnehmende Ärzte (Zulassung/Ermächtigung)	*Vertragsarzt, Vertragsarzt mit Belegbetten, ermächtigter Krankenhausarzt*
Zulassung/ Teilzulassung	Berechtigung durch den Zulassungsausschuss bei der zuständigen KV, vertragsärztliche Tätigkeit in vollem Umfang oder teilweise auszuüben und Leistungen abzurechnen	*als Allgemeinarzt, Kinderarzt, Orthopäde oder Gynäkologe*
Ermächtigung	Berechtigung für leitende Krankenhausärzte oder ärztlich geleitete Einrichtungen durch den Zulassungsausschuss, an der ambulanten vertragsärztlichen Versorgung in begrenztem Umfang teilzunehmen	*Chefarzt der Int. Abt. für Echokardiographie; Oberarzt der Gynäkologie für Aufnahmeunters. zur stationären Entbindung Einrichtung zur Durchführung ambulanter Dialysen*

© Verlag Europa-Lehrmittel

▶ **2. Gruppe:**

Begriffe	Erklärungen	▶ *Beispiele:*
Niedergelassener Arzt	Nach der Approbation ist der Arzt berechtigt, in eigener Praxis freiberuflich tätig zu werden.	*Kinderarzt, der in eigener Praxis tätig ist*
Privatarzt	Arzt, der Patienten nur privat behandelt	*Niedergelassener Arzt, der nicht über die KV abrechnet*
Vertragsarzt	Arzt, der nach Eintragung in das Arztregister bei einer Kassenärztlichen Vereinigung zur vertragsärztlichen Versorgung zugelassen wurde. Er kann in der hausärztlichen Versorgung oder fachärztlichen Versorgung tätig sein. Ein Vertragsarzt darf auch andere Ärzte anstellen.	*Kinderarzt, der Versicherte der gesetzlichen Krankenkassen behandeln darf und auch Privatpatienten*
● Arzt in der hausärztlichen Versorgung (Hausarzt)	Hausärzte durch gesetzliche Vorschrift sind Ärzte für Allgemeinmedizin und Fachärzte für Innere Medizin, sowie Fachärzte für Kinder- und Jugendmedizin ohne Schwerpunktbezeichnung.	
● Arzt in der fachärztlichen Versorgung (Facharzt)	Fachärzte sind Ärzte, die in den Gebieten der Weiterbildungsordnung (s. Gruppe 3) eine Facharztbezeichnung erworben haben. Den Fachärzten werden auch die psychologischen Psychotherapeuten und die nichtärztlichen Kinder- und Jugendlichenpsychotherapeuten zugerechnet.	
Angestellter Arzt	Arzt, der aufgrund eines Arbeitsvertrags als Arbeitnehmer tätig ist	*● Krankenhaus/Universität* *● Bundeswehr/-polizei* *● Arztpraxis* *● Med. Versorgungszentrum* *● Industriebetriebe*
ermächtigter Arzt/ ermächtigte Einrichtung	Ermächtigung zur Teilnahme an der ambulanten Versorgung durch den Zulassungsausschuss	*● Oberarzt einer radiologischen Abteilung zur Computertomographie* *● Dialyseeinrichtung*
Durchgangsarzt (D-Arzt)	Von den Unfallversicherungsträgern bestellter Unfallchirurg mit besonderen Rechten und Pflichten, der spezifische Kenntnisse und Erfahrungen in der unfallmedizinischen Versorgung nachgewiesen hat	*wichtigste Aufgaben:* *● qualifizierte Beurteilung der Verletzungen* *● schnellstmögliche Einleitung einer entspr. Versorgung (z. B. bes. Heilbehandlung oder stat. Versorgung)*

▶ **2. Gruppe (Fortsetzung):**

Begriffe	Erklärungen	▶ *Beispiele:*
Belegarzt	Vertragsarzt mit der Genehmigung zur stationären Versorgung seiner Patienten im Krankenhaus	*Niedergelassener Augenarzt betreut stationär seine Patienten im Krankenhaus*
Amtsarzt	angestellter oder beamteter Arzt im öffentlichen Gesundheitswesen bei den Gesundheitsämtern	*Aufgaben können sein:* ● *Seuchenbekämpfung* ● *Wahrung der allg. Hygiene* ● *öffentliche Impfungen* ● *Überwachung der Gesundheitsgesetze* ● *Gutachten für Gerichte und Behörden* ● *Einsatz als Schularzt* ● *Fürsorge für Tuberkulose*

▶ **3. Gruppe:**

Begriffe	Erklärungen
Facharzt-bezeichnung	Für die Ausübung der ärztlichen Tätigkeit ist nach Abschluss der Ausbildung eine Weiterbildung (Weiterbildungsordnung 2012) vorgeschrieben. Sie kann auf verschiedenen Gebieten erfolgen. Nach Abschluss der Weiterbildung erhält der Arzt eine Facharztbezeichnung: z.B. Facharzt für ● Allgemeinmedizin (Hausarzt) ● Allgemeine Chirurgie ● Anästhesiologie ● Augenheilkunde ● Frauenheilkunde und Geburtshilfe ● Hals-Nasen-Ohrenheilkunde ● Haut- und Geschlechtskrankheiten ● Innere Medizin und Gastroenterologie ● Innere Medizin und Kardiologie ● Innere Medizin und Nephrologie ● Innere Medizin und Pneumologie ● Innere Medizin und Rheumatologie ● Kinder- und Jugendmedizin (Hausarzt) ● Laboratoriumsmedizin ● Orthopädie und Unfallchirurgie ● Radiologie ● Urologie
Schwerpunkt-bezeichnung (SP)	Weitere Spezialisierung innerhalb einzelner Gebiete zusätzlich zur Facharztbezeichnung: z.B. Facharzt für <u>Kinder- und Jugendmedizin</u> ● SP Kinder-Hämatologie und -Onkologie ● SP Kinder-Kardiologie ● SP Neonatologie ● SP Neuropädiatrie
Zusatz-bezeichnung	nur in Verbindung mit der Berufsbezeichnung „Arzt", „Praktischer Arzt" oder einer Facharztbezeichnung aufgrund entsprechender Weiterbildung nach Anerkennung durch die Ärztekammer; z.B.: ● Allergologie ● Diabetologie ● Geriatrie ● Handchirurgie ● Kinder-Rheumatologie ● Naturheilverfahren ● Psychoanalyse ● Sportmedizin

▶ **4. Gruppe:**

Begriffe	Erklärungen	▶ *Beispiele:*
Psychologischer Psychotherapeut	Aufgrund des Psychotherapeutengesetzes eigenständiger Heilberuf, zur Durchführung und Abrechnung von Psychotherapie bei Erwachsenen berechtigter Diplompsychologe bzw. Bachelor-/Masterpsychologe	*Jürgen Potzbichler Diplompsychologe Verhaltenstherapie*
Kinder- und Jugendlichen-psychotherapeut	Aufgrund des Psychotherapeutengesetzes eigenständiger Heilberuf, zur Durchführung und Abrechnung von Psychotherapie bei Kindern und Jugendlichen berechtigter Diplompsychologe bzw. Bachelor-/Masterpsychologe	*Ulrike Richter Diplompsychologin Psychoanalyse*
Soziotherapeut	Durch besondere Zusatzqualifikation zur Durchführung der psychiatrisch verordneten Soziotherapie berechtigter Vertreter bestimmter Sozialberufe	*Josef Reuter Sozialpädagoge (Soziotherapie)*

▶ **5. Gruppe:**

Begriffe	Erklärungen	▶ *Beispiele:*
Einzelpraxis	Ärztliches Leistungsangebot und Praxisführung richten sich an der Person des Praxisinhabers aus. Er muss allein auch die Finanzierung sicherstellen.	*Dr. med. Horst Müller Facharzt für Kinderheilkunde*
Berufs-ausübungs-gemeinschaft	Örtliche und überörtliche Zusammenschlüsse von Vertragsärzten, Vertragspsychologen und Medizinischen Versorgungszentren untereinander oder miteinander zur gemeinsamen Erbringung vertragsärztlicher Leistungen	*Dr. med. Heike Niedlich (Fachärztin für Frauenheilkunde) mit MVZ Kleegasse*
Gemein-schafts-praxis	Besondere Form der Berufsausübungsgemeinschaft: Mehrere Ärzte der gleichen oder auch verschiedener Fachrichtungen führen eine Praxis am selben Praxissitz. Es gibt für alle nur eine gemeinsame Kartei und auch nur eine Honorarabrechnung mit der KV. Die Gründung muss vom Zulassungsausschuss genehmigt werden; besondere Abrechnungsbestimmungen sind zu beachten.	*Gemeinschaftspraxis Dr. med. Karl Huber Dr. med. Karin Schubert Fachärzte für Orthopädie*
Medizinisches Versorgungs-zentrum (MVZ)	Medizinische Einrichtung, in der mind. zwei Ärzte als Angestellte oder Vertragsärzte tätig sind. Es kann gegründet werden von Leistungserbringern, die an der medizinischen Versorgung teilnehmen (Ärzte, Apotheker, Krankenäuser, Pflegekräfte u. a.). Das MVZ wird auf Antrag durch den Zulassungsausschuss zugelassen. Mit der Zulassung werden auch die im MVZ angestellten Ärzte Mitglieder der zuständigen KV. Es gelten die in der vertragsärztlichen Versorgung gültigen Bestimmungen. Die Abrechnung der erbrachten Leistungen erfolgt durch das MVZ.	*Med. Versorgungszentrum Dr. med Josef Breitstein GbR (Neurologisch orientierter Internist Dr. Breitstein gründet als Gesellschaft bürgerlichen Rechts ein MVZ unter Anstellung eines hausärztlich tätigen Internisten, eines Neurologen und eines Augenarztes; zusätzlich wirken mit ein Physiotherapeut und eine Diätassistentin.)*

▶ **5. Gruppe (Fortsetzung):**

Begriffe	Erklärungen	▶ Beispiele:
Praxis-gemein-schaft	Im Gegensatz zur Berufsausübungsgemeinschaft handelt es sich um eine <u>Organisationsgemeinschaft</u>: Mehrere Ärzte nutzen z. B. Geräte, Räume und Personal gemeinsam; jeder Arzt hat aber eine eigene Kartei und rechnet seine Leistungen mit der KV für sich selbst ab. Die Gründung muss der KV angezeigt werden.	*Dr. med. Ulrike Kühn Fachärztin für Innere Medizin; Dr. med. Uwe Ampler Facharzt f. Allgemeinmedizin*

▶ **6. Gruppe:**

Begriffe	Erklärungen	▶ Beispiele:
Arztpraxis	Tätigkeitsort des niedergelassenen Arztes/Vertragsarztes oder Vertragspsychotherapeuten	*Dr. med. Gerd Müller ist in seiner Praxis in Oberfeldhausen tätig.*
Vertragsarzt-sitz	Ort der Zulassung für den Vertragsarzt oder Vertragspsychotherapeuten oder das MVZ	*Dr. G. Müller ist in Oberfeldhausen als Allgemeinarzt zugelassen.*
Betriebsstätte	Betriebsstätte des Vertragsarztes oder Vertragspsychotherapeuten oder des MVZ ist der Vertragsarztsitz. Betriebsstätte des Belegarztes ist auch das Krankenhaus. Betriebsstätte des ermächtigten Arztes ist der Ort der Berufsausübung im Rahmen der Ermächtigung. Betriebsstätte des angestellten Arztes ist der Ort seiner Beschäftigung. Betriebsstätte einer Berufsausübungsgemeinschaft sind die örtlich übereinstimmenden Vertragsarztsitze der Mitglieder; bei örtlich unterschiedlichen Vertragsarztsitzen der Mitglieder ist Betriebsstätte der gewählte Hauptsitz.	*Für Dr. G. Müller ist das Oberfeldhausen.*
Nebenbetriebs-stätte	Nebenbetriebsstätten sind in Bezug auf Betriebsstätten zulässige weitere Tätigkeitsorte, an denen der Vertragsarzt, der Vertragspsychotherapeut, der angestellte Arzt und die Berufsausübungsgemeinschaft oder ein MVZ neben ihrem Hauptsitz an der vertragsärztlichen Versorgung teilnehmen.	*Unterfeldhausen, dort unterhält Dr. G. Müller eine zweite Praxis*
Ausgelagerte Praxisstätte	Ein zulässiger, nicht genehmigungsbedürftiger, aber anzeigepflichtiger Tätigkeitsort des Vertragsarztes, Vertragspsychotherapeuten oder eines MVZ in räumlicher Nähe zum Vertragsarztsitz zur Erbringung bestimmter Leistungen; hierzu zählt auch ein Operationszentrum, in welchem ambulante Operationen bei Versicherten ausgeführt werden, welche den Vertragsarzt an seiner Betriebsstätte in Anspruch genommen haben.	*Dr. med. Kurt Knoche (Facharzt für Chirurgie) operiert einen seiner Patienten im Operationsraum des benachbarten MVZ.*
Zweigpraxis	Genehmigter weiterer Tätigkeitsort des Vertragsarztes oder die Nebenbetriebsstätte eines MVZ	*Dr. G. Müller unterhält eine zweite Praxis in Unterfeldhausen.*

▶ **7. Gruppe:**

Begriffe	Erklärungen	▶ Beispiele:
kurative Behandlung	Maßnahmen zur Krankheitserkennung (Diagnostik) und zur Behandlung bestehender Krankheiten (Therapie)	*Beratung, Untersuchung, Operation, Injektion, Medikamentengabe*
präventive Leistungen	Maßnahmen zur ● Vorbeugung u. Verhütung von Krankheiten, ● Vermeidung von Verschlimmerungen ● Verhinderung von Spätschäden	*Mutterschaftsvorsorge Krebsfrüherkennung Gesundheitsuntersuchung Kinderuntersuchung*
ambulante Behandlung	Diagnostik und Therapie bei Patienten, die danach wieder den Arzt verlassen und nicht stationär in einem Krankenhaus aufgenommen werden	*Untersuchung Beratung Gipsverband ambulante Operation*
stationäre Behandlung	ärztliche Behandlung, bei der ein Patient für bestimmte Zeit im Krankenhaus bleibt	*Magenoperation Herzinfarktbehandlung*

▶ **8. Gruppe:**

Begriffe	Erklärungen	▶ Beispiele:
Krankheit	nach herrschender Rechtssprechung: ein regelwidriger Körper- oder Geisteszustand, der Heilbehandlung erforderlich macht und/oder Arbeitsunfähigkeit bewirkt	*Pneumonie, Hypertonie Fingerquetschung*
Krankheitsfall	gemäß Bundesmantelvertrag: umfasst das aktuelle, sowie die nachfolgenden drei Quartale, in denen Leistungen bezogen auf dieselbe Krankheit erbracht werden	*1 Krankheitsfall = Hepatitis behandelt von Februar bis November in verschiedenen quartalsübergreifenden Abständen*
Behandlungsfall	in der gesetzlichen Krankenversicherung gemäß Bundesmantelvertrag (BMV): die *gesamte* vorgenommene ambulante oder stationäre Behandlung von *derselben Arztpraxis* [1] in *einem Quartal* an *demselben Patienten* zu *Lasten derselben Krankenkasse* [1] dies können sein, Vertragsarzt, Vertragspsycho- therapeut oder MVZ bei Privatpatienten gemäß GOÄ: die *gesamte* vorgenommene ambulante oder stationäre Behandlung bezogen auf *dieselbe Erkrankung*, bezogen auf den Zeitraum *eines Monats* nach der jeweils *ersten* Inanspruchnahme *eines* Arztes (mehrere Behandlungsfälle nebeneinander bei demselben Patienten möglich)	*Abrechnungsgrundlage:* ***EBM*** *(= Einheitlicher Bewertungs- maßstab in der gesetzlichen Krankenversicherung)* *Abrechnungsgrundlage:* ***GOÄ*** *(= Gebührenordnung für Ärzte als Amtliche Gebührenordnung für ärztliche Leistungen außerhalb der gesetzlichen Krankenversicherung)*

► **8. Gruppe (Fortsetzung):**

Begriffe	Erklärungen	► Beispiele:
Betriebsstätten-fall	in der gesetzlichen Krankenversicherung gemäß Bundesmantelvertrag (BMV): die *gesamte* vorgenommene ambulante oder stationäre Behandlung in *derselben Betriebsstätte oder Nebenbetriebsstätte* in *einem Quartal* an *demselben Patienten* zu *Lasten derselben Krankenkasse*	*Abrechnungsgrundlage:* **EBM** *(= Einheitlicher Bewertungs-maßstab in der gesetzlichen Krankenversicherung)*
Arztfall	in der gesetzlichen Krankenversicherung gemäß Bundesmantelvertrag (BMV): die *gesamte* vorgenommene ambulante oder stationäre Behandlung von *demselben Arzt* [1] in *einem Quartal* an *demselben Patienten* zu *Lasten derselben Krankenkasse* [1] unabhängig von seinem vertragsarztrechtlichen Status	*Abrechnungsgrundlage:* **EBM** *(= Einheitlicher Bewertungs-maßstab in der gesetzlichen Krankenversicherung)*

Beispiele für die Abrechnung auf der jeweiligen Abrechnungsgrundlage:

► **Beispiele EBM:**

April + Mai:	*Hepatitis*	*1 Behandlungsfall zur Behandlung von*
Mai:	*Quetschung*	⟹ *3 Krankheiten in 3 Krankheitsfällen*
Mai + Juni:	*Hypertonie*	*1 Arztfall*
bei Dr. G. Müller in Oberfeldhausen		*1 Betriebsstättenfall*

Mai bis Juni:	*Hypertonie*	*1 Behandlungsfall bei 1 Krankheitsfall*
bei Dr. A. Amsel und Dr. B. Bärig in deren Gemeinschaftspraxis in Waldbüttel		⟹ *2 Arztfälle* *1 Betriebsstättenfall*

August:	*Hypertonie*	*1 Behandlungsfall bei 1 Krankheitsfall*
bei Dr. C. Cremer in dessen Praxis in Ober-burg und in dessen Zweigpraxis in Unterburg		⟹ *1 Arztfall* *2 Betriebsstättenfälle*

Mai (ambulant):	*Hypertonie*	*2 Behandlungsfälle (amb. + stat.) derselben Krankheit*
Juni (belegärztlich):	*Hypertonie*	⟹ *in einem Quartal bei 1 Krankheitsfall*
bei Dr. C. Cremer in dessen Praxis und im Krankenhaus		*1 Arztfall* *2 Betriebsstättenfälle*

► **Beispiele GOÄ:**

April + Mai:	*Hepatitis*	*5 Behandlungsfälle (im Mai nebeneinander)*
Mai:	*Quetschung*	⟹ *bei 3 Krankheiten*
Mai + Juni:	*Hypertonie*	

Mai bis August:	*Hypertonie*	⟹ *4 Behandlungsfälle bei 1 Krankheit* *(je Monat ein Behandlungsfall)*

▶ **9. Gruppe:**

Begriffe	Erklärungen	▶ *Beispiele:*
Arzneimittel	Arzneimittelgesetz: Arzneimittel sind Stoffe und Zubereitungen aus Stoffen, die dazu bestimmt sind, durch Anwendung am oder im menschlichen Körper ihre Wirkung zu entfalten. Sie sind zur Heilung oder zur Verhütung von Krankheiten bestimmt oder eignen sich dazu, physiologische Funktionen zu beeinflussen oder ermöglichen eine medizinische Diagnose.	• *Tabletten* • *Injektionslösungen* • *Salben*
Verbandmittel	Sozialgesetzbuch 5. Buch (SGB V): Im Gesetz gesondert genannte Mittel eigener Art, die neben Arznei- und Heilmitteln dazu dienen, eine Heilung oder Linderung einer Krankheit zu fördern. Es gelten die gleichen Bedingungen wie für Arzneimittel.	• *Mullbinde* • *Elastische Binde* • *Pflaster*
Heilmittel	Maßnahmen oder Dienstleistungen, die geeignet sein müssen, den krankhaften Zustand zu heilen, zu bessern, zu lindern oder seine Verschlimmerung zu verhüten. Richtlinien des GBA über die Verordnung von Heilmitteln.	*persönliche medizinische Leistungen:* • *physikalische Therapie* • *Stimm-, Sprech- und Sprachtherapie* • *Ergotherapie*
Hilfsmittel	Geräte, Instrumente und Vorrichtungen wie Seh- oder Hörhilfen, Körperersatzstücke, orthopädische und andere Hilfsmittel, die erforderlich sind, um den Erfolg der Krankenbehandlung zu sichern oder eine Behinderung auszugleichen, oder dazu dienen, z.B. Arzneimittel, die zur inneren Anwendung bestimmt sind, in den Körper zu bringen. Richtlinien des GBA über die Verordnung von Hilfsmitteln.	*sächliche medizinische Leistungen:* • *Brillen* • *Hörgeräte* • *Rollstühle* • *Prothesen* • *orthopädische Schuhe* • *Spritzen*
Häusliche Krankenpflege	Maßnahmen der Grundpflege, Behandlungspflege und der hauswirtschaftlichen Versorgung, die in der häuslichen Umgebung des Patienten durch Pflegepersonen aufgrund ärztlicher Verordnung erbracht werden. Richtlinien des GBA über die Verordnung häuslicher Krankenpflege.	*Grundpflege:* • *Waschen* • *Lagern* • *Ankleiden* *Behandlungspflege:* • *Katheterwechsel* • *Insulininjektion* • *Arzneimittelgabe*

▶ **10. Gruppe:**

Begriffe	Erklärungen
Fallpauschale	Feststehender Geldbetrag, der seitens einer Krankenkasse für jeden abgerechneten Behandlungsfall in der Zuständigkeit einer kassenärztlichen Vereinigung gezahlt wird. Die Summe aller Fallpauschalen ergibt die **Gesamtvergütung**, die von dieser Krankenkasse an die KV gezahlt wird.
Kopfpauschale	Feststehender Geldbetrag, der seitens einer Krankenkasse für jeden ihrer Versicherten unabhängig von dessen Inanspruchnahme eines Arztes an eine kassenärztlichen Vereinigung gezahlt wird.

▶ **10. Gruppe (Fortsetzung):**

Begriffe	Erklärungen
Pauschalierte Gesamtvergütung	Entgelt für alle vertragsärztlichen Leistungen bei allen Versicherten einer Krankenkasse, das von dieser Krankenkasse an eine Kassenärztliche Vereinigung gezahlt wird. Dabei wird dieses Entgelt nach Fall- oder Kopfpauschalen berechnet.
Budgetierte Gesamtvergütung	Entgelt für alle vertragsärztlichen Leistungen bei allen Versicherten einer Krankenkasse, das als vorher festgelegter Betrag (Budget) von dieser Krankenkasse an eine Kassenärztliche Vereinigung gezahlt wird, unabhängig von der Zahl ärztlicher Inanspruchnahmen oder der Kostenentwicklung.
Einzelleistungs- vergütung	Die von der Krankenkasse für bestimmte Leistungen zu zahlende Vergütung, die durch die Honorarverteilungsregelungen der Kassenärztlichen Vereinigung nicht mehr verändert wird.

1.4   Ärztliche Pflichten

Im Rahmen seiner Praxistätigkeit hat der Vertragsarzt verschiedene Pflichten zu beachten; hierzu gehören im Wesentlichen:

- **Pflicht zur persönlichen Leistungserbringung,**
- **Sorgfaltspflicht,**
- **Schweigepflicht,**
- **Dokumentationspflicht,**
- **Aufklärungs- und Einwilligungspflicht,**
- **Haftpflicht,**

- **Aufbewahrungspflicht,**
- **Meldepflicht,**
- **Aushang amtlicher Texte,**
- **Präsenzpflicht,**
- **Residenzpflicht,**
- **Datenschutz und Datensicherheit**

Pflicht zur persönlichen Leistungserbringung

gemäß ärztlichem Berufsrecht und Vertragsarztrecht

▶ Der Arzt muss die Leistung grundsätzlich persönlich erbringen.

▶ Als persönliche Leistungserbringung gilt auch, wenn er bei der Leistung leitend und eigenverantwortlich beteiligt ist.

▶ Leistungen gelten auch als persönlich erbracht, wenn sie
  - unter seiner Aufsicht und
  - nach seiner Anleitung
  von qualifiziertem Personal durchgeführt werden.

Bei der Beschäftigung angestellter Ärzte muss im Hinblick auf deren Zahl, Tätigkeitsumfang und Tätigkeitsinhalt sichergestellt sein, dass der Praxisinhaber den Versorgungsumfang im notwendigen Umfang auch persönlich erfüllt und dafür die Verantwortung übernehmen kann.

Sorgfaltspflicht

▶ Der Arzt hat die Behandlung nach den allgemein anerkannten medizinischen Erkenntnissen durchzuführen. Dies beinhaltet auch die Pflicht zur ständigen Fortbildung, welche gesetzlich besonders geregelt ist.
Tätigkeiten, die von Medizinischen Fachangestellten ausgeführt werden, so weit dies erlaubt ist, müssen vom Arzt überwacht werden und fallen in seinen Verantwortungsbereich.

Schweigepflicht

▶ Die Pflicht zur Verschwiegenheit von Arzt, MFA und Auszubildenden gilt gegenüber jedermann, auch gegenüber Behörden und Gerichten.

▶ So dürfen über persönliche Lebensumstände der Patienten, Untersuchungsbefunde, Diagnosen oder Behandlungsmethoden keine Auskünfte gegeben werden, weder an Angehörige bzw. Bekannte der MFA, noch an Ehegatte, Verwandte oder Freunde des Patienten noch an dessen Arbeitgeber.

▶ Der Patient kann, wenn er ein Interesse daran hat, den Arzt von der Schweigepflicht entbinden. Um eventuellen späteren Streitigkeiten zu entgehen, sollte dies schriftlich vereinbart werden.

▶ Die Schweigepflicht besteht auch über den Tod des Patienten hinaus.

▶ Für die Daten von Kassenpatienten im Zusammenhang mit der Leistungserbringung und Honorarabrechnung besteht gegenüber Sozialversicherungsträgern und Kassenärztlichen Vereinigungen eine eingeschränkte Schweigepflicht; diese Daten unterliegen dennoch einem strengen Datenschutz.

▶ Bei Verletzung der Schweigepflicht drohen Freiheits- oder Geldstrafe.

Dokumentationspflicht

▶ Nach § 11 Berufsordnung hat der Arzt über seine Feststellungen und getroffenen Maßnahmen die erforderlichen Aufzeichnungen zu machen. Sie sind nicht nur Gedächtnisstütze für den Arzt, sie dienen auch dem gesundheitlichen Interesse des Patienten.

▶ Gesetzlich vorgeschrieben ist, dass der Arzt Anamnese und Diagnose in die Dokumentation aufnimmt, ebenso durchgeführte Untersuchungen inklusive Ergebnisse, sämtliche Befunde, Therapien und deren Wirkungen, Eingriffe und deren Wirkungen sowie Einwilligungen und Aufklärungen.

▶ Bei einem Rechtsstreit sind die ärztlichen Aufzeichnungen Beweismittel über die Sorgfältigkeit der Behandlung. Üblicherweise muss der Patient bei einem Behandlungsfehler die Schuld des Arztes nachweisen; bei unvollständiger Dokumentation kehrt sich die Beweislast um und der Arzt muss seine Unschuld beweisen.

▶ Bei der Quartalsabrechnung sind die Aufzeichnungen wichtige Unterlagen bei Rückfragen oder Wirtschaftlichkeitsprüfungen. In Ergänzung der Bundesmantelverträge wird festgelegt, dass der Vertragsarzt zur Rechtfertigung seiner Abrechnung im eigenen Interesse die erbrachten Leistungen im erforderlichen Umfang aufzeichnet.

▶ Besonders notwendig sind Aufzeichnungen bei:
  - Unfällen
  - Leichenöffnungen
  - Versorgungsleiden
  - Operationen
  - Mutterschaftsvorsorge
  - Krankheitsfrüherkennung

▶ Besondere gesetzliche Vorschriften zur Aufzeichnung bestehen u.a. bei:
  - Jugendarbeitsschutzuntersuchungen
  - Behandlung Geschlechtskranker
  - Anwendung von Röntgenstrahlen/radioaktiven Substanzen
  - Anwendung von Blutprodukten
  - Verschlüsselung von Diagnosen nach ICD-10-GM bei der Quartalsabrechnung und bei Arbeitsunfähigkeitsbescheinigungen

Aufklärungs- und Einwilligungspflicht

▶ Jede ärztliche Behandlung stellt einen Eingriff in die Unversehrtheit des Körpers des Patienten dar.

▶ Ohne Aufklärung und Einverständnis des Patienten, würde sich der Arzt bei einer Behandlung einer Körperverletzung schuldig machen. (Ausnahme: Bewusstlose)

Aufklärungs- und Einwilligungspflicht (Fortsetzung)

▶ Die Aufklärung muss
- durch den Arzt persönlich erfolgen,
- für den Patienten verständlich sein,
- zum Inhalt haben
  - Art und Risiken der Krankheit
  - beabsichtigte Eingriffe (Behandlungsmethoden) einschl. typischer Risiken
  - mögliche Behandlungsalternativen.

▶ Die Einwilligung des Patienten liegt vor, wenn er nach dem Aufklärungsgespräch
- die Behandlung geschehen lässt,
- den ärztlichen Weisungen folgt,
- eine schriftliche Erklärung unterzeichnet.

Haftpflicht

▶ Der Arzt ist im Rahmen seiner Haftpflicht zum Schadenersatz verpflichtet, wenn er
- eine Behandlung ohne Einwilligung des Patienten durchführt,
- einen groben Verstoß gegen die Regeln der ärztlichen Kunst
  (= Behandlungsfehler) begeht.

Aufbewahrungspflicht

▶ **Gemäß Berufsordnung und Bundesmantelverträge**
beträgt die Aufbewahrungsfrist für allgemeine ärztliche Aufzeichnungen (z.B. Patientenkartei)
10 Jahre.

▶ Als besondere Fristen müssen z.B. beachtet werden:

1 Jahr	• Durchschriften von Arbeitsunfähigkeitsbescheinigungen
3 Jahre	• Durchschriften von Betäubungsmittelrezepten
	• BTM-Anforderungsscheine
	• fehlerhaft ausgestellte Formulare
	• Nachweis über BTM-Bestand mittels Bücher oder EDV
10 Jahre	• Aufzeichnungen über Röntgendiagnostik (Die 10-jährige Aufbewahrungsfrist beginnt erst ab dem vollendeten 18. Lebensjahr, sodass die Bilder bis zur Vollendung des 28. Lebensjahrs aufbewahrt werden müssen.)
	• Karteikarten, Befunde und sonstige Aufzeichnungen
	• Kinderfrüherkennungsuntersuchungen
	• zytologische Präparate und Befunde (Krebsfrüherkennung)
15 Jahre	• Unterlagen über das berufsgenossenschaftliche Durchgangsarztverfahren einschl. Röntgenuntersuchung
	• Aufzeichnungen über jede Anwendung von Blutprodukten und genetisch hergestellten Plasmaproteinen gemäß Transfusionsgesetz
	• personenbezogene Daten für die Durchführung von DMP
20 Jahre	• Unterlagen bei stationärer Versorgung im Rahmen des berufsgenossenschaftlichen Verletzungsartenverfahrens
30 Jahre	• bei strahlentherapeutischen Maßnahmen (nach der letzten Behandlung)
	• bei Behandlung mit radioaktiven Stoffen (nach der letzten Behandlung)

Aufbewahrungspflicht (Fortsetzung)

▶ Die Aufbewahrungspflicht bleibt bestehen bei
- *Praxisaufgabe*   für den Praxisinhaber
- *Tod des Praxisinhabers*   für dessen Erben.

▶ Dieser Pflicht wird Genüge getan durch:
- Aufbewahrung in eigener Privatwohnung
- Anmietung fremder Räume
- Übergabe an einen Praxisnachfolger
- Aushändigung an die Patienten
- Übergabe an benachbarte Praxis mit Einverständnis der Patienten
- Übergabe an ein privates Archivunternehmen unter Beachtung der Schweigepflicht
- Übergabe an die Ärztekammer, soweit diese zustimmt

Meldepflicht

Seine Schweigepflicht muss der Arzt aufgrund gesetzlicher Sondervorschriften über die Meldepflicht gegenüber Behörden brechen, wenn übergeordnete Interessen der Allgemeinheit berührt werden; dies gilt beispielsweise für:

▶ **Infektionskrankheiten gemäß Infektionsschutzgesetz (Krankheitsverdacht, Erkrankung und Tod):**

- Botulismus
- Cholera
- Diphtherie
- humane spongiforme Enzephalopathie
- akute Virushepatitis
- enteropathisches hämolytisch-urämisches Syndrom (HUS)
- virusbedingtes hämorrhagisches Fieber
- Masern
- Meningokokken-Meningitis oder -Sepsis
- Milzbrand
- Mumps
- Pertussis
- Pest
- Poliomyelitis
- Röteln einschließlich Rötelnembryopathie
- Tollwut
- Tuberkulose (nur Erkrankung + Tod)
- Typhus abdominalis/Paratyphus
- Varizellen

Lebensmittelvergiftungen (Krankheitsverdacht und Erkrankung) sind meldepflichtig bei Personen, die in Küchen oder Lebensmittelbetrieben arbeiten oder wenn zwei oder mehr Erkrankungen auftreten, bei denen ein epidemischer Zusammenhang vermutet wird.

In diesen Fällen ist eine namentliche Nennung des Patienten innerhalb von 24 Stunden an das Gesundheitsamt erforderlich. (s. LF 3 Kap. 3.2 Meldungen gemäß Infektionsschutzgesetz)

Darüberhinaus besteht für Laboratorien die Pflicht zur Meldung bestimmter Krankheitserreger.

▶ **Krankheitserreger gemäß Infektionsschutzgesetz:**

Namentlich ist bei folgenden Krankheitserregern, soweit nicht anders bestimmt, der direkte oder indirekte Nachweis zu melden; z.B. für:

- Borrelia anthracis
- Clostridium botulinum
- Corynebacterium diphtheriae
- Ebolavirus
- FSME-Virus
- Gelbfiebervirus
- Hepatitis-A-Virus
- Hepatitis-B-Virus
- Hepatitis-C-Virus
- Influenzaviren
- Masernvirus
- Mumpsvirus
- Mycobacetrium tuberculosis/africanum, Mycobacterium bovis
- Poliovirus
- Rotavirus
- Rubellavirus
- Salmonellen
- Staphylokokkus aureus (MRSA)
- Varizella-Zoster-Virus

Eine nichtnamentliche Meldung hat bei folgenden Krankheitserregern zu erfolgen; bei

- Treponema pallidum
- HIV
- Echinococcus
- Plasmodium
- Toxoplasma gondii
  (nur bei Neugeboreneninfektion)

Die nichtnamentliche Meldung geht an das Bundesinstitut für Infektionskrankheiten und nicht übertragbare Krankheiten (Robert-Koch-Institut).

▶ **Berufskrankheiten gemäß SGB VII und Berufskrankheitenverordnung**

Zu Berufskrankheiten im Einzelnen siehe Kapitel 6!
Bei Erkennen einer oder bei Verdacht auf eine Berufskrankheit ist eine namentliche Meldung des Patienten an den zuständigen Träger der gesetzlichen Unfallversicherung erforderlich.

▶ **Vergiftungen gemäß Chemikaliengesetz**

Meldepflicht an das Bundesinstitut für Risikobewertung in Berlin besteht bei gesundheitlichen Beeinträchtigungen aufgrund von Vergiftungen durch

- chemische Stoffe und Produkte, die im Haushalt verwendet werden wie Wasch- und Putzmittel, Hobby- und Heimwerkerartikel
- Kosmetika
- Schädlingsbekämpfungsmittel
- Holzschutzmittel
- beruflich verwendete Chemikalien
- gesundheitsschädigende chemische Stoffe aus der Umwelt bzw. Störfälle
- giftige Pflanzen und Tiere.

Die Meldung hat zu erfolgen bei

- akuten und chronischen Erkrankungen und
- nach Obduktionen in Todesfällen.

▶ **Bevorstehende Straftaten gemäß Strafgesetzbuch**

- Wie jeder andere Staatsbürger ist auch der Arzt verpflichtet, Straftaten zu verhindern.
- Namentliche Nennung des Patienten bei der Polizei bei bevorstehender Schwerkriminalität
  (z.B. Mord, Totschlag, Geiselnahme);
  Arzt muss Schweigepflicht brechen.
- Der Arzt kann nur dann seine Schweigepflicht wahren, wenn er sich ernsthaft
  und mit wahrscheinlichem Erfolg bemüht, den Patienten von der Tat abzuhalten.

▶ **Begangene Straftaten gemäß Strafgesetzbuch**

- Der Arzt ist kein Hilfsorgan der Staatsanwaltschaft.
- Keine Meldepflicht gegenüber der Polizei bei an einer Straftat beteiligten Patienten
- Recht auf Meldung bei besonders schweren Verbrechen unter Abwägung aller Umstände

▶ **Schwangerschaftsabbruch gemäß Strafgesetzbuch**

anonyme Mitteilung an das Statistische Bundesamt über
- Indikation
- persönliche Umstände der Frau

▶ **Geburten und Missbildungen bei der Geburt gemäß Personenstandsgesetz**

- namentliche Mitteilung des Geborenen an das Standesamt innerhalb einer Woche
- Mitteilungspflicht nur, wenn
  - der Arzt bei der Geburt anwesend war
  und
  - der eheliche Vater oder die Hebamme an der Anzeige verhindert sind.
- anonyme Mitteilung an das Statistische Landesamt bei Fehlbildungen,
  die bei der Geburt erkennbar sind.

▶ **Sterbefälle gemäß Personenstandsgesetz**

- namentliche Mitteilung an das Standesamt bis zum folgenden Werktag
- Mitteilungspflicht nur, wenn
  - der Arzt beim Tod anwesend war oder von dem Sterbefall weiß
  und
  - die Familie oder der Wohnungsinhaber an der Anzeige verhindert sind.

Aushang amtlicher Texte

▶ Der Arzt muss als Arbeitgeber für seine Mitarbeiter beispielsweise folgende amtliche Texte auslegen:
- Jugendarbeitsschutzgesetz
- Mutterschutzgesetz
- Unfallverhütungsvorschriften der Berufsgenossenschaft
- Röntgenverordnung (wenn eine Röntgen-Einrichtung vorhanden ist)
- Strahlenschutzverordnung (bei Anwendung radioaktiver Stoffe)

Zu den besonderen **Pflichten eines Vertragsarztes** gehören weiterhin

Präsenzpflicht

▶ Der Arzt muss in seiner Praxis für seine Patienten erreichbar sein. Dies gilt insbesondere für die festgelegten Sprechstunden; der Arzt muss nicht ständig dort anwesend sein.

▶ Gemäß Bundesmantelverträgen gelten für die Bekanntmachung der Sprechstunden folgende Regelungen:
- Anzugeben sind feste Uhrzeiten
- „nach Vereinbarung" oder „nach Vorbestellung" dürfen nur Zusätze sein
- die Ankündigung „Besonderer Sprechzeiten" sind nur für Früherkennungsuntersuchungen gestattet

Zur Erfüllung des Versorgungsauftrags muss der Vertragsarzt wöchentlich mindestens 20 Stunden in Form von Sprechstunden persönlich zur Verfügung stehen.

▶ Die offenen Sprechstunden haben sich über die ganze Woche, von montags morgens bis freitags nachmittags, zu verteilen. Auch während des organisierten Notdienstes ist der Arzt für seine behandlungsbedürftigen Patienten zuständig. Darüber hinaus muss er an seinem Wohnsitz telefonisch erreichbar sein.

Residenzpflicht

▶ Der Vertragsarzt hat zur Sicherstellung der kassenärztlichen Versorgung seinen Wohnsitz so zu wählen, dass er an seinem Vertragsarztsitz gemäß § 95 SGB V seinen Patienten zur Verfügung steht.

Vertragsarztsitz ist der Ort der Zulassung für den Vertragsarzt, den Vertragspsychotherapeuten oder das MVZ.

Datenschutz und Datensicherheit

▶ In der Arztpraxis werden hochsensible Daten von Patienten und Mitarbeitern gespeichert und verarbeitet, die vor einem Zugriff Unbefugter geschützt werden müssen. Seit dem 25. 5. 2018 gilt die neue Datenschutz-Grundverordnung der EU. Hierdurch werden die Praxen verpflichtet, die Einhaltung des Datenschutzes nachzuweisen. Bei Verstößen ist mit Sanktionen zu rechnen.
Im Einzelnen benötigen die Praxen folgende Nachweise:

▶ **Verzeichnis von Verarbeitungstätigkeiten personenbezogener Daten**

Vor Auflistung der Verwaltungstätigkeiten werden zunächst die Kontaktdaten der Praxis und ggf. die des Datenschutzbeauftragten aufgeführt. Datenschutzbeauftragte sind in Praxen notwendig, wenn dort mehr als 10 Mitarbeiter Daten verarbeiten oder sehr sensible Daten erfasst werden wie beispielsweise eine Videoüberwachung. Folgende Angaben müssen zu einer Verarbeitungstätigkeit gemacht werden:

Verwaltungstätigkeit	▶ Beispiel:
Datum der Anlegung	1.7.2018
Datum der letzten Änderung	2.7.2018
Bezeichnung der Verwaltungstätigkeit	Einsatz und Nutzung des Praxisverwaltungssystems
Zweck der Verarbeitung	Ärztliche Dokumentation, Abrechnung der ärztlichen Leistung, Qualitätssicherung, Terminmanagement
Beschreibung der Kategorien betroffener Personen	Patienten
Beschreibung der Datenkategorien	Gesundheitsdaten, ggf. auch genetische Daten
Kategorien von Empfängern, gegenüber denen die personenbezogenen Daten offen gelegt worden sind oder noch werden	Intern: Praxispersonal Extern: andere Ärzte/Psychotherapeuten, KV, Krankenkassen, MDK, Ärztekammern, privat-ärztliche Verrechnungsstellen
Fristen für die Löschung	10 Jahre nach Abschluss der Behandlung

▶ **Aufstellung der Maßnahmen zum Datenschutz,** beispielsweise:

- Kein Versenden von unverschlüsselten Personendaten über das Internet
- Vergabe von Zugangsrechten auf bestimmte Computerdateien
- Diskretion in den Praxisräumen durch räumliche Trennung von Wartebereich und Anmeldung
- Sicheres Aufbewahren von Patientendaten:
  - Password geschützte Computer
  - Aktivierung der automatischen Bildschirmsperre
  - Patientenunterlagen grundsätzlich nicht durch andere Patienten einsehbar
- Vertrauliche Arztgespräche nur in geschlossenen Räumen
- Am Telefon Identität des Anrufers sichern, z. B. durch gezielte Zusatzfragen oder Rückruf
- Vernichtung von Patientenakten nach DIN-Normen und durch eine festgelegte Person
- Management bei Datenpannen und Datenschutzverstößen
- Information der Praxismitarbeiter über die Einhaltung der Schweigepflicht und des Datenschutzes

▶ **Patienteninformation zum Datenschutz in der Praxis**

Die Praxis muss ihre Patienten über Zweck und Rechtsgrundlage der Datenverarbeitung informieren. Auch die Kontaktdaten der Praxis und ggf. des Datenschutzbeauftragten müssen angegeben werden. Die Patienteninformation kann folgendermaßen erfolgen:
- Aushang in der Praxis
- Informationsblatt im Wartezimmer
- Ggf. zusätzlich Veröffentlichung auf der Internetseite der Praxis

▶ **Auftragsverarbeitung: Zusammenarbeit mit externen Dienstleistern**

Eventuell können auch externe Dienstleister auf personenbezogene Daten zugreifen, z. B. wenn die Praxissoftware gewartet werden muss oder ein Dienstleister die Vernichtung von Akten oder Datenträgern vornehmen soll. Wird ein externer Dienstleister mit Datenverarbeitungen beauftragt, muss ein Vertrag zur Auftragsverarbeitung abgeschlossen werden. Außerdem muss sich der Arzt davon überzeugen, dass der externe Dienstleister die Vorschriften des Datenschutzes einhält und entsprechende technische und organisatorische Maßnahmen durchführt. Die Firmen können das, indem sie dem Arzt ein Datenschutzsiegel oder eine Zertifizierung, zum Beispiel ISO/IEC 27001, vorlegen.

✎Wie war das noch? (zu den Kap. 1.3 und 1.4)

Fragen zu „Grundbegriffe der vertragsärztlichen Versorgung"

1. Erklären Sie an Beispielen folgende Grundbegriffe der vertragsärztlichen Versorgung:

Begriffe	Erklärungen	Beispiele
Approbation	→	
Promotion	→	
Zulassung	→	
Niedergelassener Arzt	→	
Vertragsarzt	→	
kurative Behandlung	→	
präventive Leistungen	→	
ambulante Behandlung	→	

Lernfeld
1

Seite
64

1.3/1.4   Grundbegriffe der vertragsärztlichen Versorgung/Ärztliche Pflichten – Wie war das noch?

Fragen zu „Grundbegriffe der vertragsärztlichen Versorgung" (Fortsetzung)

2. Erklären Sie die Begriffe:

Begriffe	Erklärungen
Krankheit	→ ....
Krankheitsfall (gemäß Bundesmantelvertrg)	Alle Leistungen → • .... • .... • ....
Behandlungsfall (in der gesetzlichen Krankenversicherung)	→ • .... • .... • .... • .... • ....
Behandlungsfall (bei Privatpatienten gemäß GOÄ)	→ • .... • .... • .... • .... • ....

3. Entscheiden Sie bei den folgenden Beispielen für die jeweils angegebenen Zeiträume, um wie viele Krankheits- bzw. Behandlungsfälle es sich handelt:

Beispiele		Krankheitsfall	Behandlungsfall
a.	AOK-Patient wird im Mai wegen eines grippalen Infektes von seinem Hausarzt behandelt.		
b.	IKK-Patient wird im April wegen einer Grippe und im Juni wegen einer Mittelohrentzündung behandelt.		
c.	Privatpatient wird von Jan. bis März an einem Pfeifferschen Drüsenfieber behandelt.		
d.	BKK-Patient wird von März bis April an einer Lungenentzündung behandelt.		
e.	LKK-Patient, in ständiger Behandlung als Diabetiker, erkrankt von Sept. bis Okt. an einer Darminfektion.		
f.	Privatpatient, in ständiger Behandlung wegen Hypertonie, erkrankt von Febr. bis März an einer Magenschleimhautentzündung.		
g.	BKK-Patient wird von seinem Hausarzt wegen einer Lungenentzündung von Mitte Juni bis Ende August behandelt. Im Juni und im August wird er zum Röntgen an einen anderen Arzt überwiesen.		

Fragen zu „Grundbegriffe der vertragsärztlichen Versorgung" (Fortsetzung)

4. Welche Möglichkeiten hat ein Arzt, nach der Approbation seinen Beruf auszuüben?

→ .... → ....

→ ....

5. Nennen Sie drei verschiedene, für einen Arzt mögliche Praxisformen, und erläutern Sie diese.

→ ....

  ....

    ....

    ....

→ ....

    ....

    ....

    ....

→ ....

  ....

    ....

    ....

6. Nennen Sie mindestens vier Möglichkeiten, wo ein Arzt als Angestellter seinen Beruf ausüben kann.

→ .... → ....

→ .... → ....

7. Erklären Sie an Beispielen die Begriffe:

Begriffe	Erklärungen	Beispiele
Arzneimittel	→	....
	....	....
	....	....
Heilmittel	→	....
	....	....
	....	....
Hilfsmittel	→	....
	....	....
	....	....

Lernfeld
1

Seite
66

1.3/1.4   Grundbegriffe der vertragsärztlichen Versorgung/Ärztliche Pflichten – Wie war das noch?

Fragen zu „Ärztliche Pflichten"

8. Nennen Sie mindestens acht Pflichten, die der Vertragsarzt im Rahmen seiner Praxistätigkeit zu beachten hat.

→ ....   → ....

→ ....   → ....

→ ....   → ....

→ ....   → ....

9. Unter welchen Voraussetzungen gelten Leistungen als persönlich erbracht, auch wenn diese von der MFA vorgenommen worden sind?

→ ....

→ ....

→ ....

10. Wem gegenüber ist der Arzt bzw. die MFA zur Verschwiegenheit verpflichtet?

→ ....

....

11. Wann endet die Schweigepflicht über die Daten eines Patienten?

→ ....

12. Der Arzt unterliegt einer Aufbewahrungspflicht für seine ärztlichen Aufzeichnungen.
Nennen Sie
a) die Aufbewahrungsfrist für allgemeine ärztliche Aufzeichnungen,

→ ....

b) fünf besondere Fristen mit je einem Beispiel.

→ ....

→ ....

→ ....

→ ....

→ ....

13. Nennen Sie acht Infektionskrankheiten, bei denen Meldepflicht nach Infektionsschutzgesetz besteht.

→ ....   → ....

→ ....   → ....

→ ....   → ....

→ ....   → ....

14. Durch welche Dokumente können Arztpraxen die Einhaltung des Datenschutzes nachweisen?

→ ....

→ ....

→ ....

→ ....

15. Welche Angaben müssen im Verzeichnis zu den einzelnen Verwaltungstätigkeiten personenbezogener Daten grundsätzlich gemacht werden?

→ ....

→ ....

→ ....

→ ....

→ ....

→ ....

→ ....

16. Nennen Sie 5 Maßnahmen des Datenschutzes.

→ ....

→ ....

→ ....

→ ....

→ ....

1.5   Fragen und Fälle zu Lernfeld 1

1. Zur Interessenwahrung durch die
Kassenärztlichen Vereinigungen gehören:

○ Bedarfsplanung
○ Berufspolitische Vertretung der Ärzte
○ Durchführung der ärztl. Versorgung
○ Genehmigung besonderer Tätigkeiten
○ Vertretung gegenüber Krankenkassen

2. Welche Infektionskrankheiten müssen gemäß
Infektionsschutzgesetz gemeldet werden?

○ Keuchhusten
○ Masern
○ Röteln
○ Tollwut
○ Windpocken

3. Zu den Trägern der gesetzlichen
Unfallversicherung gehören:

○ Barmer Ersatzkasse
○ Bundesversorgungsgesetz
○ Gemeindeunfallversicherungsverbände
○ Gewerbliche Berufsgenossenschaften
○ Kaufmännische Berufsgenossenschaften

4. Welche der folgenden Leistungen sind an die
MFA delegationsfähig?

○ Ausstellung eines Rezeptes
○ Beratung des Patienten
○ Blutdruckmessung
○ Blutentnahme
○ Injektionen

5. Welche der folgenden Leistungen gehören zur
Gruppe der präventiven Leistungen?

○ Darmoperation
○ Diabetikerberatung
○ Gesundheitsuntersuchung
○ Gipsverband des Zeigefingers
○ Injektion

6. Bei welchen Begriffen handelt es sich um
Facharztbezeichnungen?

○ Allergologie
○ Augenheilkunde
○ Flugmedizin
○ Kinder-Rheumatologie
○ Urologie

7. Welche Aufgaben hat die gesetzliche
Unfallversicherung?

○ Entschädigungen an Hinterbliebene
○ Erhaltung der Gesundheit
○ Erleichterung von Verletzungsfolgen
○ Verbesserung des Lebensstandards
○ Verhütung von Arbeitsunfällen

8. Welche der folgenden Beispiele gehören zur
Gruppe der Heilmittel?

○ Brille
○ Herzschrittmacher
○ Massage
○ Rollstuhl
○ Verbandmittel

9. Wie nennt man die ambulante Versorgung der
Versicherten in der gesetzlichen Krankenversicherung durch zugelassene Ärzte?
○ ärztliche Nebentätigkeit
○ freiberufliche Nebentätigkeit
○ kassenärztliche Tätigkeit
○ privatärztliche Tätigkeit
○ vertragsärztliche Tätigkeit

10. Zu den fünf Säulen der Sozialversicherung
gehören:

○ gesetzliche Hausratversicherung
○ gesetzliche Krankenversicherung
○ gesetzliche Lebensversicherung
○ gesetzliche Pflegeversicherung
○ gesetzliche Unfallversicherung

11. Zu den Freien ärztlichen Verbänden gehören:

○ Ärztekammern
○ Hamburger Bund
○ Hartmannbund
○ Marburger Bund
○ Verband der Augenärzte Deutschlands

12. Wie nennt man die Berechtigung, dass ein
niedergelassener Arzt vertragsärztliche
Tätigkeiten ausüben darf?
○ Approbation
○ Dissertation
○ Habilitation
○ Promotion
○ Zulassung

13. Zum Sicherstellungsauftrag der Kassenärztlichen Vereinigungen gehören:

○ Bedarfsplanung
○ Berufspolitische Vertretung
○ Durchführung der ärztl. Versorgung
○ Genehmigung besonderer Tätigkeiten
○ Zulassungswesen

14. Wer kann die ärztliche Schweigepflicht
aufheben?

○ Arbeitgeber
○ Behörden
○ Ehefrau des Patienten
○ Gerichte
○ Patient selbst

15. Über welchen Zeitraum erstreckt sich maximal
ein Krankheitsfall gemäß EBM?

○ 1 Kalendermonat
○ 1 Quartal
○ 2 Quartale
○ 3 Quartale
○ 4 Quartale

16. Wer trägt die Beiträge zur gesetzlichen
Unfallversicherung?

○ Arbeitgeber (AG) allein
○ Arbeitnehmer (AN) allein
○ AG und AN je zur Hälfte
○ Gewerkschaften
○ Staat

17. Welche der folgenden Leistungen gehören zur
kurativen Behandlung?

○ Darmoperation
○ Diabetikerberatung
○ Gesundheitsuntersuchung
○ Gipsverband des Zeigefingers
○ Injektion

18. In welchem Jahr wurde das erste Sozial-
versicherungsgesetz vom Deutschen Reichstag
erlassen?

○ 1794
○ 1877
○ 1881
○ 1883
○ 1891

19. Welche der folgenden Personen sind in der
gesetzlichen Unfallversicherung pflichtversichert?

○ Angestellter, mtl. Entgelt 1.250 EUR
○ Angestellter, mtl. Entgelt 4.000 EUR
○ Arzt mit privater Krankenversicherung
○ Beamter mit Beihilfeanspruch
○ Kindergartenkinder

20. Welche amtlichen Texte muss der Arzt als
Arbeitgeber zur Einsicht bereithalten?

○ Berufsbildungsgesetz
○ Mutterschutzgesetz
○ ggf. Röntgenverordnung
○ Tarifvertrag
○ Unfallverhütungsvorschriften der BG

21. Welche der folgenden Aufgaben sind von den Landesärztekammern wahrzunehmen?

○ Abschluss von bundesweit geltenden Verträgen
○ Führung des Arztregisters
○ Mitbestimmung bei der Ernennung des Bundesgesundheitsministers
○ Regelung der Weiterbildung durch Erlass der Weiterbildungsordnung
○ Überwachung der Ausbildung von Medizinischen Fachangestellten

22. Wie heißt das Gründungsdokument der
deutschen Sozialversicherung?

○ fürstliche Depesche
○ kaiserlicher Befehl
○ kaiserliche Botschaft
○ königliche Depesche
○ königlicher Erlass

23. In welchem Jahr verkündete Kaiser Wilhelm I
seine kaiserliche Botschaft?

○ 1654
○ 1720
○ 1865
○ 1881
○ 1927

24. Zu den Leistungen der gesetzlichen Unfallversicherung gehören:

- ○ Arbeitslosengeld II
- ○ Erwerbsunfähigkeitsrente
- ○ Heilbehandlung
- ○ Hinterbliebenenrente
- ○ Verhütung von Krankheiten

25. Welche der folgenden Leistungen gehören in den Bereich der ambulanten Behandlung?

- ○ Darmresektion
- ○ Diabetikerberatung
- ○ Gesundheitsuntersuchung
- ○ Salbenverband
- ○ Injektion

26. Welche Leistungen sind grundsätzlich nicht delegationsfähig?

- ○ Ausstellung eines Rezeptes
- ○ Beratung des Patienten
- ○ Blutdruckmessung
- ○ Blutentnahme
- ○ Injektionen

27. Wer gilt als Gründer der deutschen Sozialversicherung?

- ○ Adenauer
- ○ v. Bismarck
- ○ Ebert
- ○ Heuss
- ○ Hindenburg

28. Wie nennt man die staatliche Berechtigung eines Arztes zur Berufsausübung?

- ○ Approbation
- ○ Dissertation
- ○ Habilitation
- ○ Promotion
- ○ Zulassung

29. Zum Gewährleistungsauftrag der Kassenärztlichen Vereinigung gehören:

- ○ Bedarfsplanung
- ○ Durchführung der ärztl. Versorgung
- ○ Genehmigung besonderer Tätigkeiten
- ○ Vertretung gegenüber Krankenkassen
- ○ Zulassungswesen

30. Wem gegenüber besteht die Schweigepflicht von Arzt und MFA?

- ○ Arbeitgeber
- ○ Behörden
- ○ Ehefrau des Patienten
- ○ Ehemann der MFA
- ○ Gerichten

31. Innerhalb welcher Zeit müssen Infektionskrankheiten gem. Infektionsschutzgesetz gemeldet werden?

- ○ wenn der Patient noch in der Praxis ist
- ○ am gleichen Tag der Kenntnisnahme
- ○ innerhalb von 12 Stunden
- ○ innerhalb von 24 Stunden
- ○ innerhalb einer Woche

32. Welche der folgenden Aufgaben sind von der Kassenärztlichen Bundesvereinigung wahrzunehmen?

- ○ Abschluss von bundesweit geltenden Verträgen
- ○ Führung des Bundesarztregisters
- ○ Mitbestimmung bei der Ernennung des Bundesgesundheitsministers
- ○ Überwachung der Ausbildung von Medizinischen Fachangestellten
- ○ Unterstützung des öffentlichen Gesundheitswesens

33. Wie heißt das Gesetz, in dem die einzelnen Sozialgesetze seit 1975 zusammengefasst werden?

- ○ Bürgerliches Gesetzbuch (BGB)
- ○ Gesundheitsstrukturgesetz (GSG)
- ○ Handelsgesetzbuch (HGB)
- ○ Reichsversicherungsordnung (RVO)
- ○ Sozialgesetzbuch (SGB)

34. Wie viele Jahre beträgt die Aufbewahrungsfrist für allgemeine ärztliche Aufzeichnungen (z.B. Patientenkartei)?

- ○ 1 Jahr
- ○ 3 Jahre
- ○ 5 Jahre
- ○ 10 Jahre
- ○ 15 Jahre

© Verlag Europa-Lehrmittel

35. Wer ist in der Arztpraxis meldepflichtig?

○ Arzt
○ Auszubildende MFA
○ Ehepartner des Arztes
○ Medizinische Fachangestellte
○ Medizinisch-Technische Assistentin

36. Welche der folgenden Beispiele gehören zur Gruppe der Arzneimittel?

○ Brille
○ Zäpfchen
○ Massage
○ Rollstuhl
○ Verbandmittel

37. Welche der folgenden Beispiele gehören zur Gruppe der Hilfsmittel?

○ Brille
○ Herzschrittmacher
○ Massage
○ Rollstuhl
○ Verbandmittel

38. Eine Aufklärungspflicht gegenüber dem Patienten besteht

○ grundsätzlich
○ nur bei lebensbedrohender Erkrankung
○ nur wenn der Patient dies verlangt
○ nur über eine Operation
○ nur bei radioaktiven Bestrahlungen

39. Welche der folgenden Nennungen bezeichnen Aufgabenbereichen der Kassenärztlichen Vereinigungen?

○ Bewahrungsauftrag
○ Gewährleistungsauftrag
○ Liquiditätssicherungsauftrag
○ Patientenbeschaffungsauftrag
○ Sicherstellungsauftrag

40. Welche Infektionskrankheiten müssen gemäß Infektionsschutzgesetz gemeldet werden?

○ Keuchhusten
○ Masern
○ Pfeiffersches Drüsenfieber
○ Poliomyelitis
○ Scharlach

41. In welchem Jahr wurde die Reichsversicherungsordnung erlassen?

○ 1884
○ 1889
○ 1911
○ 1923
○ 1927

42. Wie viele Jahre beträgt die Aufbewahrungsfrist für Arbeitsunfähigkeitsbescheinigungen?

○ 1 Jahr
○ 3 Jahre
○ 5 Jahre
○ 10 Jahre
○ 15 Jahre

43. Welche der folgenden Leistungen gehören in den Bereich der stationären Behandlung?

○ Darmresektion
○ Diabetikerberatung
○ Gesundheitsuntersuchung
○ Salbenverband
○ Injektion

44. Wie viele Jahre beträgt die Aufbewahrungsfrist für die Durchschriften von Betäubungsmittelrezepte?

○ 3 Jahre
○ 10 Jahre
○ 15 Jahre
○ 20 Jahre
○ 30 Jahre

45. Als Wegeunfall im Sinne der gesetzlichen Unfallversicherung gilt ein Unfall des Arbeitnehmers

○ auf dem direkten Weg zur Arbeitsstätte
○ auf einem Umweg, um die Tochter aus der Kindertagesstätte abzuholen
○ auf einem Umweg, um Kinokarten für den gleichen Abend zu kaufen
○ auf einem Umweg, um noch dringend benötigte Lebensmittel einzukaufen
○ im Treppenhaus des Wohnhauses

46. Welche der folgenden Nennungen gehören zu den Aufgaben des Gemeinsamen Bundesausschusses?
- ○ Aufnahme neuer Leistungen in GKV
- ○ Festsetzung der Kassenbeiträge
- ○ Vorgaben zur Qualitätssicherung
- ○ Wahl des Bundesgesundheitsministers
- ○ Zulassung med. Versorgungszentren

47. Welchen Begriff verwendet man für einen Arzt, der nur Privatpatienten in eigener Praxis behandeln darf?
- ○ Amtsarzt
- ○ Kassenarzt
- ○ Privatarzt
- ○ Vertragsarzt
- ○ Werksarzt

48. Wie viele Jahre beträgt die Aufbewahrungsfrist bei strahlentherapeutischen Maßnahmen?

- ○ 3 Jahre
- ○ 10 Jahre
- ○ 15 Jahre
- ○ 20 Jahre
- ○ 30 Jahre

49. Der Arzt muss bzw. kann unter Abwägung der Umstände bestimmte Kenntnisse melden. Entscheiden Sie für die folgenden Fälle, wohin er die jeweilige Meldung geben muss.

Fälle	Gesund-heitsamt	Polizei	Standes-amt	stat. Bundesamt	stat. Landesamt	Unfallvers.-träger
a. Berufs-krankheiten						
b. Bevorstehende Straftaten						
c. Fehlbildungen bei Geburt						
d. Geburten						
e. HIV-Infektion						
f. Infektions-krankheiten						
g. Körperliche und geistige Behinderungen						
h. Schwanger-schaftsabbruch						
i. Sterbefälle						

50. Entscheiden Sie, ob es sich bei den folgenden Fällen um einen Arbeitsunfall, Wegeunfall bzw. um eine Berufskrankheit handelt?
Begründen Sie Ihre Entscheidung.

Fälle	Arbeitsunfall Ja	Nein	Begründung
a. Ein Schreiner kommt während seiner Arbeit mit der Hand in die Kreissäge und verliert einen Finger.	○	○	....
b. Ein Anstreicher fällt beim Renovieren seiner eigenen Wohnung von der Leiter und bricht sich das Bein.	○	○	....
c. Ein beamteter Lehrer rutscht im Schultreppenhaus aus und bricht sich den Arm.	○	○	....
d. Ein Maurer zieht sich während seiner Arbeit eine Grippe zu.	○	○	....
e. Einem Heizungsmonteur rutscht ein Heizkörper bei der Ausführung eines Auftrags aus der Hand und fällt auf seinen Fuß, ohne dass er sich verletzt.	○	○	....
f. Eine MFA stolpert in der Praxis über einen Besen, stürzt und erleidet eine Gehirnerschütterung.	○	○	....
g. Ein Tiefbauarbeiter, der regelmäßig mit Presslufthämmern arbeitet, leidet an Lärmschwerhörigkeit.	○	○	....
h. Ein Kind läuft auf dem ihm bekannten Weg zum Kindergarten auf die Straße und wird angefahren; es erleidet Brustquetschungen.	○	○	....
i. Vier Arbeiter fahren gemeinsam zu einer auswärtigen Baustelle; sie treffen sich an einem zentralen Parkplatz, der für keinen auf dem direkten Arbeitsweg liegt. Auf dem Weg zu diesem Parkplatz fällt ein Arbeiter hin und erleidet einen Oberschenkelhalsbruch.	○	○	....
j. Bei einem Autounfall wird ein Passant, der erste Hilfe leistet, selbst von einem Auto angefahren und erleidet mehrere Knochenbrüche.	○	○	....

Lernfeld 2   Patienten empfangen und begleiten

Das positive Erscheinungsbild einer Praxis wird wesentlich bestimmt durch das situationsgerechte und patientenorientierte Verhalten der Mitarbeiter.

Im technischen Ablauf des Patientenempfangs mit Erfassen der persönlichen Daten sollen die Interessen und Bedürfnisse der unterschiedlichen Patientengruppen beachtet, ihre Intimsphäre gewahrt und Konflikte vermieden werden. Die Sicherheit im Umgang mit den Instrumenten zur Datenerfassung, die Beachtung des Datenschutzes, die genaue Kenntnis des Formularwesens und die persönliche Führung des Patienten durch den Praxisablauf auch im Kontakt zu externen Organisationen und Einrichtungen der Krankenversorgung und der Rehabilitation helfen, ein langfristiges Vertrauensverhältnis zwischen Patient und Praxisteam aufzubauen.

Lernziel im Lehrplan

Die rechtlichen Beziehungen zwischen Arzt und Patient beruhen auf einem
➡ **Behandlungsvertrag.**

Grundlage dieses Vertrags ist der
➡ **Versichertennachweis,**
aus dem auch die
➡ **Versichertengruppe**
des Patienten hervorgeht.

Die Versichertenkarte zeigt dem Arzt auch an, welcher
➡ **Kostenträger**
für die Behandlungskosten aufkommt.

Mit Hilfe der Versichertenkarte wird auch das Personalienfeld der in der vertragsärztlichen Versorgung vereinbarten
➡ **Formulare**
ausgefüllt.

Inhaltsverzeichnis

Lernziel im Lehrplan

In Abhängigkeit vom Kostenträger
sind die
➡ **Gebührenordnungen**
Grundlage der ärztlichen
Abrechnung;

für Kassenpatienten ist der
➡ **EBM**
anzuwenden,

bei Privatpatienten die
➡ **GOÄ**

LF 2   Patienten empfangen und begleiten

▶ Lernsituation:

Nachdem sich Frau Birgit Biene in der Praxis eingelebt hat, wird sie von Herrn Dr. Gütlich und seinem Praxisteam in die vertrauensvolle Aufgabe des Patientenempfangs eingeführt. Da Dr. Gütlich hohen Wert legt auf einen sehr persönlichen und diskreten Umgang mit den Patienten und ihren Problemen, weist er Frau Biene an, bestimmte Verhaltensregeln einzuhalten und erinnert sie eindringlich an die sorgfältige Beachtung von Datenschutz und Schweigepflicht.

Frau Biene erlebt, dass neue Patienten meistens eine Gesundheitskarte als Behandlungsausweis vorlegen, deren Daten sie in den Praxiscomputer einlesen muss. Dr. Gütlich erklärt ihr dazu, dass es sich dabei meistens um Versicherte der gesetzlichen Krankenkassen handelt und sie damit in seinem Auftrag einen Behandlungsvertrag mit dem Patienten abgeschlossen hat, in dessen Erfüllung auch die gesetzlichen Krankenkassen und die Kassenärztliche Vereinigung eingebunden sind. Bei Patienten, die keine Gesundheitskarte vorlegen, handelt es sich häufig um Privatpatienten. Als ein Polizeibeamter sich zur Behandlung in der Praxis einfindet, erklärt ihr eine erfahrene Mitarbeiterin, dass es Patientengruppen gibt, deren Behandlung zu Lasten verschiedener „sonstiger Kostenträger" erfolgt.

Um Frau Biene die Verantwortung am Patientenempfang, insbesondere bei der genauen Erfassung der Patientendaten bewusst zu machen, erklärt ihr die Kollegin, dass von der Erfassung des richtigen Kostenträgers nachher auch die ärztliche Leistungsabrechnung und die Anwendung der richtigen Gebührenordnung abhängig ist.

Frau Biene lernt an ihrem Arbeitsplatz auch die verschiedenen in der vertragsärztlichen Versorgung geltenden Formulare kennen und nutzt beim Formularausdruck die organisatorischen Erleichterungen durch das Einlesen der Patientendaten von der Versichertenkarte in den Praxiscomputer.

2.1   Rechtsbeziehungen im Vertragsarztrecht

Die Rechtsbeziehungen im Rahmen der vertragsärztlichen Versorgung zwischen

- Arzt   und   KV
- KV   und   Krankenkassen bzw. deren Landesverbänden
- Krankenkasse   und   Patient / Mitglied

beruhen auf dem Sozialgesetzbuch 5. Buch (SGB V) und werden deshalb als öffentlich-rechtliche Rechtsbeziehungen bezeichnet.

Diese Rechtsbeziehungen lassen sich graphisch in einem **Beziehungsfünfeck** darstellen:

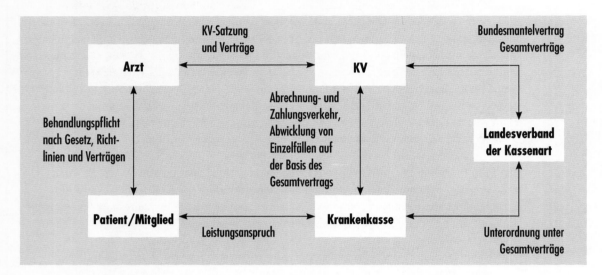

Im Folgenden werden zwei Rechtsbeziehungen besonders erläutert:

Arzt	⇔	**Patient**
KV	⇔	**Krankenkassenverbände**

Die Rechtsgrundlage für die Beziehungen zwischen **Arzt und Patient** ist wie für alle Bürger, die miteinander einen Vertrag schließen, zunächst das Bürgerliche Gesetzbuch (BGB). Nach dem BGB schließen Arzt und Patient einen privat-rechtlichen Dienstvertrag, der nach § 611 BGB den

Arzt	zur Leistung von *Diensten*
Patienten	zur Zahlung der *vereinbarten Vergütung*

verpflichtet.

Dieser Dienstvertrag, der häufig auch Behandlungsvertrag genannt wird, kommt durch schlüssiges (= konkludentes) Handeln zustande; schriftlich wird er fast nie abgeschlossen. Eine Ausnahme bildet bei Privatpatienten eine mögliche schriftliche Abdingungserklärung gemäß GOÄ (Gebührenordnung für Ärzte), die vor Beginn der Behandlung unterschrieben werden muss oder die schriftliche Vereinbarung mit einem Versicherten der gesetzlichen Krankenkassen, dass dieser als Privatpatient behandelt werden möchte.

Der Antrag des Patienten auf Abschluss eines Behandlungsvertrags kann bestehen

- in einem telefonisch vorgetragenen Terminwunsch,
- in einem Besuch der Sprechstunde.

Die Annahme des Arztes ist gegeben, wenn

- er die Behandlung beginnt,
- die MFA die Versichertenkarte einliest,
- die MFA einen Behandlungstermin vergibt.

Mitglieder der gesetzlichen Krankenversicherung belegen ihren Anspruch auf eine vertragsärztliche Behandlung durch Vorlage der Gesundheitskarte oder eines Überweisungsscheins.

Grundsätzlich unterliegt der Arzt keiner erzwingbaren Behandlungspflicht, sieht man von Fällen der Hilfeleistungspflicht in Notfällen ab. Der Vertragsarzt kann aber nur dann die Behandlung neuer Patienten ablehnen, wenn er darlegen kann, dass er wegen der Zahl der bereits bei ihm in Behandlung befindlichen Patienten die geforderte Sorgfalt nicht mehr garantieren kann.

Der Arzt erfüllt seine vertraglichen Verpflichtungen durch eine dem aktuellen Stand der Wissenschaft entsprechende Behandlung, ohne für einen Erfolg einstehen zu müssen.

Der Patient erfüllt seine Pflichten, indem er den Arzt für seine Dienste bezahlt. Privatpatienten erhalten eine zu begleichende Liquidation. Kassenpatienten müssen dem Arzt ihre Gesundheitskarte als Behandlungsausweis vorlegen. Außerdem ist der Kassenpatient verpflichtet, die Anweisungen des Arztes zu befolgen.

Beide Vertragspartner sind verpflichtet, vereinbarte Termine einzuhalten. Werden diese nicht eingehalten, so kann der Arzt im Rahmen von Schadenersatzansprüchen beispielsweise bei einem versäumten OP-Termin Kosten für Leerlaufzeiten in der Praxis dem Patienten in Rechnung stellen, umgekehrt kann der Patient auch Ersatz für entgangenen Lohn verlangen.

▶ **Rechtsgrundlage** für die Arbeit des Vertragsarztes bilden Verträge, die zwischen

- der Kassenärztlichen Bundesvereinigung und dem Spitzenverband Bund der gesetzlichen Krankenkassen

oder zwischen

- den Kassenärztlichen Vereinigungen und Krankenkassenverbänden

abgeschlossen werden. Dabei handelt es sich um ein öffentlich-rechtliches Vertragssystem auf der Grundlage gesetzlicher Rahmenbestimmungen. Die Verträge werden auf Bundesebene und auf Landesebene geschlossen.

In diesem Vertragssystem werden insgesamt geregelt:

- **die Rechte und Pflichten der Vertragsärzte** bei der Versorgung der Versicherten der gesetzlichen Krankenkassen;

- **die Rechte und Pflichten der Versicherten** bei der Inanspruchnahme ärztlicher Behandlung durch Vertragsärzte;

- **die Rechtsbeziehungen** zwischen den Verbänden der Krankenkassen und ihren Mitgliedern (den Krankenkassen) sowie den Kassenärztlichen Vereinigungen auf Bundesebene und auf Landesebene bei der Abrechnung und Vergütung ärztlicher Leistungen.

Folgende Verträge sind für die Organisation und Durchführung der vertragsärztlichen Versorgung von besonderer Bedeutung:

- **Bundesmantelvertrag**   abgeschlossen auf Bundesebene
- **Gesamtverträge**   abgeschlossen auf Landesebene

Den **Bundesmantelvertrag** schließt die Kassenärztliche Bundesvereinigung ab mit dem Spitzenverband Bund der gesetzlichen Krankenkassen für die Versicherten der Orts-, Betriebs-, Innungs- und Landwirtschaftlichen Krankenkassen sowie der Knappschaft und für die Versicherten der Ersatzkassen.

Wesentliche Bestandteile des Bundesmantelvertrags durch rechtliche Vorschrift sind auch:

- der Einheitliche Bewertungsmaßstab für ärztliche Leistungen (EBM),
- die Richtlinien des Gemeinsamen Bundesausschusses.

Der Bundesmantelvertrag gilt aufgrund gesetzlicher Bestimmung auch unmittelbar auf der Landesebene und bestimmt so den allgemeinen Inhalt der Gesamtverträge. Alle Regelungen, die Bestandteil des Bundesmantelvertrags sind, können in den Gesamtverträgen nicht ergänzt oder geändert werden. Andererseits kann in den Bundesmantelvertrag keine Regelungen aufgenommen werden, die das Gesetz ausdrücklich den Partnern der Gesamtverträge zuweist.

▶ **Inhalte des Bundesmantelvertrags** sind:

1. Regelungs- und Geltungsbereich
2. Vertragsärztliche Versorgung: Inhalt und Umfang
3. Teilnahme an der vertragsärztlichen Versorgung
4. Hausärztliche und fachärztliche Versorgung
5. Qualität der ärztlichen Versorgung
6. Allgemeine Grundsätze der vertragsärztlichen Versorgung
7. Inanspruchnahme vertragsärztlicher Leistungen durch den Versicherten
8. Vertragsärztliche Leistungen (Überweisungen, Verordnungen, Bescheinigungen)
9. Vordrucke, Bescheinigungen und Auskünfte, Vertragsarztstempel
10. Belegärztliche Versorgung
11. Abrechnung vertragsärztlicher Leistungen
12. Prüfung der Abrechnung und Wirtschaftlichkeit, Sonstiger Schaden
13. Allgemeine Regeln zur vertragsärztlichen Gesamtvergütung und ihren Abrechnungsgrundlagen
14. Besondere Rechte und Pflichten des Vertragsarztes, der Kassenärztlichen Vereinigung und der Krankenkassen
15. Medizinischer Dienstag
16. Inkrafttreten, Kündigung

▶ Bestandteil des Bundesmantelvertrags sind auch **besondere Vereinbarungen**, die als Anlagen zu dem Bundesmantelvertrag getroffen worden sind.

- Psychotherapievereinbarung,
- Vordruckvereinbarung, Blankoformularbedruckung, digitale Vordrucke
- Maßnahmen zur Qualitätssicherung,
- Vereinbarung zur Krankenversichertenkarte bzw. zur elektronischen Gesundheitskarte,
- Vertrag über die hausärztliche Versorgung,
- Vertrag über den Datenaustausch,
- Onkologie-Vereinbarung,
- Delegations-Vereinbarung,
- Versorgung chronisch niereninsuffizienter Patienten, Versorgung durch Mammographie-Screening,
- Sozialpsychiatrie-Vereinbarung,
- Vereinbarung zur Einführung des Wohnortprinzips (BKK und IKK),
- Vereinbarung zur bundesweiten Anerkennung von regionalen Sondervertragsregelungen,

- Vereinbarung zur Finanzierung des G-BA und des IQWiG,
- Vereinbarung zur Europäischen Krankenversichertenkarte,
- Vereinbarung zur Umsetzung des Wohnortprinzips,
- Verfahrensordnung zur Beurteilung innovativer Laborleistungen,
- Anforderungskatalog für Verordnungssoftware/Arzneimitteldatenbanken,
- Vereinbarung über die Delegation ärztlicher Leistungen an nichtärztliches Personal,
- Vertrag über kurärztliche Behandlung,
- Versorgung in Pflegeheimen,
- Vereinbarung über die Einrichtung von Terminservicestellen,
- Anforderung an Heilmittelverordnungssoftware,
- Vereinbarung Palliativversorgung,
- Telemedizinische Leistungen, Vereinbarung Telekonsil, Videosprechstunde,
- Telematikinfrastruktur.

▶ **Gesamtverträge** schließen die Kassenärztlichen Vereinigungen ab.

Der Begriff „Gesamtvertrag" entstammt der Vertragsordnung von 1931. Damit wurde die Kassenärztliche Selbstverwaltung durch Zusammenschluss aller Kassenärzte in Kassenärztlichen Vereinigungen anerkannt und die Möglichkeit eröffnet, die bis dahin mit den Kassen zu schließenden und den Kassenarzt häufig benachteiligenden Einzeldienstverträge durch einen Kollektivvertrag (= Gesamtvertrag) abzulösen.

Bis heute regeln die Gesamtverträge im Wesentlichen die Bedingungen für die Vergütung der vertragsärztlichen Leistungen (Gesamtvergütung) und deren Abrechnung.

Der Abschluss der Gesamtverträge erfolgt auf Landesebene zwischen der Kassenärztlichen Vereinigung und den Landesverbänden der Krankenkassen sowie dem Verband der Ersatzkassen. Der Verband der Ersatzkassen hat zu diesem Zweck mit Abschlussvollmacht versehene Bevollmächtigte auf Landesebene zu bestellen, da er ansonsten bundesweit organisiert ist.

2.2   Elektronische Gesundheitskarte

Seit dem 1. Januar 2015 ist die Gesundheitskarte Pflicht. Inzwischen ist eine 2. Generation von Gesundheitskarten auf dem Markt (G2). Alte Krankenversichertenkarten und Gesundheitskarten der ersten
Generation (G1) sind nicht mehr gültig.

> Die **elektronische Gesundheitskarte** (vgl. auch Kapitel 2.3 Kostenträger), die mit einem Speicherchip
> ausgestattet ist, gilt in der gesamten Bundesrepublik Deutschland als **Behandlungsausweis.**

Folgende **Personengruppen** erhalten eine Gesundheitskarte:

■ **Jeder Versicherte** der gesetzlichen Krankenkassen, der

● AOK'en	● BKK'en	● Knappschaft
● LKK'en	● IKK'en	● Ersatzkassen

gleichgültig, ob als beitragszahlendes Mitglied oder als beitragsfreier Familienangehöriger, erhält
von seiner Krankenkasse eine eigene Gesundheitskarte.

■ **Besondere Personengruppen**, deren Krankheitskosten nach besonderen rechtlichen Vorschriften von anderen Leistungsträgern übernommen werden:

Personenkreis (siehe Kapitel 2.3.2 Sonstige Kostenträger)	**Zusatz zum Kassennamen**
BVG – Schädigungsfolgen und sonstige Leiden	„/BVG"
BVG – Familienangehörige	„/BVG"
BVG – Schädigungsfolgen und sonstige Leiden sowie für Angehörige – befristet	„/BVG"
BVG – Hinterbliebene	„/BVG"
BVG – Pflegepersonen	„/BVG"
BEG – Verfolgte sowie deren Angehörige	„/BVG"
SVA Wohnsitz – Inland – n. Aufwand	„/SVA"
SVA dt.-niederl. Grenzgänger	„/SVA"
SVA Wohnsitz – Inland – Pauschal	„/SVA"
SGB XII – Sozialhilfeempfänger	—

Die Gesundheitskarte soll verschiedene **Aufgaben** erfüllen:

Ausweisfunktion	● **Nachweis der Berechtigung** zur Inanspruchnahme von Leistungen im Rahmen der vertragsärztlichen Versorgung.
Datenübertragungsfunktion	● **Maschinelle Übertragung** festgelegter Versicherungsdaten auf Abrechnungsunterlagen und Vordrucke durch Computer, Lesegeräte und Drucker.
Wirtschaftliche Verwaltung	● **Maschinenlesbarkeit** für Formulare ● **maschinelle Bearbeitung** für Formulare.

Die Gesundheitskarte enthält ähnlich wie eine Telefonkarte einen computerlesbaren Speicherchip. Das unten abgebildete Muster einer Gesundheitskarte zeigt diesen Speicherchip und die übrigen Angaben zu Krankenkasse und Versichertem. Der Gesetzgeber hat im Interesse des Datenschutzes genau vorgeschrieben, welche Daten der Speicherchip enthalten darf und welche dieser Daten auf der Karte offen lesbar sein dürfen.

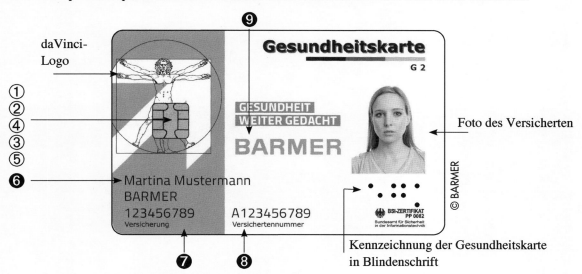

Nr.	Daten der Gesundheitskarte (vorne)
①	vollständige Anschrift des Versicherten
②	Geburtsdatum des Versicherten
③	2-stellige WOP-Nummer
④	Versichertenstatus
⑤	Ende der Gültigkeit der Gesundheitskarte
❻	vollständiger Name des Versicherten und Name der Krankenkasse
❼	Institutionskennzeichen (IK) der Krankenkasse
❽	lebenslange Versichertennummer
❾	Logo der Krankenkasse

① – ⑤ = im Chip enthaltene, auf der Vorderseite der Karte nicht lesbare Daten

❻ – ❾ = im Chip enthaltene, auf der Karte lesbare Daten

Alle Daten sind auf dem Speicherchip enthalten und können in der Arztpraxis mittels eines Lesegerätes gelesen und mittels eines Druckers auf Formulare übertragen werden. Aus Datenschutzgründen können Eintragungen und Änderungen der Karten nur von den Krankenkassen vorgenommen werden.

> **Gültigkeit** erlangt die Gesundheitskarte durch die **Unterschrift des Versicherten** auf der Rückseite; bei Versicherten unter 15 Jahren unterschreibt deren gesetzlicher Vertreter.

Die Grundfarbe der Gesundheitskarte ist weiß; das äußere Erkennungszeichen ist ein einheitliches Logo. Dieses Logo besteht aus einer Darstellung des Menschen im goldenen Schnitt nach einer Zeichnung von Leonardo da Vinci.

Diese Gesundheitskarte ist mit einem **Foto des Versicherten** versehen, wodurch ein Kartenmissbrauch verhindert werden soll. Nur Kinder unter 15 Jahren sowie Versicherte, deren Mitwirkung bei der Erstellung eines Fotos nicht möglich ist, erhalten eine Karte ohne Lichtbild. Somit sind auch Gesundheitskarten ohne Lichtbild grundsätzlich gültig! Der Versichertenstatus ist auf der Gesundheitskarte nicht mehr lesbar, im Speicherchip weiterhin enthalten. In Zukunft soll es möglich werden, weitere Daten, z.B. Diagnosen oder Allergien, im Chip zu speichern. Dazu wird die Karte mit einem PIN-Code versehen. Weiterhin soll es möglich werden, einen Medikationsplan oder Verordnungen elektronisch im Chip zu speichern. Der Patient braucht dann beispielsweise in der Apotheke nur noch seine Karte vorlegen und erhält die verordneten Medikamente. Aufgrund des Terminservice- und Versorgungsgesetzes (TSVG) von 2019 sind die Krankenkassen verpflichtet, ab 2021 den Versicherten eine **elektronische Patientenakte** bereitzustellen.

© Verlag Europa-Lehrmittel

Der Versicherte ist grundsätzlich verpflichtet, bei jedem Arztbesuch seine Gesundheitskarte vorzulegen.
In der Arztpraxis ist mittels eines Lesegerätes der gesamte Karteninhalt sichtbar und wird mittels eines
entsprechenden Druckers in maschinenlesbarer Schrift in die zu beschriftenden Vordrucke übertragen.

Das folgende Bild zeigt, wie der Druck im **normierten Personalienfeld** der Vordrucke aussieht:

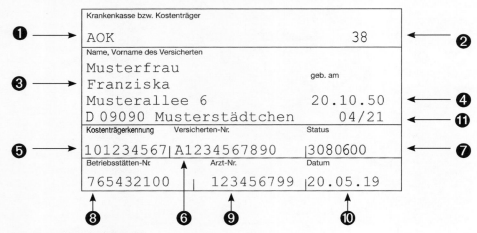

❶ Name der Krankenkasse und Kostenträgerkürzel,
ggfs. Zusatz (.../BVG oder .../SVA) hinter dem ausgeschriebenen Kassennamen

❷ WOP-Kennzeichen (WOP = Wohnortprinzip), dient der Zuordnung zum KV-Bereich des Versicherten

❸ Name, Vorname, Anschrift des Versicherten einschließlich Länderkennzeichen,
z.B. „D" für Deutschland

❹ Geburtsdatum des Versicherten

❺ neunstellige Institutionskennzeichen (IK) der Krankenkasse

❻ zehnstellige lebenslange Versichertennummer. Diese Nummer behält der Patient auch bei einem
Versicherungswechsel.

❼ siebenstelliger Versichertenstatus:

1. Stelle: Versichertenart
1 = Mitglied 3 = Familienangehöriger 5 = Rentner

3. Stelle: Besondere Personengruppen
4 = BSHG (Bundessozialhilfegesetz) § 264 SGB V
6 = BVG (Gesetz über die Versorgung der Opfer des Krieges)
7 = SVA-Kennzeichnung für zwischenstaatliches Krankenversicherungsrecht,
Personen mit Wohnsitz im Inland (Abrechnung nach Aufwand)
8 = SVA-Kennzeichnung (Abrechnung pauschal)

5. Stelle: Kennzeichen für Teilnehmer an einem DMP
1 = Diabetes mellitus Typ 2	4 = Diabetes mellitus Typ 1
2 = Brustkrebs	5 = Asthma bronchiale
3 = Koronare Herzkrankheit	6 = COPD

7. Stelle: Sonstige Kennzeichnungen
1 = Behandlung im Rahmen der ambulanten spezialärztlichen Versorgung
(ASV-Fall)
4 = Entlassmanagement-Fall
7 = Terminservicestellen-Fall (TSS-Fall)

Hinweis: Die 2., 4. und 6. Stelle weisen grundsätzlich eine 0 aus. Liegen bei dem Versicherten neben der
Versichertenart (1. Stelle) keine weiteren Statusangaben vor, werden die Folgestellen hinter der 1, 3 oder 5
an der 1. Stelle durchweg mit 0 bedruckt, z.B. 1000000

❽ neunstellige Betriebsstättennummer des aufgesuchten Arztes

❾ neunstellige Arzt-Nr. des aufgesuchten Arztes

❿ Datum des Ausdrucks (Tagesdatum)

⓫ Gültigkeitsende der Gesundheitskarte

Der Ausdruck der Betriebsstätten-Nr., Vertragsarzt-Nummer und des Tagesdatums wird nicht durch die Gesundheitskarte bewirkt, sondern automatisch durch den Drucker der Arztpraxis oder den Praxiscomputer hinzugefügt.

Wenn aber nun

- der Arzt beim Hausbesuch kein mobiles Lesegerät zur Verfügung hat,
oder
- Lesegerät und/oder Drucker nicht funktionieren?

dann   **Ersatzverfahren:**

alle Formulare müssen mit der Hand ausgefüllt werden,
einzutragen sind:

- Name der Krankenkasse,
- Name des Versicherten,
- Geburtsdatum des Versicherten,
- Versichertenstatus,
- Krankenversicherten-Nummer (wenn bekannt),
- Krankenkassen-Nummer (wenn bekannt).

Hat der Patient seine Gesundheitskarte vergessen wird das Ersatzverfahren nicht angewendet. Reicht der Patient die Gesundheitskarte nicht innerhalb von 10 Tagen ein, ist der Arzt berechtigt, ihn privatärztlich abzurechnen. Allerdings muss der Arzt das privatärztliche Verfahren rückgängig machen, wenn der Patient die Karte bis zum Ende des Quartals vorzeigt.

▶ **Hinweis:**

Wenn **kein Behandlungsausweis** (Gesundheitskarte oder Überweisungsschein) vorliegt, kann sich der Vertragsarzt vor Regressen wegen falscher Kostenträgerbezeichnung schützen, indem er Arznei-, Verband-, Heil- und Hilfsmittel

- auf einem **Kassenrezept ohne Angabe der Kassenzugehörigkeit** aber mit dem **Zusatz „ohne Versicherungsnachweis"**

oder

- auf einem **Privatrezept** ebenfalls mit dem **Zusatz „ohne Versicherungsnachweis"**

verordnet.

▶ **Achtung:**

Sollten **vom Patienten falsche Angaben** gemacht worden sein – es besteht z.B. keine Mitgliedschaft bei der angegebenen Kasse – kann der **Vertragsarzt in Regress** genommen werden durch:

- **Rückforderung des gezahlten Honorars,**
- **Rückforderung der Kosten für Verordnungen,**
z.B. für Arzneimittel, Heilmittel, Hilfsmittel, Krankenhausbehandlung;
- **Rückforderung der Kosten für veranlasste Leistungen,**
z.B. Röntgenleistungen, Laborleistungen auf Überweisung.

Allerdings haftet die Krankenkasse, wenn der Versicherte eine falsche Gesundheitskarte oder einen zu Unrecht ausgestellten anderen Behandlungsausweis vorgelegt hat, es sei denn, der Arzt hätte einen offensichtlichen Missbrauch erkennen können.

Ausländer, die sich vorübergehend in Deutschland aufhalten und der ärztlichen Behandlung bedürfen, legen die **Europäische Krankenversicherungskarte** (EHIC = European Health Insurance Card) vor.

2.3   Kostenträger

Innerhalb des Systems der vertragsärztlichen Versorgung werden **zwei große Gruppen von Kostenträgern** unterschieden:

> **Gesetzliche Krankenkassen**
>
> **Sonstige Kostenträger**

Die Abrechnung von Leistungen unterscheidet sich zwischen diesen beiden Gruppen erheblich.

2.3.1   Gesetzliche Krankenkassen

Träger der gesetzlichen Krankenversicherung sind die gesetzlichen Krankenkassen; dazu gehören die

■ **Primärkassen**   und   ■ **Ersatzkassen**

Die gesetzlichen Krankenkassen werden im Rahmen der gesetzlichen Krankenversicherung bei allen Aufgaben, die nicht dem Wettbewerb unterliegen, vertreten durch den **Spitzenverband Bund der Krankenkassen.**

Zu diesen Aufgaben gehören insbesondere:

- Abschluss des Bundesmantelvertrags mit der Kassenärztlichen Bundesvereinigung,
- Vertretung der Interessen der gesetzlichen Krankenkassen im Gemeinsamen Bundesausschuss,
- Festsetzung von Fest- bzw. Höchstbeträgen für Arzneimittel und Hilfsmittel,
- Führen des Hilfsmittelverzeichnisses,
- Mitwirkung bei der Entwicklung der Telematik im Gesundheitswesen.

Primärkassen

Zu den Primärkassen zählen die gesetzlichen Krankenkassen, die für die Versicherten wegen deren regionaler, berufsständischer oder branchenspezifischer Zugehörigkeit in erster Linie (primär) zuständig sind.

> Die Verwendung von **Abkürzungen** bei der Bezeichnung der Krankenkasse ist **nur in einer bestimmten genehmigten Form** zulässig. Dem Namen für die Kassenart ist wegen der Zuständigkeitsregelung meistens eine Regional- oder Betriebsbezeichnung anzufügen.

Im folgenden Schema werden die Primärkassen mit der Abkürzung für die Kassenart und ihrer urspünglichen Zuständigkeit dargestellt:

Kassenart	Abkürzung	Zuständigkeit
Allgemeine Ortskrankenkasse	AOK	Personen, die im Bereich der jeweiligen AOK ihren Wohnsitz haben.
Landwirtschaftliche Krankenkasse	LKK	Personen, die in Landwirtschaft oder Gartenbau tätig sind.

Kassenart	Abkürzung	Zuständigkeit
Innungskrankenkasse	IKK	Personen, die in Handwerksbetrieben tätig sind, die einer Innung zugehören; z. B. Elektro- oder Bauinnung
Betriebskrankenkasse	BKK	Personen, die in einem Betrieb beschäftigt sind, der eine eigene Krankenkasse eingerichtet hat.
Bundesknappschaft	Knappschaft	Personen, die im Bergbau beschäftigt sind.

Ersatzkassen

Die Versicherten erlangen die Mitgliedschaft durch Ausübung eines Wahlrechts und stellen einen Antrag auf Mitgliedschaft.

Da die Ersatzkassen **bundesweite Zuständigkeit** besitzen, weist die **Abkürzung** des Kassennamens alleine schon eindeutig auf die jeweilige Ersatzkasse hin.

Alle Ersatzkassen haben sich zu einem Verband zusammengeschlossen, dem **„Verband der Ersatzkassen e.V. (vdek)".**

Zu den Ersatzkassen gehören:

- die Barmer Ersatzkasse (Barmer),
- die Techniker Krankenkasse (TK),
- die Hanseatische Krankenkasse (HEK),
- die Deutsche Angestellten-Krankenkasse (DAK),
- die Kaufmännische Krankenkasse (KKH),
- die Handelskrankenkasse (hkk).

Für die meisten Versicherungspflichtigen der gesetzlichen Krankenversicherung besteht **Kassenwahlfreiheit.** Sie können zu einer beliebigen Primär- oder Ersatzkasse wechseln, die für alle Versicherten geöffnet ist.

Wahlrechtsbeschränkung für Landwirtschaftliche Krankenkasse bleibt bestehen; ebenso für Betriebs- und Innungskrankenkassen, die keine Öffnungsklausel in ihre Satzung aufnehmen.

Die Kündigung eines bestehenden Versicherungsverhältnisses ist zum Ende des übernächsten auf die Kündigung folgenden Kalendermonats (z. B. Kündigung am 7. März → Wirksamkeit zum 31. Mai) möglich. Für das neue Versicherungsverhältnis gilt eine Bindungsfrist von mindestens 18 Monaten.

Fordert die Krankenkasse einen Zusatzbeitrag, kann die Mitgliedschaft ausnahmsweise bis zum Ende des auf die Erhebung des Zusatzbeitrags folgenden Kalendermonats gekündigt werden.

Neben der Notwendigkeit, den Versicherten eindeutig identifizieren zu können, ist es im Rahmen der vertragsärztlichen Versorgung und deren Abrechnung erforderlich, auch den **Kostenträger** mit einer Nummer zu kennzeichnen. Hierzu enthält die Gesundheitskarte

- ein neunstelliges **Institutionskennzeichen** (IK) und
- eine zweistellige **WOP-Kennzeichnung** (WOP=Wohnortprinzip).

▶ **Das Institutionskennzeichen** (IK) wird nach einheitlichem Aufbau für das gesamte Bundesgebiet von einer zentralen Vergabestelle ausgegeben. Es dient dem Zahlungsverkehr der Sozialleistungsträger untereinander und mit anderen Kostenträgern.

▶ **Die zweistellige WOP-Kennzeichnung** dient der Zuordnung des Versicherten zu einem KV-Bereich.

Wert	Beschreibung
01	Schleswig-Holstein
02	Hamburg
03	Bremen
17	Niedersachsen
20	Westfalen-Lippe
38	Nordrhein
46	Hessen
47	Koblenz
48	Rheinhessen
49	Pfalz
50	Trier
55	Nordbaden

Wert	Beschreibung
60	Südbaden
61	Nordwürttemberg
62	Südwürttemberg
71	Bayern
72	Berlin
73	Saarland
78	Mecklenburg-Vorpommern
83	Brandenburg
88	Sachsen-Anhalt
93	Thüringen
98	Sachsen

2.3.2   Sonstige Kostenträger

Neben dem Anspruch auf Leistungen im Krankheitsfall oder im Verletzungsfall gegen eine gesetzliche Krankenkasse gibt es für bestimmte Personengruppen Ansprüche auf Leistungen aufgrund **anderer Rechtsgrundlagen.**

Diese Leistungen werden gewährt von den sogenannten **„Sonstigen Kostenträgern".**

Folgende Rechtsgrundlagen werden unterschieden:

- **Besondere gesetzliche Vorschriften**

- **Freie Heilfürsorge**

- **Vertragliche Vereinbarungen mit Post und Bahn**

Besondere gesetzliche Vorschriften

Zu diesen besonderen gesetzlichen Vorschriften gehören das
- **Sozialgesetzbuch, 12. Buch (SGB XII),**
- **Bundesversorgungsgesetz (BVG) und Bundesvertriebenengesetz (BVFG),**
- **Bundesentschädigungsgesetz (BEG),**
- **Jugendarbeitsschutzgesetz (JArbSchG),**
- **Über- und Zwischenstaatliche Sozialversicherungsabkommen.**

> Inzwischen wurden die meisten Anspruchsberechtigten der sonstigen Kostenträger ebenfalls mit der Gesundheitskarte ausgestattet. Die Behandlungsausweise, welche für die übrigen Anspruchsberechtigten ausgegeben werden, entsprechen in Inhalt und Aufbau nicht immer den vereinbarten Vordrucken in der vertragsärztlichen Versorgung. Der jeweils geltende Behandlungsausweis wird vom Patienten selbst vorgelegt.

Sozialgesetzbuch, 12. Buch (SGB XII)

▶ **Anspruchsberechtigte** auf der Rechtsgrundlage des SGB XII sind die Sozialhilfeempfänger.

▶ **Die Leistungen,** die Sozialhilfeempfänger erhalten, umfassen alle Pflichtleistungen, wie sie auch den Versicherten der gesetzlichen Krankenversicherung gewährt werden. Zu den Leistungen der Sozialhilfeträger gehören nach SGB XII:

5. Kapitel	**Hilfen zur Gesundheit**
	• Vorbeugende Gesundheitshilfe
	• Hilfe bei Krankheit
	• Hilfe zur Familienplanung
	• Hilfe bei Schwangerschaft und Mutterschaft
	• Hilfe bei Sterilisation
6. Kapitel	**Eingliederungshilfen für behinderte Menschen**
7. Kapitel	**Hilfe zur Pflege**

▶ **Als Behandlungsausweis** legen Sozialhilfeempfänger – von Ausnahmen abgesehen – die Gesundheitskarte vor.

In Ausnahmefällen legen Sozialhilfeempfänger einen vom Sozialamt ausgestellten Kranken-Behandlungsschein vor.

▶ Es gelten die **Vordrucke** der vertragsärztlichen Versorgung (z. B. Arzneiverordnungsblatt – Muster 16 oder Überweisungsschein – Muster 6). Im Statusfeld erscheint an der 3. Stelle die Ziffer „4".

▶ Die **Abrechnung** der ärztlichen Leistungen erfolgt für alle Sozialhilfeempfänger quartalsweise über die zuständige Kassenärztliche Vereinigung.

▶ Die **Vergütung** für den Arzt erfolgt für alle Sozialhilfeempfänger nach EBM.

Krankenversorgung von Asylbewerbern

In der Regel erhalten **Asylbewerber** vom örtlich zuständigen Sozialamt bzw. von der Bezirksregierung einen **Krankenschein** für die ärztliche Behandlung. Allgemein gilt, dass die Behandlung unbedingt notwendig und unaufschiebbar sein muss. Überweisungen nach Muster 6 sind nur mit Genehmigungsvermerk des Trägers möglich. Auch Krankenhauseinweisungen müssen mit Ausnahme von Notfalleinweisungen vom Träger genehmigt werden. Asylbewerber in den Ersteinrichtungen erhalten eine Erstuntersuchung in der Einrichtung. Neben der Anamnese gehören auch die Röntgenuntersuchung der Atmungsorgane, ggf. Impfungen und Blutuntersuchungen zur Erstuntersuchung. Die Abrechnung erfolgt über Listen der Einrichtung mit der KV.

Bundesversorgungsgesetz (BVG)

▶ **Anspruchsberechtigte** auf der Rechtsgrundlage des BVG sind Personen, die gesundheitliche Schäden im Zusammenhang mit dem militärischen oder militärähnlichen Dienst während des Ersten oder Zweiten Weltkriegs erlitten haben. Als Kurzbezeichnung für diesen Versorgungsbereich wird der Begriff „Kriegsopferversorgung (KOV)" verwendet. Leistungsansprüche dem BVG entsprechend finden sich auch in anderen Gesetzen wie z.B. dem Bundesseuchen-, Opferentschädigungs-, Häftlingshilfe- oder SED-Unrechtsbereinigungsgesetz. Durch diese Gesetze haben die betroffenen Personengruppen einen Rechtsanspruch auf Gleichbehandlung mit gesetzlich Krankenversicherten, ohne selbst Versicherte einer deutschen Krankenkasse zu sein.

Ist ein Patient des genannten Personenkreises als Spätaussiedler in die Bundesrepublik Deutschland gekommen, richtet sich sein Versorgungsanspruch nach dem „Gesetz über die Angelegenheiten der Vertriebenen und Flüchtlinge" (Bundesvertriebenengesetz = BVFG).

▶ **Als Behandlungsausweis** erhalten die Anspruchsberechtigten eine Gesundheitskarte. Beim Ausdruck der Daten der Gesundheitskarte erscheint hinter dem Namen der ausgebenden Krankenkasse der Zusatz „BVG", im Statusfeld erscheint an der 3. Stelle die Ziffer „6".

Personen, die nicht gesetzlich krankenversichert sind und einen Leistungsanspruch nur für anerkannte Schädigungsfolgen haben, erhalten weiterhin den roten Bundesbehandlungsschein mit der Aufschrift KOV.

Das Bundesversorgungsgesetz unterscheidet bei den betroffenen Personen zwischen **Beschädigten** und **Schwerbeschädigten.** Diese Unterscheidung ist für die Leistungsgewährung von Bedeutung.

▶ Folgende **Leistungen** sieht das Bundesversorgungsgesetz vor:

- Heilbehandlung
    - ambulante ärztliche Behandlung
    - Versorgung mit Arznei-, Verband-, Heil- und Hilfsmitteln
    - stationäre Behandlung in Krankenhaus oder Rehabilitationseinrichtung
    - Belastungserprobung und Arbeitstherapie
    - häusliche Krankenpflege
- Versehrtenleibesübungen
- Krankenbehandlung (Leistungen entsprechen denen der Heilbehandlung zuzüglich Zahnersatz)

▶ Im Rahmen der Versorgung **Beschädigter** gelten folgende Ansprüche:

- Heilbehandlung, aber nur für die Gesundheitsstörungen, die durch eine anerkannte Schädigung eingetreten sind. Die anerkannte Schädigung wird von der zuständigen Krankenkasse auf dem Behandlungsschein (roter Bundesbehandlungsschein) vermerkt, damit der Arzt die Behandlung unterschiedlicher Krankheiten richtig, d.h. gegebenenfalls zu Lasten unterschiedlicher Kostenträger, abrechnen kann.

- Verordnungen sind nur dann gebührenfrei, wenn sie zur Behandlung des anerkannten Leidens notwendig sind; ansonsten muss der Beschädigte die üblichen Gebühren bzw. Zuzahlungen leisten. Wegen der deshalb notwendigen unterschiedlichen Vermerke muss der Arzt gegebenenfalls auch zwei unterschiedliche Verordnungsvordrucke (Muster 16) ausstellen.

- Hinterbliebene von Beschädigten haben ebenfalls Anspruch auf Heilbehandlung bei allen Erkrankungen.

- Angehörige von Beschädigten haben keine Ansprüche.

▶ **Die Abrechnung** aller erbrachten ärztlichen Leistungen erfolgt zu Lasten des jeweiligen Kostenträgers quartalsweise über die zuständige Kassenärztliche Vereinigung.

Bei Beschädigten, die einen roten Bundesbehandlungsschein vorlegen, sind die durchgeführten ärztlichen Leistungen gemäß EBM auf der Rückseite des Scheins, die dem Abrechnungsschein (Muster 5) entspricht, einzutragen.

▶ Im Rahmen der Versorgung **Schwerbeschädigter** gelten folgende Ansprüche:

- Krankenbehandlung für alle Gesundheitsstörungen, also auch für solche, die nicht Folge einer anerkannten Schädigung (Kriegsleiden) sind.

- Verordnungen sind gebührenfrei.

- Angehörige, Pflegepersonen und Hinterbliebene des Schwerbeschädigten haben Anspruch auf Krankenbehandlung.

▶ **Die Abrechnung** der ärztlichen Leistungen erfolgt quartalsweise über die zuständige Kassenärztliche Vereinigung.

Überblick über die unterschiedlichen Regelungen bei Beschädigten und Schwerbeschädigten:

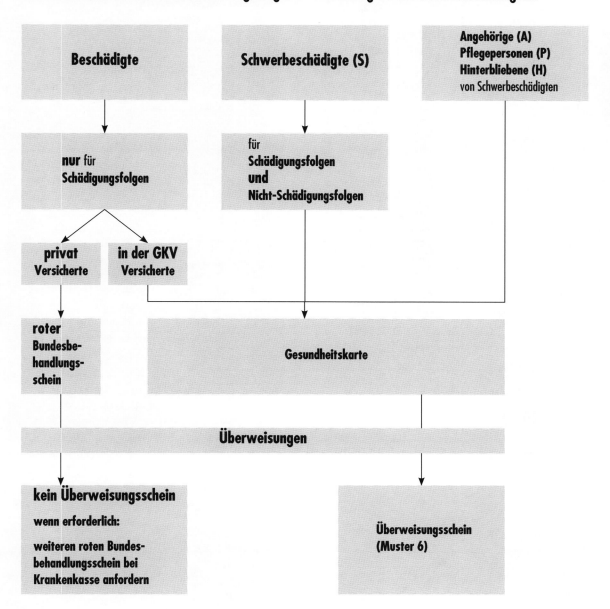

**AOK
für die Stadt Bonn**

Postanschrift: 53097 Bonn
Telefon (02 28) 511-0

Teil I Gutschein für den ☐ Arzt ☐ Zahnarzt

Teil I und II für den behandelnden Arzt

KOV **Bundesbehandlungsschein
für Beschädigte**
(Heilbehandlung nach § 10 Abs. 1 BVG)

Nr.

für das   Vierteljahr 20   gültig bis längstens   ggf. ab 15.

AOK für die Stadt Bonn

Ausstellungstag: i. A.: _____
Stempel der Krankenkasse und Unterschrift

Anspruch auf Heilbehandlung besteht nur für Gesundheitsstörungen, die als Folge einer Schädigung anerkannt oder durch eine anerkannte Schädigungsfolge verursacht worden sind. Andere Gesundheitsstörungen dürfen auf diesen Schein nicht behandelt werden.

Eintragungen des behandelnden Arztes: (Bitte deutliche Schrift und genaue Angaben sowie Zutreffendes ggfs. ankreuzen.)
1. Jetzige Beschwerden des Patienten:

2. Jetzige Diagnosen:

☐ Es liegt ein Unfall oder ein sonstiges Ereignis vor, wodurch Schadenersatzansprüche gegen Dritte begründet werden.
☐ Arbeitsunfall ☐ Sonstiger Unfall (z. B. häuslicher Unfall) ▼ Unfalltag, -ort bzw. -betrieb
☐ Verkehrsunfall ☐ Schlägerei
▼ kurze Schilderung, soweit möglich

☐ Es handelt sich um Gesundheitsstörungen, die durch die anerkannten Schädigungsfolgen verursacht worden sind und auch als selbständiges Leiden auftreten könnten. *)

_____   _____
Ort und Datum   Stempel und Unterschrift des Arztes

*) In diesem Fall ist zur Gewährung der Heilbehandlung die Einwilligung des Versorgungsamtes erforderlich. Wird die Zustimmung erteilt, so hat das Versorgungsamt zu prüfen, ob die Gesundheitsstörung als Folge einer Schädigung anzuerkennen ist und — falls erforderlich — den Beschädigten zur entsprechenden Antragstellung aufzufordern (VV Nr. 1 zu § 10 BVG).
Anmerkung: Der Arzt/Zahnarzt füllt diesen Schein (Teil I und II) im Durchschreibeverfahren aus. Teil I behält der Arzt als Unterlage für die Gebührenforderung zurück (s. Rückseite). Es wird dringend gebeten, innerhalb einer Woche nach Ablauf des Kalendervierteljahres diesen Teil I der Abrechnungsstelle KV/KZV zu übersenden. Teil II ist vom Arzt/Zahnarzt sofort an die Krankenkasse zurückzusenden. Nachteile aus einer unbegründeten Verzögerung der Rücksendung fallen dem Arzt zur Last. Nach Rücksendung des Teiles II dürfen die vom Arzt/Zahnarzt gemachten Angaben (s. oben) nicht mehr geändert werden; die Änderungen sind in diesem Falle auf der Rückseite der Kostenrechnung zu vermerken. Bei Überweisung an einen Facharzt oder Arzt für Allgemeinmedizin zur Mitbehandlung, Weiterbehandlung oder Konsiliaruntersuchung ist zur Ausstellung eines weiteren Bundesbehandlungsscheines der Krankenkasse der Überweisungsschein einzureichen.

Der rote Bundesbehandlungsschein besteht aus zwei Teilen:

- **Teil 1** ist zur Abrechnung für die KV bestimmt,

- **Teil 2** muss sofort an die Krankenkasse zur Anmeldung der Ansprüche beim Versorgungsamt geschickt werden.

Im oberen Abschnitt muss auf die Eintragung des anerkannten Leidens durch die Krankenkasse genau geachtet werden; im unteren Abschnitt muss der Arzt die jetzigen Beschwerden des Patienten und die Diagnosen eintragen. Auf der Rückseite dürfen deshalb nur die Leistungen abgerechnet werden, die für die anerkannte Schädigung notwendig sind.

Andere ärztliche Leistungen, beispielsweise wegen einer akuten Erkrankung, dürfen nicht auf dem roten Bundesbehandlungsschein abgerechnet werden.

Sollte im Rahmen einer **Privatbehandlung** eine **Verordnung** für die anerkannte Schädigung und eine zweite Verordnung für eine andere akute Erkrankung notwendig sein, sind **zwei Arzneiverordnungsblätter** auszustellen:

- ein Verordnungsblatt – **Muster 16** – für die **anerkannte Schädigung**, anzukreuzen sind die Kästchen „Gebühr frei", „Sonstige" und „BVG";

- ein weiteres Verordnungsblatt – **Privatrezept** – für die **andere Erkrankung.**

▶ **Achtung:**

In manchen Gebieten wird mit den Bundesbehandlungsscheinen auch ein **besonderes Arzneiverordnungsblatt,** z.B. in grüner Farbe, ausgegeben.

© Verlag Europa-Lehrmittel

Bundesentschädigungsgesetz (BEG)

▶ **Anspruchsberechtigte** auf der Rechtsgrundlage des Bundesentschädigungsgesetzes (BEG) sind politisch (rassisch) Verfolgte aus der nationalsozialistischen Zeit und deren Angehörige (= Entschädigungsrentner).

▶ Als **Behandlungsausweis** erhalten auch diese Anspruchsberechtigten von der zuständigen Kranken- kasse eine Gesundheitskarte. Beim Ausdruck der Daten der Gesundheitskarte erscheint hinter dem Kassennamen der Zusatz „BVG", im Statusfeld erscheint an der zweiten Stelle die Ziffer „6".

Es werden die vereinbarten Vordrucke der vertragsärztlichen Versorgung benutzt.

▶ Für die **Behandlung anerkannter Gesundheitsschäden,** welche die Patienten wegen ihrer Verfolgung erlitten haben, wird vom Entschädigungsamt in Berlin ein orangefarbener Behandlungsausweis ausge- geben, unabhängig davon, ob sie gesetzlich krankenversichert sind oder nicht.

Die Abrechnung der für die Behandlung dieser Leiden erbrachten Leistungen erfolgt bei der zuständigen Kassenärztlichen Vereinigung auf diesem Behandlungsausweis nach EBM.

Jugendarbeitsschutzgesetz (JArbSchG)

▶ **Anspruchsberechtigte** auf der Rechtsgrundlage des Jugendarbeitsschutzgesetzes (JArbSchG) sind Jugendliche (= Personen zwischen dem 15. und 18. Geburtstag), die eine Beschäftigung aufnehmen wollen. Sie sollen durch ärztliche Untersuchungen vor Schädigungen ihrer Gesundheit und ihrer körperlichen Entwicklung, die beim Übergang vom Schulleben in das Arbeits- und Berufsleben eintreten könnten, geschützt werden.

▶ Als **Behandlungsausweis** legen diese Jugendlichen einen Untersuchungsberechtigungsschein vor.

Für die einzelnen Untersuchungsarten werden besondere Untersuchungsbögen durch die Schulen, Gewerbeaufsichtsämter[1]) oder Kassenärztlichen Vereinigungen ausgegeben.

▶ Folgende **Untersuchungen** sieht das Jugendarbeitsschutzgesetz vor:

- Erstuntersuchungen,
- Weitere Nachuntersuchungen,
- Ergänzungsuntersuchungen.
- Erste Nachuntersuchungen,
- Außerordentliche Nachuntersuchungen,

Hält der Arzt die Gesundheit des Jugendlichen durch die Ausübung bestimmter Arbeiten für gefährdet, so hat er dies den Personensorgeberechtigten auf einem besonderen Formblatt mitzuteilen.

▶ **Die Abrechnung** von Jugendarbeitsschutzuntersuchungen erfolgt meistens unmittelbar mit dem zuständigen Gewerbeaufsichtsamt[1]); in einzelnen Gebieten rechnet der Arzt die Leistung über die zuständige Kassenärztliche Vereinigung ab.

Die Abrechnung erfolgt auf dem vorgelegten Untersuchungsberechtigungsschein; ein Durchschlag dieser Abrechnung verbleibt beim Arzt.

▶ **Die Vergütung** für den Arzt erfolgt für die einzelnen Untersuchungsarten nach einer in der amtlichen Gebührenordnung für Ärzte (GOÄ) festgelegten Komplexgebühr[2]) (Einfachsatz Nr. 32 GOÄ).

---

1) Gewerbeaufsichtamt: Diese staatliche Behörde trägt in einigen Bundesländern auch andere Namen; z.B. Staatliches Amt für Arbeitsschutz und Sicherheitstechnik oder Behörde für Arbeits- und Umweltschutz.

2) Komplexgebühr: Eine Gebühr für die Gesamtheit verschiedener Leistungen.

EG-Recht

Am 1. Juni 2004 ist die **Europäische Krankenversicherungskarte** (EHIC = European Health Insurance Card) eingeführt worden. Sie gilt für Mitgliedsstaaten der Europäischen Union, für Staaten des Europäischen Wirtschaftsraums sowie für die Schweiz; dies sind im Einzelnen:

- Belgien
- Estland
- Griechenland
- Island
- Liechtenstein
- Niederlande
- Polen
- Schweden
- Slowenien
- Ungarn

- Bulgarien
- Finnland
- Großbritannien
- Italien
- Luxemburg
- Norwegen
- Portugal
- Schweiz
- Spanien
- Zypern

- Dänemark
- Frankreich
- Irland
- Lettland
- Malta
- Österreich
- Rumänien
- Slowakei
- Tschechien

▶ **Anspruchsberechtigte** sind damit die in diesen Staaten Versicherten, auch wenn sie sich nur vorübergehend in Deutschland (z.B. als Touristen) aufhalten.

▶ **Behandlungsausweis** für Versicherte dieser Staaten,

- **– die ihren Wohnsitz in Deutschland haben oder**
  – die mit Genehmigung ihres ausländischen Versicherungsträgers zur
   ärztlichen Behandlung nach Deutschland eingereist sind

  ist eine deutsche Gesundheitskarte, die der ausländische Bürger nach Vorlage der Europäischen Krankenversicherungskarte von einer von ihm gewählten Krankenkasse erhält.
  Der Kassenname wird um den Zusatz „SVA" ergänzt. Das Statusfeld enthält an der 3. Stelle die Ziffer „7" oder „8".

- **die sich nur vorübergehend (z. B. als Tourist) in Deutschland aufhalten**

  ist die Europäische Krankenversicherungskarte (EHIC) in Verbindung mit einem Identitätsnachweis, Personalausweis oder Pass. Mit diesen Ausweisen wendet sich der ausländische Bürger unmittelbar an einen Vertragsarzt. In der Arztpraxis wählt er eine deutsche Krankenkasse, zu deren Lasten die Leistungen in Deutschland erbracht werden.

  Die Leistungen (ärztliche Behandlung, Arzneimittel, Krankenhausbehandlung usw.) sind so zu erbringen, als ob der Patient bei einer deutschen Krankenkasse versichert wäre. Dies gilt auch für Zuzahlungen.
  Die Formulare der vertragsärztlichen Versorgung werden im Statusfeld durch die Ziffern „1" und „7" gekennzeichnet.

Vor Aufnahme der Behandlung füllt der Patient die „Patientenerklärung Europäische Krankenversicherung" aus und nennt die von ihm gewählte deutsche Krankenkasse. Eine Kopie der EHIC und die Patientenerklärung muss unverzüglich an die gewählte Krankenkasse geschickt werden.

▶ **Hinweis:**

> Legt ein ausländischer Bürger **keine Europäische Krankenversicherungskarte** vor und kommt dieser Bürger auch **nicht aus Staaten**, mit denen besondere Abkommen bestehen, ist der Arzt berechtigt und verpflichtet, eine **Rechnung nach GOÄ** auszustellen.

Information für Versicherte der deutschen gesetzlichen Krankenversicherung im Ausland

Sie haben bei der Vorlage der Europäischen Krankenversicherungskarte im Ausland Anspruch auf ärztliche Behandlung nach den Bestimmungen, wie diese im jeweiligen Land für entsprechend Versicherte gelten. Je nach Land fallen für den Versicherten keine Kosten an oder er muss die angefallenen Kosten im Ausland zunächst vorstrecken. Die Rechnung legt er seiner deutschen Krankenkasse zur Kostenerstattung vor. Die Art der Erstattung hat die Krankenkasse in ihrer Satzung zu regeln. Nach den gesetzlichen Vorschriften kann sie jedoch höchstens die Kosten erstatten, die in Deutschland bei der Inanspruchnahme vertragsärztlicher Versorgung angefallen wären nach Abzug von Verwaltungskosten und ggf. von Zuzahlungen. Außerdem darf die Krankenkasse Abschläge für die nicht stattfindende Wirtschaftlichkeitsprüfung vornehmen.

Über- und zwischenstaatliche Sozialversicherungsabkommen

▶ **Anspruchsberechtigte** sind ausländische Personen, wenn zwischen ihrem Heimatstaat und der Bundesrepublik Deutschland ein Abkommen über Soziale Sicherheit geschlossen wurde. Diese Personen kommen nicht aus Staaten, die dem Europäischen Wirtschaftsraum angehören und nicht aus der Schweiz; sie können deshalb keine Europäische Krankenversicherungskarte vorlegen.

Ein solches Abkommen über Soziale Sicherheit besteht mit:

- Bosnien-Herzegovina
- Kroatien
- Mazedonien
- Israel (nur für Mutterschaftsleistungen)

- Serbien und Montenegro
- Türkei
- Tunesien

▶ **Behandlungsausweis** für Versicherte dieser Staaten,

- **die ihren Wohnsitz in Deutschland haben**

  ist eine deutsche Gesundheitskarte, die der ausländische Bürger von einer von ihm gewählten Krankenkasse erhält. Das Statusfeld weist an der 3. Stelle die Ziffer „7" aus. Außerdem wird der Kassenname um den Zusatz „SVA" ergänzt.

- **die sich nur vorübergehend (z. B. als Tourist) in Deutschland aufhalten**

  ist ein Abrechnungsschein einer deutschen Krankenkasse. Diesen Abrechnungsschein stellt eine von dem ausländischen Bürger gewählte deutsche Krankenkasse aus. Der Vordruck enthält an der 3. Stelle des Statusfeldes die Ziffer „7".

  ▶ **Hinweis:**

  Beachten Sie das **Merkblatt** über die vertragsärztliche Versorgung von Patienten, die nach über- oder zwischenstaatlichen Krankenversicherungsrecht Anspruch auf Leistungen aus der gesetzlichen Krankenversicherung haben;
  herausgegeben von der **Kassenärztlichen Bundesvereinigung**,
  zu beziehen über die **zuständigen Kassenärztlichen Vereinigungen**.

Dieses Merkblatt stellt ausführlich die Bedingungen dar, unter denen die ärztlichen Leistungen erbracht, verordnet und abgerechnet werden können, die besonderen Einschränkungen des Leistungsanspruchs der ausländischen Versicherten sowie spezielle Regelungen für die Versorgung von Rheinschiffern einschließlich der zu verwendenden Vordrucke bei allen Anspruchsberechtigten.

▶ **Hinweis:**

- Der **Mitgliedsausweis** der ausländischen Krankenversicherung ist **kein Behandlungsausweis**!!
- Der **ärztliche Notfall-/Vertretungsschein** (Muster 19) darf **nicht** verwendet werden!

Freie Heilfürsorge

Freie Heilfürsorge bedeutet, dass diese Personen aufgrund dienstrechtlicher Vorschriften Anspruch auf unentgeltliche Krankenversorgung haben. Diesen Anspruch hat zunächst der Dienstherr, beispielsweise durch den truppenärztlichen Dienst der Bundeswehr oder den polizeiärztlichen Dienst der Bundespolizei, sicherzustellen. Kann der Dienstherr dieser Pflicht nicht oder nicht vollständig nachkommen, muss der Anspruch aufgrund gesetzlicher Vorschriften im Rahmen der vertragsärztlichen Versorgung erfüllt werden.

Rechtsgrundlage für die Inanspruchnahme vertragsärztlicher Versorgung sind Verträge für

• **Polizeibeamte im Polizeivollzugsdienst** (z.T. auch für Feuerwehr)	auf Landesebene	zwischen der Kassenärztlichen Vereinigung und dem Innenministerium des jeweiligen Bundeslandes
• **Polizeivollzugsbeamte der Bundespolizei**	auf Bundesebene	zwischen der Kassenärztlichen Bundesvereinigung und dem Bundesministerium des Innern
• **Bundeswehrsoldaten**	auf Bundesebene	zwischen der Kassenärztlichen Bundesvereinigung und dem Bundesministerium der Verteidigung

Die Abrechnung der ärztlichen Leistungen erfolgt **quartalsweise** über die zuständige **Kassenärztliche Vereinigung**.

▶ **Achtung:**

Besonderheit: Umsatzsteuerpflichtige ärztliche Leistungen
(s. auch Kap. 2.5.3 GOÄ § 12 Erstellung einer Rechnung)

Vertragsärzte unterliegen z. B. bei Leistungen zu Eignungs- und Verwendungsfähigkeitsuntersuchungen, die von Ärzten der Bundeswehr durch Überweisung veranlasst werden, der Umsatzsteuerpflicht. Der Überweisungsschein trägt den Stempelaufdruck „Umsatzsteuerpflichtige Leistung".

Deshalb wurde im Vertrag mit der Bundeswehr vereinbart, dass diese Leistungen vom ausführenden Vertragsarzt unter Berechnung der Umsatzsteuer direkt mit der zuständigen Wehrbereichsverwaltung abzurechnen sind.

Entsprechendes gilt für die Verträge für die Polizeivollzugsbeamten der Bundespolizei.

Polizeibeamte im Polizeivollzugsdienst

▶ **Arbeitshinweis:**

Da die Verträge für die Versorgung dieser Personengruppe jeweils von den Kassenärztlichen Vereinigungen geschlossen werden, gibt es sehr unterschiedliche Regelungen.

Deshalb werden aus diesem Bereich keine Aufgaben gestellt.

Polizeibeamte im Polizeivollzugsdienst (z.B. Verkehrspolizei, Bereitschaftspolizei) haben entweder Anspruch auf freie Heilfürsorge oder auf Beihilfe. Freie Heilfürsorge wird z.B. in NRW und in Bayern gewährt.

Die Erfüllung dieses Anspruchs kann aufgrund der gesetzlichen Vorschriften ganz oder teilweise in den Sicherstellungsauftrag der Kassenärztlichen Vereinigung fallen. Maßgeblich hierfür ist, in welcher Weise die ärztliche Versorgung zwischen der jeweiligen Kassenärztlichen Vereinigung und dem Dienstherrn der Polizeibeamten vertraglich geregelt wurde. Der Versorgungsanspruch gilt nur für den Polizeibeamten selbst, nicht für Familienangehörige; diese sind als Angehörige von Beamten beihilfeberechtigt und meistens zusätzlich privat versichert.

Nach Art und Umfang dieser Sicherstellung gibt es in den Bundesländern zwei Grundmodelle von Verträgen:

1. **vollständige** Sicherstellung durch vertragsärztliche Versorgung   *z.B. Nordrhein-Westfallen*
   - ähnlich wie Versorgung der gesetzlich Krankenversicherten

2. **teilweise** Sicherstellung in Ergänzung der polizeiärztlichen   *z.B. Bayern*
   Versorgung
   - ähnlich wie Versorgung der Polizeivollzugsbeamten der Bundespolizei

In der folgenden Übersicht werden diese beiden Grundmodelle in ihren wesentlichen Merkmalen an den Beispielen Bayerns und Nordrhein-Westfalens gegenübergestellt.

Merkmale	Land Nordrhein-Westfalen	Freistaat Bayern
Vertragspartner	Innenministerium des Landes NRW und KV-Nordrhein KV-Westfalen-Lippe	Präsidium der Bayerischen Bereitschaftspolizei und KV-Bayern
Versorgungsumfang	**vollständige** ambulante und belegärztliche Versorgung ohne Empfängnisregelung und Impfleistungen	**einzelne Leistungen** der ambulanten und belegärztlichen Versorgung auf **Veranlassung eines Polizeiarztes**.
Inanspruchnahme	**freie Arztwahl** mit Versichertenkarte	**Überweisung durch Polizeiarzt** mittels Muster 6/10/39 a–c
Überweisungen	durch den **behandelnden Vertragsarzt** mit Überweisungsschein (Muster 6) der vertragsärztlichen Versorgung	**Weiterüberweisung** möglich

Merkmale	Land Nordrhein-Westfalen	Freistaat Bayern
Verordnungen	**nach medizinischer Notwendigkeit** für Arznei- und Verbandmittel, Heilmittel oder Hilfsmittel auf Vordrucken der vertragsärztlichen Versorgung, z.B. Muster 16	**nicht zulässig** Verordnungsempfehlung an Polizeiarzt möglich **Notfall:** Privatrezept **nur** für Arznei- und Verbandmittel
Arbeitsunfähigkeit	Bescheinigung auf **Vordruck Muster 1**	Bescheinigung der Dienst-unfähigkeit **nicht zulässig;** **Ausnahme:** Erkrankung oder Reiseunfähigkeit im Notfall, an Wochenenden oder im Urlaub
Stationäre Behandlung	Krankenhauseinweisung mit **Vordruck Muster 2** und Abrechnung belegärztlicher Leistungen möglich	Einweisung, auch zur beleg-ärztlichen Versorgung, **nur** durch den **Polizeiarzt** möglich
Sprechstunden-bedarf	Entnahme aus dem Sprechstunden-bedarf	Entnahme aus dem Sprechstunden-bedarf
Vergütung	Einzelleistungsvergütung nach dem Einheitlichen Bewertungsmaßstab (EBM)	Einzelleistungsvergütung nach dem Einheitlichen Bewertungsmaßstab (EBM)
Abrechnung	quartalsweise über Kassenärztliche Vereinigung	quartalsweise über Kassenärztliche Vereinigung

Der Sicherstellungsauftrag der Kassenärztlichen Vereinigung erstreckt sich auch auf Untersuchungen

- zur Feststellung der Diensttauglichkeit,
- zur Feststellung der Verwendungsfähigkeit,
- aus arbeitsmedizinischen oder fürsorgeärztlichen Gründen,

die im Einzelfall vom Dienstherrn veranlasst werden.

Dies gilt für beide Versorgungsmodelle.

▶ **Achtung:**

Angesichts der unterschiedlichen vertraglichen Ausgestaltungen des Sicherstellungsauftrags für die ärztliche Versorgung der Polizeivollzugsbeamten der Länder ist es **unbedingt notwendig,** den im jeweiligen Bundesland **gültigen Vertrag** zu kennen und zu beachten!

Auch für die Angehörigen der Berufsfeuerwehren können ähnliche Regelungen getroffen werden, wenn sie unter den Personenkreis fallen, der Anspruch auf freie Heilfürsorge hat. Auch hier ist die in der KV geltende vertragliche Regelung zu kennen und genau zu beachten.

Polizeivollzugsbeamte der Bundespolizei

Die ärztliche Behandlung der Polizeivollzugsbeamten der Bundespolizei (früher Bundesgrenzschutz) erfolgt grundsätzlich im Rahmen der unentgeltlichen Heilfürsorge der Bundespolizei. Der Vertrag der Kassenärztlichen Bundesvereinigung mit dem Bundesinnenministerium bezieht sich somit nur auf Leistungen, die durch den ärztlichen Dienst selbst nicht erbracht werden können. Dies kann dadurch begründet sein, dass der ärztliche Dienst diese Leistung nicht vorhalten kann (z. B. Kernspintomographie, Psychotherapie) oder weil an einem Standort kein ärztlicher Dienst zur Verfügung steht. Die an der vertragsärztlichen Versorgung teilnehmenden niedergelassenen Ärzte sind aufgrund gesetzlicher Vorschriften zur Behandlung der Polizeivollzugsbeamten der Bundespolizei nach Maßgabe des Vertrags verpflichtet.

Ein Vertragsarzt kann von einem Polizeivollzugsbeamten der Bundespolizei (BPOL) in Anspruch genommen werden, wenn dieser einen vom ärztlichen Dienst ausgestellten **Überweisungsschein zur ärztlichen Behandlung** vorlegt.

Der Arzt rechnet seine Leistungen über die **Kassenärztliche Vereinigung** auf der Rückseite ab.

Polizeivollzugsbeamte der Bundespolizei, denen kein ärztlicher Dienst zur Verfügung steht, legen eine **Versichertenkarte** vor (s. u. „Besonderheit").

Der Vertragsarzt ist an den Überweisungsauftrag gebunden.

Verordnungen sind grundsätzlich **nicht** zulässig. Wird im **Notfall** eine **Arzneiverordnung** erforderlich, sind auf dem **Arzneiverordnungsblatt** (Muster 16) folgende Angaben notwendig:

- Name, Vorname, Geburtsdatum,
- Behörde und Dienststelle des Polizeivollzugsbeamten der Bundespolizei,
- Ankreuzen des Kästchens „Geb.-pfl.",
- Vermerk „Notfall".

Wird im Notfall zur sofortigen Versorgung eines Polizeivollzugsbeamten der Bundespolizei die Hinzuziehung weiterer Ärzte aus der vertragsärztlichen Versorgung erforderlich, stellt der Arzt, der den Überweisungsschein des ärztlichen Dienstes erhalten hat, einen Überweisungsschein (Muster 6) aus der vertragsärztlichen Versorgung für die hinzugezogenen Ärzte aus. Dieser Überweisungsschein (Muster 6) muss neben den Personalien des Polizeivollzugsbeamten der Bundespolizei auch dessen Einheit und Standort enthalten.

Ist die ärztliche Behandlung dringend erforderlich, der Polizeivollzugsbeamte der Bundespolizei kann aber keinen Überweisungsschein vorlegen, so ist der Behandlungsausweis innerhalb von vier Wochen nachzureichen. Geschieht dies nicht, darf der Arzt eine Privatrechnung ausstellen.

Der Vertrag Bundespolizei zwischen der Kassenärztlichen Bundesvereinigung und dem Bundesinnenministerium lässt auch die Möglichkeit zu, dass niedergelassene Vertragsärzte als Vertragsärzte der Bundespolizei tätig werden und die Aufgaben eines Arztes bei der Bundespolizei wahrnehmen. Art und Umfang ihrer Aufgaben sowie entsprechende Vergütungsregelungen sind als Anlagen zum Bundespolizeivertrag festgelegt.

Besonderheit:

Polizeivollzugsbeamte der Bundespolizei, die Dienststellen angehören, in deren Einzugsgebiet weder Ärzte der BPOL noch Vertragsärzte der BPOL zur Verfügung stehen, erhalten von ihren Dienststellen eine Versichertenkarte (Heilfürsorgekarte). Die ambulante Versorgung dieser Beamten erfolgt nach den Grundsätzen der vertragsärztlichen Versorgung. Die Vordrucke der vertragsärztlichen Versorgung finden Verwendung.

Bundeswehrsoldaten

Die ärztliche Behandlung der Bundeswehrsoldaten erfolgt grundsätzlich im Rahmen der unentgeltlichen Truppenärztlichen Versorgung. Der Vertrag der Kassenärztlichen Bundesvereinigung mit dem Bundesverteidigungsministerium bezieht sich somit nur auf Leistungen, die durch den Sanitätsdienst der Bundeswehr selbst nicht erbracht werden können. Dies kann dadurch begründet sein, dass der Sanitätsdienst der Bundeswehr diese Leistungen nicht vorhalten kann (z. B. Kernspintomographie, Psychotherapie) oder weil an einem Militärstandort kein Truppenärztlicher Dienst zur Verfügung steht. Die an der vertragsärztlichen Versorgung teilnehmenden niedergelassenen Ärzte sind aufgrund gesetzlicher Vorschriften zur Behandlung der Bundeswehrsoldaten nach Maßgabe des Vertrags verpflichtet.

Ein Vertragsarzt kann von einem Bundeswehrsoldaten **nur** in Anspruch genommen werden, wenn dieser einen vom Truppenarzt ausgestellten **Überweisungsschein** (San/Bw 0217) vorlegt.

Ist der Überweisungsschein auf einen **namentlich genannten** Arzt ausgestellt, darf der Soldat nur diesen Arzt aufsuchen. Für Soldaten der Bundeswehr ist das **Recht auf freie Arztwahl eingeschränkt.** Der Überweisungsschein gilt meistens für **ein Quartal, die Gültigkeit** kann aber auch vom Truppenarzt **beschränkt** werden.

Der Vertragsarzt ist an den Überweisungsauftrag gebunden; er darf nur solche Leistungen erbringen, die auf dem Überweisungsschein angefordert werden. Bei Zweifeln am Umfang des Überweisungsauftrags oder bei zusätzlichen diagnostischen oder therapeutischen Maßnahmen sollte unbedingt eine Abstimmung mit dem zuständigen Truppenarzt erfolgen.

Verordnungen sind grundsätzlich **nicht** zulässig. Wird im Notfall eine **Arzneiverordnung** erforderlich, sind auf dem **Arzneiverordnungsblatt** (Muster 16) folgende Angaben notwendig:

- Dienstgrad,
- Name, Vorname, Geburtsdatum,
- Personenkennziffer
- Truppenteil und Standort des Soldaten,
- Ankreuzen des Kästchens „Gebühr frei",
- Vermerk „Notfall".

Wird im Notfall zur sofortigen Versorgung eines Soldaten die Hinzuziehung weiterer Ärzte aus der vertragsärztlichen Versorgung erforderlich, stellt der Arzt, der den Überweisungsschein des Truppenarztes (San/Bw 0217) erhalten hat, einen Überweisungsschein (Muster 6) aus der vertragsärztlichen Versorgung für die hinzugezogenen Ärzte aus. Dieser Überweisungsschein (Muster 6) muss neben den Personalien des Soldaten auch dessen Dienstgrad, Personenkennziffer, Truppenteil und Standort enthalten.

Bei Notfällen, plötzlichen schweren Erkrankungen, Unfällen oder Erkrankungen außerhalb des Standorts, kann die Versorgung von einem Vertragsarzt übernommen werden, wenn der Sanitätsdienst der Bundeswehr nicht erreichbar ist. Dies gilt auch, wenn der Soldat keinen Überweisungsschein vorlegen kann. Der Behandlungsausweis ist in diesen Fällen innerhalb von vier Wochen nachzureichen. Geschieht dies nicht, darf der Arzt eine Privatrechnung ausstellen.

Sucht der Bundeswehrsoldat den Vertragsarzt im organisierten Notfalldienst auf, darf das Muster 19 (Notfall-/Vertretungsschein) zur Abrechnung verwendet werden. In diesen Fällen muss kein Überweisungsschein nachgereicht werden.

In Standorten, in denen der Truppenärztliche Dienst die Versorgung der Soldaten nicht gewährleisten kann, können niedergelassene Vertragsärzte mit der Versorgung der Bundeswehrsoldaten beauftragt werden, wenn sie bereit sind, mit der Bundeswehr darüber eine vertragliche Regelung zu treffen. Diesen Ärzten werden von der Bundeswehr die Überweisungsscheine der Bundeswehr zur Verfügung gestellt; sie arbeiten dann mit dem Truppenärztlichen Dienst zusammen.

Vertragliche Vereinbarungen mit Post und Bahn

Aufgrund unterschiedlicher vertraglicher Grundlagen ist zu unterscheiden zwischen:

- **Postbeamten Gruppe A,**
- **Bahnbeamten Beitragsklassen I–III,**
- **Dienstunfällen bei Post und Bahn.**

Postbeamte Gruppe A

▶ **Rechtsgrundlage** für die ärztliche Versorung von Postbeamten der Gruppe A ist ein Vertrag zwischen der Kassenärztlichen Bundesvereinigung und der Postbeamtenkrankenkasse (PBeaKK).

▶ **Anspruchsberechtigte** gegenüber der Postbeamtenkrankenkasse, die eine Körperschaft des öffentlichen Rechts ist, sind Postbeamte der unteren Besoldungsgruppen, die als Mitglieder der Gruppe A bezeichnet werden, sowie deren Familienangehörige, Hinterbliebene und Versorgungsempfänger.

▶ Als **Behandlungsausweis** stattet die Postbeamtenkrankenkasse (PBeaKK) ihre Mitglieder der Gruppe A und ihre mitversicherten Angehörigen mit einer **Versichertenkarte** aus.
Die Versichertenkarte der PBeaKK ist im Gegensatz zur elektronischen Gesundheitskarte auch ohne Bild gültig.

▶ **Zur Behandlung** von Postbeamten der Gruppe A sind, von Notfällen abgesehen, nur die Ärzte berechtigt, die an dem Vertrag zwischen der Kassenärztlicher Bundesvereinigung (KBV) und der Postbeamtenkrankenkasse (PBeaKK) teilnehmen. Der niedergelassene Arzt kann durch eine persönliche Erklärung gegenüber der für seinen Praxissitz zuständigen Kassenärztlichen Vereinigung die Beteiligung beantragen; die KV entscheidet über diesen Antrag.

▶ Folgende **Leistungen** sind vertraglich vereinbart worden:
- ambulante, ärztliche und stationäre belegärztliche Behandlung,
- Maßnahmen zur Früherkennung von Krebserkrankungen,
- Maßnahmen zur Früherkennung von Krankheiten bei Kindern bis zur Vollendung des 6. Lebensjahres,
- Anwendung von Psychotherapie,
- Maßnahmen über die ärztliche Betreuung während der Schwangerschaft und nach der Entbindung (Mutterschafts-Richtlinien des Gemeinsamen Bundesausschusses),
- Maßnahmen zur Empfängnisregelung sowie zum nicht rechtswidrigen Schwangerschaftsabbruch und zur nicht rechtswidrigen Sterilisation (Richtlinie zur Empfängnisregelung und zum Schwangerschaftsabbruch des Gemeinsamen Bundesausschusses),
- ambulante Durchführung von operativen Leistungen,
- Durchführung von aktiven Schutzimpfungen gegen im Inland auftrende übertragbare Krankheiten nach Maßgabe der regionalen Vereinbarungen zwischen Kassenärztlicher Vereinigung und Krankenkassen,
- Durchführung von Gesundheitsuntersuchungen.

▶ **Die Abrechnung** der vertragsärztlichen Leistungen erfolgt **quartalsweise** über die zuständige **Kassenärztliche Vereinigung**.

▶ **Die Vergütung** für den Arzt richtet sich nach den Bestimmungen des EBM.

▶ **Hinweise:**

- **Postbeamte der Gruppe B** sind **Privatpatienten** und fallen **nicht** unter die Regelungen dieses Vertrags.
- Postbeamte der Gruppe B werden **nach der GOÄ** abgerechnet.
- **Arbeiter und Angestellte** der Deutschen Post sind meistens gesetzlich versichert; sie haben Anspruch auf Leistungen nach den Grundsätzen der gesetzlichen Krankenkassen und weisen diesen Anspruch durch eine **Gesundheitskarte** nach. Die **Abrechnung** erfolgt über die Kassenärztliche Vereinigung nach den Bestimmungen des **EBM**.

Bahnbeamte Beitragsklassen I – III

▶ **Rechtsgrundlage** für die ärztliche Versorgung von Bundesbahnbeamten der Beitragsklassen I – III ist ein Vertrag zwischen der Kassenärztlichen Bundesvereinigung und der Krankenversorgung der Bundesbahnbeamten (KVB).

▶ **Anspruchsberechtigte** gegenüber der Krankenversorgung der Bundesbahnbeamten sind Bahnbeamte der unteren Beitragsklassen I bis III, beispielsweise Bahnschaffner, Bahnobersekretär, Lokführer, technischer Bahnoberinspektor sowie deren mitversicherte Angehörige, Versorgungsempfänger und Hinterbliebene.

▶ Als **Behandlungsausweis** müssen die Anspruchsberechtigten ihre **Mitgliedskarte** vorweisen, auf der die Beitragsklasse I, II oder III angegeben ist.

Überweisungen erfolgen formlos, z.B. auf Briefbögen oder Privatrezepten, für **Verordnungen** sind Privatrezepte zu verwenden.

Die Vertragsärzte als Mitglieder der Kassenärztlichen Vereinigungen sind zur Behandlung nach Maßgabe des Vertrags verpflichtet.

▶ Folgende **Leistungen** sind vertraglich vereinbart worden:

- ambulante, ärztliche und stationäre belegärztliche Behandlung,
- Maßnahmen zur Früherkennung von Krebserkrankungen,
- Maßnahmen zur Früherkennung von Krankheiten bei Kindern bis zur Vollendung des 6. Lebensjahres,
- Anwendung von Psychotherapie,
- Maßnahmen über die ärztliche Betreuung während der Schwangerschaft und nach der Entbindung (Mutterschafts-Richtlinien des Gemeinsamen Bundesausschusses),
- ambulante Durchführung von operativen Leistungen,
- Durchführung von Gesundheitsuntersuchungen.

Die „Maßnahmen zur Empfängnisregelung sowie zum nicht rechtswidrigen Schwangerschaftsabbruch und zur nicht rechtswidrigen Sterilisation" und die „Durchführung von aktiven Schutzimpfungen gegen im Inland auftretende übertragbare Krankheiten" wird den Bundesbahnbeamten nach Maßgabe der amtlichen Gebührenordnung (GOÄ) gewährt, ohne dass dafür besondere vertragliche Regelungen getroffen wurden.

▶   **Die Abrechnung** der vertragsärztlichen Leistungen erfolgt **direkt** mit den Versicherten;
sie sind **Selbstzahler**.

Sie müssen die Arztrechnung, die den Vermerk „KVB-Vertrag" enthalten muss, zunächst selbst bezahlen und erhalten anschließend die Erstattung durch die Krankenversorgung der Bundesbahnbeamten. Die KVB hat sich vertraglich verpflichtet, bei ihren Versicherten auf die unverzügliche Begleichung der Arztrechnung hinzuwirken und den Arzt zu unterstützen, wenn der Rechnungsbetrag in zumutbarer Frist nicht beglichen wird.

▶   **Die Vergütung** für den Arzt richtet sich nach der amtlichen Gebührenordnung für Ärzte (GOÄ);
der berechnungsfähige Mehrfachsatz (Multiplikator) ist für den Vertragsarzt verbindlich im Vertrag zwischen KBV und KVB festgelegt.

Die Vergütungssätze im Vertrag der Kassenärztlichen Bundesvereinigung und der Krankenversorgung der Bundesbahnbeamten sind mit Wirkung zum 1. Januar 2002 in Euro festgelegt.

Für die Beitragsklassen I–III wurden auf der Basis eines Punktwertes von 5,82873 Cent die Vertragssätze für die Leistungen nach dem Gebührenverzeichnis der GOÄ 96 wie folgt festgelegt:

- 2,2-fach   ausgenommen die Abschnitte A, E, M und O (persönliche ärztliche Leistungen),
- 1,8-fach   für die Abschnitte A, E und O (medizinisch-technische Leistungen),
- 1,15-fach   für den Abschnitt M und Nr. 437 (Laborleistungen).

▶   **Hinweise:**

- **Bahnbeamte höherer Beitragklassen** sind ebenfalls **Selbstzahler**, fallen aber **nicht** unter die Regelungen des KVB-Vertrags und damit auch **nicht** unter die Beschränkung des im KVB-Vertrag festgelegten Mehrfachsatzes bei der Vergütung.

- Die Bestimmungen zur **Rechnungslegung** für die höheren Beitragsklassen richten sich ausschließlich nach der **amtlichen Gebührenordnung** (GOÄ).

- **Arbeiter und Angestellte** der Deutschen Bundesbahn sind meistens gesetzlich versichert; sie haben Anspruch auf Leistungen nach den Grundsätzen der gesetzlichen Krankenkasse und weisen diesen Anspruch durch eine **Gesundheitskarte** nach.
  Die Abrechnung erfolgt über die Kassenärztliche Vereinigung nach den Bestimmungen des **EBM**.

Dienstunfälle bei Bahn und Post

▶ **Rechtsgrundlage** für die ärztliche Versorgung von Beamten des Bundeseisenbahnvermögens bzw. Beamten der aus der ehemaligen Deutschen Bundespost hervorgegangenen Unternehmen und Dienststellen, die durch einen Dienstunfall verletzt wurden, sind gleichlautende Verträge der Kassenärztlichen Bundesvereinigung mit dem Präsidenten des Bundeseisenbahnvermögens bzw. der Unfallkasse Post und Telekom.

▶ **Anspruchsberechtigte** sind alle durch Dienstunfall verletzten Beamten sowie deren Hinterbliebene.

▶ Mit der **Behandlung** eines im Dienst verletzten Beamten erkennt der Vertragsarzt die abgeschlossenen Verträge als für sich verbindlich an.

▶ **Die Abrechnung** der vertragsärztlichen Leistungen erfolgt für Beamte des Bundeseisenbahnvermögens und für Beamte von Postdienst, Postbank und Telekom auf **unterschiedlichen** Wegen:

- bei den **Bahnbeamten** geht die Arztrechnung
  nach Abschluss der Behandlung unmittelbar an die
  Dienststelle Berlin des Bundeseisenbahnvermögens, Hallesches Ufer 74/76, 10963 Berlin;

- bei den **Beamten von Postdienst, Postbank und Telekom** geht die Arztrechnung
  nach Abschluss der Behandlung unmittelbar an die
  Unfallkasse Post und Telekom, Postfach 3050, 72017 Tübingen.

▶ **Die Vergütung** für den Arzt richtet sich bei Bahn- und Postbeamten nach der amtlichen Gebührenordnung für Ärzte (GOÄ); der berechnungsfähige Mehrfachsatz (Multiplikator) ist für den Vertragsarzt verbindlich in den Verträgen festgelegt:

- für persönliche ärztliche Leistung: 1,85-facher Satz,
- für medizinisch-technische Leistungen: 1,8-facher Satz,
- für Laborleistungen: 1,15-facher Satz.

Für Berichte und Gutachten sind in den Verträgen feste Beträge aufgeführt.

▶ **Achtung:**

Der Vertrag zwischen der Kassenärztlichen Bundesvereinigung und den Unfallversicherungsträgern findet bei der Versorgung der dienstunfallverletzten Bahnbeamten und Postbeamten **keine** Anwendung; insbesondere besteht **kein** D-Arzt-Verfahren.

2.3.3 ✎Wie war das noch? (zu Kap. 2.1 bis 2.3)

Fragen zu „Rechtsbeziehungen im Vertragsarztrecht"

1. Wie belegt ein Patient seinen Anspruch auf vertragsärztliche Behandlung?

→ ....

....

2. Mit welchen Handlungen kann der Patient einen Antrag auf Abschluss eines Behandlungsvertrags stellen, und durch welche Handlungen nimmt der Arzt diesen Antrag an?

Antrag des Patienten   Annahme des Arztes

→ ....   → ....

→ ....   → ....

3. Mit welchen Handlungen erfüllen Arzt und Patient ihre Pflichten aus einem Behandlungsvertrag?

Erfüllung durch Arzt   Erfüllung durch Patient

→ ....   → ....

→ ....   → ....

→ ....

4. Was wird im Wesentlichen in den Gesamtverträgen geregelt?

→ ....

→ ....

Fragen zur „elektronischen Gesundheitskarte"

5. Welche Versicherten haben eine Gesundheitskarte?

→ ....

→ ....

6. Nennen Sie sechs Daten, die die Gesundheitskarte enthält.

→ ....

→ ....

→ ....

→ ....

→ ....

→ ....

7. Wer darf Eintragungen auf der Gesundheitskarte ändern?

→ ....

8. Was muss der Versicherte machen, damit die Gesundheitskarte gültig wird?

→ ....

9. a) Wann ist das Ersatzverfahren bei der Ausstellung von Formularen erforderlich?
   Nennen Sie mindestens zwei entsprechende Situationen.

→ ....

....

....

....

b) Welche Eintragungen sind auf den Formularen erforderlich, wenn diese im Ersatzverfahren auszustellen sind?

→ ....

→ ....

→ ....

→ ....

→ ....

→ ....

10. Wie sollte der Arzt Arzneimittel verordnen, um sich vor Regressen der Krankenkasse zu schützen,
wenn der Patient keinen Behandlungsausweis vorlegen kann?

→ ....

....

→ ....

....

Fragen zu „Kostenträger/gesetzliche Krankenkassen"

11. Welche Krankenkassen gehören zu den Primärkassen?

→ ....   → ....

→ ....   → ....

→ ....

12. Für die Versicherungspflichtigen der gesetzlichen Krankenversicherung besteht Kassenwahlfreiheit.
a) Was bedeutet das?
b) Welche Kündigungsfrist muss üblicherweise bei Kassenwechsel eingehalten werden?

→ a) ....

....

→ b) ....

....

13. Nennen Sie die zum Verband der Ersatzkassen e.V. (vdek) gehörenden Kassen.

→ ....

→ ....

→ ....

→ ....

→ ....

→ ....

Fragen zu „Kostenträger/gesetzliche Krankenkassen"
1. Besondere gesetzliche Vorschriften

Fragen zum Sozialgesetzbuch, 12. Buch (SGB XII)

14. Welche Personen haben Anspruch auf ärztliche Versorgung?

→ ....

15. Welcher Behandlungsausweis wird von Sozialhilfeempfängern üblicherweise vorgelegt?

→ ....

16. Welche Vordrucke sind für die betreffenden Personen zu verwenden?

→ ....

17. Nach welcher Gebührenordnung müssen die ärztlichen Leistungen abgerechnet werden?

→ ....

Fragen zum Bundesversorgungsgesetz (BVG)

18. Welche Personen haben Anspruch auf ärztliche Versorgung?

→ ....

....

....

....

19. Welche Personen, außer den direkt Betroffenen, haben ebenfalls Anspruch auf ärztliche Versorgung?

→ ....

→ ....

→ ....

20. Welche ärztlichen Leistungen können abgerechnet werden?

→ ....

....

→ ....

....

21. In welchen Fällen muss auf den Arzneiverordnungsblättern das Kästchen „Gebühr frei" angekreuzt werden?

→ ....

....

→ ....

....

22. An wen müssen die Abrechnungsunterlagen gesendet werden?

→ ....

23. Wann und an wen muss der Teil 2 des roten Bundesbehandlungsscheins gesendet werden?

→ ....

....

Fragen zum Bundesentschädigungsgesetz (BEG)

24. Welche Personen haben Anspruch auf ärztliche Versorgung?

→ ....

....

25. Welcher Behandlungsausweis wird von den Berechtigten vorgelegt, wenn es sich nicht um anerkannte Verfolgungsleiden handelt?

→ ....

26. Wer stellt diesen Behandlungsausweis (s. Frage 25) aus?

→ ....

Fragen zum Jugendarbeitsschutzgesetz (JArbSchG)

27. Welche Personen haben Anspruch auf ärztliche Untersuchung?

→ ....

28. Welcher Behandlungsausweis wird von den Berechtigten vorgelegt?

→ ....

29. Wer gibt die Behandlungsausweise aus?

→ ....

30. An wen müssen die Abrechnungsunterlagen gesendet werden?

→ ....

31. Nach welcher Gebührenordnung muss die Untersuchung abgerechnet werden?

→ ....

Fragen zu EG-Recht

32. Welche Personen haben Anspruch auf ärztliche Versorgung?

    Versicherte aus

→ ....

→ ....

→ ....

33. Welcher Behandlungsausweis wird von den Berechtigten vorgelegt, die sich nur zeitweise in der Bundesrepublik Deutschland aufhalten?

→ ....

→ ....

34. Was muss der Patient, der sich mit einer EHIC ausweist, vor der Behandlung machen?

→ ....

35. Was macht der Arzt mit der ausgefüllten Erklärung (siehe Frage Nr. 34)?

→ ....

Fragen zu über- und zwischenstaatlichen Sozialversicherungsabkommen

36. Welche Personen haben Anspruch auf ärztliche Versorgung?
Nennen Sie drei betroffene Staaten.

→ ....

→ ....

37. Welcher Behandlungsausweis wird von den Berechtigten vorgelegt, die sich nur zeitweise in der Bundesrepublik Deutschland aufhalten?

→ ....

38. Wer stellt den Behandlungsausweis aus?

→ ....

39. Welcher Behandlungsausweis wird von den Berechtigten vorgelegt, die sich <u>nicht</u> nur zeitweise in der Bundesrepublik Deutschland aufhalten?

→ ....

40. Wie sind erbrachte ärztliche Leistungen bei ausländischen Bürgern abzurechnen, die weder eine Europäische Krankenversicherungskarte besitzen, noch aus einem Staat kommen, mit dem ein Sozialversicherungsabkommen besteht?

→ ....

Fragen zu „Kostenträger/gesetzliche Krankenkassen"
2. Freie Heilfürsorge

41. Nennen Sie drei Personengruppen, die Anspruch auf Freie Heilfürsorge haben.

→ ....   → ....

→ ....

42. Welche Gebührenordnung ist bei diesen Personengruppen anzuwenden, und bei wem sind die Abrechnungsunterlagen einzureichen?

→ ....

Auf Fragen zu den Polizeibeamten im Polizeivollzugsdienst wird wegen der unterschiedlichen Länderregelungen verzichtet.

Fragen zu Polizeivollzugsbeamte der Bundespolizei

43. Welcher Behandlungsausweis wird von den Berechtigten vorgelegt
a) für deren Dienststelle ein ärztlicher Dienst zur Verfügung steht;
b) für deren Dienststelle kein ärztlicher Dienst zur Verfügung steht?

→ a) ....

→ b) ....

44. Was hat der Vertragsarzt bei der Ausstellung von Verordnungen bei Bundespolizisten mit ärztlichem Dienst zu beachten?

→ Grundsatz   ....

→ Vordruck   ....

→ notwendige Angaben   • ....

                              • ....

                              • ....

                              • ....

45. Welches Recht hat der Vertragsarzt, wenn der Polizeivollzugsbeamte der Bundespolizei, der einer dringenden Behandlung bedurfte, seinen Überweisungsschein innerhalb von vier Wochen nicht nachreicht?

→ ....

Fragen zu Bundeswehrsoldaten

46. Welche Leistungen darf der Arzt erbringen, der den Überweisungsschein entgegennimmt?

→ ....

47. Was hat der Vertragsarzt bei der Ausstellung von Verordnungen zu beachten?

→ **Grundsatz** ....

→ **Vordruck** ....

→ **notwendige Angaben**
- .... ● ....
- .... ● ....
- .... ● ....

48. Welches Formular ist bei Überweisungen zu verwenden?

→ ....

Fragen zu „Kostenträger/gesetzliche Krankenkassen"
3. Vertragliche Vereinbarungen mit Post und Bahn

Fragen zu Postbeamte Gruppe A

49. Welche Personen sind gegenüber der Postbeamtenkrankenkasse anspruchsberechtigt?

→ ....

→ ....

50. Welcher Behandlungsausweis wird von den Berechtigten vorgelegt?

→ ....

51. Welche Formulare sind zu verwenden?

→ ....

52. Nach welcher Gebührenordnung sind die ärztlichen Leistungen abzurechnen?

→ ....

53. An wen sind die Abrechnungsunterlagen zu versenden?

→ ....

Fragen zu Bahnbeamte Beitragsklassen I – III

54. Welcher Behandlungsausweis wird von den Berechtigten vorgelegt?

→ ....

55. Welche Formulare sind zu verwenden?

→ ....

56. Nach welcher Gebührenordnung sind die ärztlichen Leistungen abzurechnen?

→ ....

57. An wen sind die Abrechnungsunterlagen zu versenden?

→ ....

....

Fragen zu Dienstunfälle bei Bahn und Post

58. Welche Personen sind bei einem Dienstunfall anspruchsberechtigt?

→ ....

→ ....

59. An wen sind die Abrechnungsunterlagen zu versenden?

→ Bahnbeamte: ....

→ Postbeamte: ....

2.4   Formulare der vertragsärztlichen Versorgung

Formulare sind wichtige Informationsträger, um Patienten durch das System der vertragsärztlichen Versorgung zu führen und zu begleiten. Einerseits legen sie fest, wie das Zusammenwirken der verschiedenen Arztgruppen organisiert werden soll, andererseits transportieren sie notwendige Informationen über den Patienten und für die Abrechnung von Leistungen.

2.4.1   Allgemeine Vorschriften

In der Zeit, in der wir heute leben, hat der Computer alle Lebensbereiche erreicht; so beispielsweise die Medizin in Diagnostik und Therapie, aber auch den Verwaltungsbereich der Arztpraxis. Obwohl der Computer viele Arbeiten erleichtert und bequemer gestaltet, es geht (noch) nicht ohne Papier; jeden Tag müssen eine Vielzahl von Formularen und Vordrucken ausgefüllt und bearbeitet werden.

In der **Vordruckvereinbarung** als Anlage zum **Bundesmantelvertrag (BMV)** zwischen der Kassenärztlichen Bundesvereinigung und dem GKV-Spitzenverband wird das Formularwesen in der ärztlichen Praxis geregelt.

Diese Formulare sind in der vertragsärztlichen Versorgung verbindlich.

Durch die Vordruckvereinbarung erlangen die entsprechenden Vordrucke für alle Benutzungsberechtigten Verbindlichkeit, damit nicht jede Krankenkasse auf eigenen Formularen besteht. So sind beispielsweise

- Bezeichnung,
- Inhalt,
- Aufbau,
- Farbe
- Abmessungen,

der Formulare generell abgestimmt und bundeseinheitlich festgelegt. Die vereinbarten Vordrucke enthalten jeweils eine einheitliche Muster-Nummer.

Die Herstellungskosten für alle Kassen-Formulare tragen die Krankenkassen, die Auslieferung an die einzelne Vertragsarztpraxis erfolgt über die zuständige Kassenärztliche Vereinigung, in bestimmten Regionen auch Druckereien.

Nach Maßgabe des Bundesmantelvertrags (BMV) dürfen Vertragsärzte die in der vertragsärztlichen Versorgung verwendeten Formulare auf dem eigenen Praxiscomputer mit Laserdrucker selbst herstellen und bedrucken (Blankoformularbedruckung). Durchschläge werden als Zweit- und Drittausdruck angefertigt.

Voraussetzungen sind:
- von der KBV genehmigte Praxissoftware;
- Verwendung von Sicherheitspapier (DIN A4 oder A5) mit Wasserzeichen;
- Aufdruck eines Strichcodes (Barcode).

Das Sicherheitspapier ist auf den gleichen Wegen zu beziehen wie die konventionellen Formulare; die Papierkosten tragen die Krankenkassen.

Ausgenommen von dieser grundsätzlichen Bestimmung sind das

- **Arzneiverordnungsblatt (Muster 16)**
  - zu beschaffen **von der einzelnen Praxis** bei bestimmten Formularverlagen;
  - wird von den **Krankenkassen kostenlos** zur Verfügung gestellt; wünscht der Arzt den **Eindruck des Arztstempels**, sind die **Mehrkosten** von ihm zu tragen;

- **Betäubungsmittelrezept**
  - zu beschaffen **von der einzelnen Praxis**
  - **kostenlos**
  - beim Bundesinstitut für Arzneimittel und Medizinprodukte – **Bundesopiumstelle** –, Kurt-Georg-Kiesinger-Allee 3, 53175 Bonn.

Privatrezepte muss der Arzt selbst bezahlen!

Im Folgenden werden drei wesentliche Vorschriften des Bundesmantelvertrags zu den Vordrucken und Formularen auszugsweise genannt:

Schriftliche Informationen, Vordrucke	Abrechnungs- und Verordnungsvordrucke sowie Vordrucke für schriftliche Informationen werden als **verbindliche Muster** in der **Vordruckvereinbarung** festgelegt. Gegenstand der Vordruckvereinbarung sind auch die Erläuterungen zur Ausstellung der Vordrucke.
	Vereinbarte Vordrucke, kurze Bescheinigungen und Auskünfte sind vom Vertragsarzt **ohne besonderes Honorar** gegen Erstattung von Auslagen auszustellen; es sei denn, dass eine andere Vergütungsregelung vereinbart wurde. Der Vordruck enthält einen Hinweis darüber, ob die Abgabe der Information gesondert vergütet wird oder nicht. Gutachten und Bescheinigungen mit gutachtlichen Fragestellungen, für die keine Vordrucke vereinbart wurden, sind nach den Leistungspositionen des EBM zu vergüten.
	Der Vertragsarzt ist befugt und verpflichtet, die zur Durchführung der Aufgaben der Krankenkassen erforderlichen schriftlichen Informationen (Auskünfte, Bescheinigungen, Zeugnisse, Berichte und Gutachten) auf Verlangen an die Krankenkasse zu übermitteln. Wird kein vereinbarter Vordruck verwendet, gibt die Krankenkasse an, gemäß welcher Bestimmungen des Sozialgesetzbuches oder anderer Rechtsvorschriften die Übermittlung der Information zulässig ist.
Ausstellen von Bescheinigungen und Vordrucken	Der Vertragsarzt hat bei der Ausstellung von Vordrucken die dazu gegebenen Erläuterungen zur Vordruckvereinbarung zu beachten. Vordrucke und Bescheinigungen sind **vollständig und leserlich** auszufüllen, mit dem Vertragsarztstempel zu versehen und vom Vertragsarzt **persönlich zu unterschreiben.**
	Die Unterschrift des abrechnenden Arztes auf dem einzelnen, der KV zu übermittelnden Abrechnungsschein kann entfallen, wenn er stattdessen eine Sammelerklärung abgibt, deren Wortlaut zwischen den Partnern der Gesamtverträge zu vereinbaren ist.
Vertragsarztstempel	Der Vertragsarzt hat einen Vertragsarztstempel zu verwenden.
	Bei den Vordrucken für die vertragsärztliche Versorgung kann auf die Verwendung des Vertragsarztstempels verzichtet werden, wenn dessen Inhalt auf dem Vordruck an der für die Stempelung vorgesehenen Stelle ausgedruckt ist.
	Die zur Durchführung der vertragsärztlichen Versorgung erforderlichen **Vordrucke und Stempel sind sorgfältig aufzubewahren.** Der Arzt haftet für eine schuldhafte Verletzung seiner Sorgfaltspflicht.

▶ **Achtung:**

Es ist verboten, Blankoformulare mit der Arztunterschrift auf Vorrat zu halten.

Jedem Arzt, der an der vertragsärztlichen Versorgung teilnimmt, wird eine **Arztnummer** zugeordnet, um alle Fragen der Kommunikation zwischen Arzt und KV oder KV und Krankenkasse in Bezug auf den **einzelnen Arzt** ohne Verwechselungen bearbeiten zu können. Die Arztnummer ist im Vertragsarztstempel enthalten.

Die Arztnummer ist neunstellig und wie folgt aufgebaut:
- **Ziffern 1–6:** eindeutige Ziffernfolge, die lebenslang eindeutig den Arzt identifiziert
- **Ziffer 7:** Prüfziffer
- **Ziffern 8–9:** zweistelliger Arztgruppenschlüssel, der den Versorgungsbereich sowie die Facharztgruppe unterschieden nach Schwerpunkten angibt.
  01 = Hausarzt – Facharzt Allgemeinmedizin
  67 = Facharzt Urologie

Betriebsstätten und Nebenbetriebsstätten werden durch eine **Betriebsstättennummer** gekennzeichnet. Diese Betriebsstättennummer ermöglicht die Zuordnung ärztlicher Leistungen zum **Ort der Leistungserbringung.** Auch die Betriebsstättennummer ist im Vertragsarztstempel enthalten.

Die Betriebsstättennummer ist neunstellig und wie folgt aufgebaut:

- **Ziffern 1–2:** KV-Landes- oder Bezirksstelle
  24 = Düsseldorf
  81 = Frankfurt/Oder
- **Ziffern 3–9:** Vergabe durch die KV
  Ziffern 3–7 sind so zu vergeben, dass anhand der ersten sieben Stellen die Betriebsstätte eindeutig zu identifizieren ist.

2.4.2　Übersicht über die vereinbarten Vordrucke

In den Erläuterungen zur Vereinbarung über Vordrucke für die vertragsärztliche Versorgung werden die in der folgenden Tabelle genannten Formulare aufgeführt.

Die hier *fett/kursiv* gedruckten Vordrucke *muss jede Medizinische Fachangestellte* kennen; diese Formulare werden dann in den jeweils angegebenen Kapiteln näher erläutert. Die in Reihenfolge nicht genannten Nummern sind zurzeit nicht besetzt.

Muster-Nr.	Formularbezeichnung
Muster 1	***Arbeitsunfähigkeitsbescheinigung***
Muster 2	***Verordnung von Krankenhausbehandlung***
Muster 3	***Zeugnis über den mutmaßlichen Tag der Entbindung***
Muster 4	***Verordnung einer Krankenbeförderung***
Muster 5	***Abrechnungsschein***
Muster 6	***Überweisungsschein***
Muster 7	Überweisung vor Aufnahme einer Psychotherapie zur Abklärung somatischer Ursachen
Muster 8	Sehhilfenverordnung
Muster 8A	Verordnung von vergrößernden Sehhilfen
Muster 9	Bescheinigung einer Frühgeburt oder einer Behinderung des Kindes
Muster 10	***Überweisungsschein für Laboratoriumsuntersuchungen als Auftragsleistung***
Muster 10A	***Anforderungsschein für Laboratoriumsuntersuchungen bei Laborgemeinschaften***
Muster 11	Bericht für den Medizinischen Dienst
Muster 12	Verordnung häuslicher Krankenpflege
Muster 13	***Heilmittelverordnung – Maßnahmen der Physikalischen Therapie und Podologischen Therapie***
Muster 14	***Heilmittelverordnung – Maßnahmen der Stimm-, Sprech- und Sprachtherapie***
Muster 15	Ohrenärztliche Verordnung einer Hörhilfe
Muster 16	***Arzneiverordnungsblatt***
———	***Betäubungsmittelrezept (BtM-Rezept)***
Muster 18	***Heilmittelverordnung – Maßnahmen der Ergotherapie/Ernährungstherapie***
Muster 19	***Notfall-/Vertretungsschein***
Muster 20	Maßnahmen zur stufenweisen Wiedereingliederung in das Erwerbsleben (Wiedereingliederungsplan)
Muster 21	Ärztliche Bescheinigung für den Bezug von Krankengeld bei der Erkrankung eines Kindes
Muster 22	Konsiliarbericht vor Aufnahme einer Psychotherapie
Muster 25	Anregung einer ambulanten Vorsorgeleistung in anerkannten Kurorten

Muster-Nr.	Formularbezeichnung
Muster 26	Verordnung Soziotherapie
Muster 27	Soziotherapeutischer Betreuungsplan
Muster 28	Verordnung bei Überweisung zur Indikationsstellung bei Soziotherapie
Muster 36	Empfehlung zur verhaltensbezogenen Primärprävention
Muster 39	Dokumentationsvordruck für Krebsfrüherkennungsuntersuchungen Frauen
Muster 40	Dokumentationsvordruck für Krebsfrüherkennungsuntersuchungen Männer
Muster 50	Anfrage zur Zuständigkeit einer anderen Krankenkasse
Muster 51	Anfrage zur Zuständigkeit eines sonstigen Kostenträgers
Muster 52	Bericht für die Krankenkasse bei Fortbestehen der Arbeitsunfähigkeit
Muster 53	Anfrage zum Zusammenhang von Arbeitsunfähigkeitszeiten
Muster 55	Bescheinigung einer schwerwiegenden chronischen Erkrankung
Muster 56	Antrag auf Kostenübernahme für Rehabilitationssport/Funktionstraining
Muster 61 Teil A	Beratung zu medizinischer Rehabilitation/Prüfung des zuständigen Rehabilitationsträgers
Muster 61 Teil B – D	Verordnung von medizinischer Rehabilitation
Muster 63	Verordnung spezialisierter ambulanter Palliativversorgung (SAPV)
Muster 64	Verordnung medizinischer Vorsorge für Mütter und Väter
Muster 65	Ärztliches Attest Kind
Muster 70	Behandlungsplan für Maßnahmen zur künstlichen Befruchtung
Muster 70A	Folgebehandlungsplan für Maßnahmen zur künstlichen Befruchtung
Muster 85	Nachweis der Anspruchsberechtigung bei Ruhen des Anspruchs gemäß § 16 Absatz 3a SGB V
Muster 86	Weiterleitungsbogen für angeforderte Befunde an den MDK

Neben diesen bundeseinheitlich vereinbarten Formularen, die wichtigsten sind hervorgehoben worden, gibt es noch eine ganze Reihe anderer Formulare. Davon sollte jede Medizinische Fachangestellte mindestens die folgenden kennen:

- Meldung gemäß Infektionsschutzgesetz   siehe LF 3
- Ärztliche Unfallmeldung – F 1050   siehe LF 10

Die Muster 50, 51, 52, 53 und 55 werden dem Arzt zu ganz bestimmten Anlässen von der jeweiligen Krankenkasse zugeschickt; sie werden deshalb häufig auch **Kassenformulare** genannt.

Die Kassenformulare Muster 50, 51, 52, 53 und 55 können auch per Telefax von der Krankenkasse an den Vertragsarzt gesendet werden.

Der Rückversand des Vertragsarztes darf ebenfalls als Telefax erfolgen.

2.4.3   Verschlüsselung der Krankheitsdiagnosen

Auf nahezu allen in der vertragsärztlichen Versorgung verwendeten Formularen ist als wesentlicher Informationsbestandteil die Angabe der ärztlichen Diagnose gefordert. Aufgrund gesetzlicher Vorschriften im 5. Buch des Sozialgesetzbuches (SGB V) sind die ärztlichen Diagnosen insbesondere bei der Abrechnung der ärztlichen Leistungen zu verschlüsseln. Diese Verschlüsselung hat einheitlich nach der deutschen Fassung (German Modification) des **ICD-10** (ICD-10-GM) zu erfolgen.

Mit dem Begriff „ICD-10" wird die von der Weltgesundheitsorganisation (WHO) vorgelegte „Internationale statistische Klassifikation der Krankheiten und verwandter Gesundheitsprobleme" bezeichnet. Diese Klassifikation ist die 10. Version einer bereits seit 1893 existierenden internationalen Klassifikation von Todesursachen und Krankheiten, ICD (International Classifikation of Diseases) genannt.

Die Verwendung dieser Klassifikation in der vertragsärztlichen Versorgung soll der besseren statistischen Erfassung der Behandlungsursachen dienen und damit auch die Möglichkeit erweitern, sachbezogene Aussagen zu den Gesundheitskosten und den dazu benötigten Ausgaben zu treffen.

In der vertragsärztlichen Versorgung ist der ICD-10-GM auf folgenden Formularen zu verwenden:

• Arbeitsunfähigkeitsbescheinigung	Muster 1
• Abrechnungsschein	Muster 5
• Notfall-/Vertretungsschein	Muster 19
• Heilmittelverordnung	Muster 13, 14 und 18

Die Kodierung einer Krankheit erfolgt mithilfe eines maximal 5-stelligen Kodes mit der Struktur:

$$X00.00$$

„X" steht für einen Buchstaben von A–Z, „0" für eine Ziffer von 0–9. Bereits mit einem dreistelligen Kode der Form X00 kann eine Erkrankung kodiert werden. Vier- oder fünfstellige Kodes der Form X00.0 bzw. X00.00 bezeichnen Unterformen derselben Krankheit.

Im ambulanten Bereich ist die Angabe der Diagnosesicherheit als Zusatz zum ICD-Code verpflichtend. Folgende Buchstaben werden dazu an den ICD-Schlüssel angehängt:

A = Ausschluss einer Erkrankung
V = Verdacht auf eine Erkrankung
G = gesicherte Diagnose
Z = symptomloser Endzustand nach überstandener Krankheit.

Optional, aber sinnvoll, ist die Angabe der Seitenlokalisation bei paarigen Organen oder Körperteilen. Folgende Buchstaben können dazu angehängt werden:

R = rechts
L = links
B = beidseitig.

Bei der Angabe der Abrechnungsdiagnosen muss beachtet werden, dass nur solche Diagnosen übermittelt werden, derentwegen der Patient im entsprechenden Quartal behandelt wurde. Nicht übermittelt werden dürfen Dauerdiagnosen ohne Leistungsbezug im abzurechnenden Quartal.

▶ *Beispiele:*

10.01.	B06.9V	*Verdacht auf komplikationslose Rötelninfektion*
03.02.	B06.9Z	*Zustand nach Röteln ohne Komplikation*
		(= in der Anamnese festgehaltene, zurückliegende Rötelnerkrankung)
17.05.	T23.1GR	*Verbrennung 1. Grades des Handgelenkes und der Hand,*
		gesicherte Diagnose, rechts

2.4.4   Abrechnungsschein (Muster 5)

Der Abrechnungsschein – Muster 5 – wird beim **ersten Besuch** des Patienten **im Quartal** in der Vertragsarztpraxis angelegt, falls die Abrechnung im Ersatzverfahren, z.B. weil die Gesundheitskarte defekt ist, erfolgt.

Anschließend **unterschreibt** der Patient mit Angabe des Datums den Abrechnungsschein und **bestätigt damit seine Kassenmitgliedschaft.**

Der Vertragsarzt benötigt den Abrechnungsschein für seine **Honorarabrechnung** mit der Kassenärztlichen Vereinigung.

▶ **Arbeitshinweis:**

> Die **Rückseite** enthält **Muster 6** (Überweisungsschein)
> LF 4   4.4.3 Überweisungsscheine

Muster 5

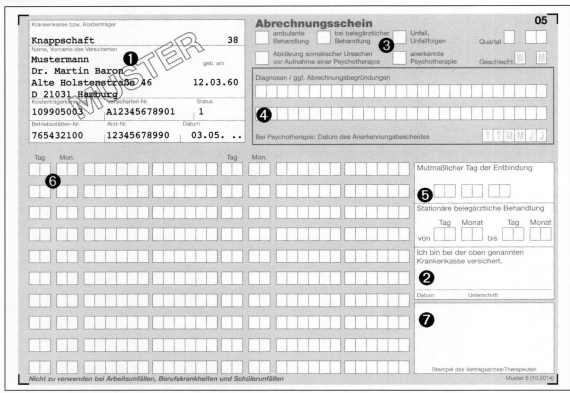

❶ **Personalienfeld,** manuelle Eingabe

❷ **Unterschrift** des Patienten mit Datum

Eine Unterschriftsleistung ist nicht erforderlich
- bei Versicherten, die einen **gesetzlichen Vertreter** haben
  (z.B. Versicherte unter 15 Jahren),
- bei Versicherten, die zur Unterschriftsleistung **nicht in der Lage** sind,
- wenn **nur** telefonische Leistungen als **einzige Leistungen** im Behandlungsfall zur Abrechnung kommen; z.B. EBM-GOP 01 435 Telefonische Beratung des Patienten …

© Verlag Europa-Lehrmittel

❸ Rechts neben dem Personalienfeld müssen weitere Angaben gemacht werden:

- es ist anzukreuzen, ob es sich um **„ambulante"** ärztliche Behandlung oder um **„stationäre"** belegärztliche Behandlung handelt;

  ▶ **Hinweis:**

  Findet im selben Quartal sowohl ambulante als auch stationäre belegärztliche Behandlung statt, sind zwei Abrechnungsscheine mit der jeweils entsprechenden Kennzeichnung auszustellen.

- es ist anzukreuzen, wenn die Behandlung wegen eines Unfalls oder Unfallfolgen durchgeführt wird;

- das (Abrechnungs-) **Quartal** und die Endziffern des Jahres sind einzutragen;

- es ist anzukreuzen, ob die Leistungen im Zusammenhang mit der **Abklärung somatischer Ursachen vor Aufnahme einer Psychotherapie** erfolgen;

- es ist anzukreuzen, wenn eine (durch einen Gutachter) anerkannte **Psychotherapie** durchgeführt wird;

- es ist anzukreuzen das **Geschlecht des Patienten.** Für Patienten mit unbestimmten Geschlecht werden beide Felder angekreuzt.

❹ Das **Diagnosenfeld** ist entsprechend **ICD-10-GM** auszufüllen. Die Angabe ist wichtig für die Plausibilität der Abrechnung.

Bei Psychotherapieabrechnungen ist das Datum des Anerkennungsbescheides der Krankenkasse einzutragen

❺ In diesem Bereich sind folgende Angaben erforderlich:

- erfolgt die ärztliche Betreuung im Rahmen der **Mutterschaftsvorsorge**, so ist der mutmaßliche (= voraussichtliche) Tag der Entbindung sechsstellig (TT.MM.JJ) einzutragen;

- bei stationärer **belegärztliche Behandlung** ist das Aufnahme- und das Entlassungsdatum dieser stationären Behandlung jeweils mit Tag und Monat (TT.MM) einzutragen.

❻ In den Abrechnungsschein werden **alle erbrachten ärztlichen Leistungen** für die Abrechnung mit der KV eingetragen.

In die Kästchen **„Tag"** trägt man den jeweiligen **Behandlungstag** zweistellig, ggf. mit einer führenden Null ein (z. B. „01" für den ersten Tag des Monats).

In die Kästchen **„Monat"** trägt man den jeweiligen **Behandlungsmonat** zweistellig, ggf. mit einer führenden Null ein (z. B. „01" für den Monat „Januar").

In das **sechsstellige Feld** wird die **ärztliche Leistung** entsprechend dem EBM eingetragen. Nicht benutzte Felder zu einer EBM-Eintragung bleiben frei. Sind mehr als zwei Leistungen gleichzeitig anlässlich einer Arzt-Patienten-Begegnung erbracht worden, ist in der darunter liegenden Zeile ohne erneute Datumsangabe weiter einzutragen. Reicht der Platz auf dem gesamten Abrechnungsschein (Muster 5) für die Eintragungen der erbrachten ärztlichen Leistungen nicht aus, so ist ein zweiter Schein zu verwenden und anzuhängen.

▶ **Achtung:**

1. Regional können **zusätzliche Kennzeichen** an die EBM-Nummer anzuhängen sein.

2. Regional können die **Eintragevorschriften** für Muster 5 **unterschiedlich** sein.

Bitte achten Sie auf die Mitteilungen Ihrer KV!

❼ Vor Abgabe der Honorarabrechnung an die Kassenärztliche Vereinigung ist noch der **Vertragsarztstempel** aufzutragen.

2.4.5 ✎Wie war das noch?

1. a) Wer trägt grundsätzlich die Herstellungskosten für die Formulare?
 b) Wo erhält der Vertragsarzt diese Formulare?

→ a) ....

→ b) ....

2. Von diesen generellen Regelungen (s. Frage 01.) gelten für das Arzneiverordnungsblatt (Muster 16) und das Betäubungsmittelrezept Ausnahmen.
Nennen Sie diese jeweiligen Ausnahmen.

→ **Arzneiverordnungsblatt** ● ....

● ....

→ **Betäubungsmittelrezept** ● ....

3. Wann erst darf ein Arzt ein Formular unterschreiben?

→ ....

4. Welche Informationen enthält der Vertragsarztstempel?

→ ....

→ ....

→ ....

5. Wie erkennt man, ob das Ausfüllen eines Formulars vergütet wird?

→ ....

6. Nennen Sie die jeweils vereinbarte Muster-Nummer für folgende Formulare:

a) Arzneiverordnungsblatt   f) Betäubungsmittelrezept
b) Verordnung von Krankenhausbehandlung   g) Notfall-/Vertretungsschein
c) Abrechnungsschein   h) Verordnung einer Krankenbeförderung
d) Arbeitsunfähigkeitsbescheinigung   i) Überweisungsschein für Laboratoriumsuntersuchungen
e) Überweisungsschein   als Auftragsleistung

→ a)..   → f)..

→ b)..   → g)..

→ c)..   → h)..

→ d)..   → i)..

→ e)..

7. Nennen Sie die jeweils vereinbarte Muster-Nummer der drei Formulare für die Verordnung von Heilmitteln mit deren jeweiligen Therapiemaßnahmen:

→ ....

→ ....

→ ....

2.4   Formulare der vertragsärztlichen Versorgung – Wie war das noch?

Lernfeld
2

Seite
122

8. Nennen Sie vier Formulare, auf denen die Diagnosen nach ICD-10-GM zu verschlüsseln sind.

→ ....

→ ....

→ ....

→ ....

9. Bei der Verschlüsselung der Krankheitsdiagnosen ist die Angabe der Diagnosesicherheit im ambulanten Bereich verpflichtend. Nennen Sie die zu verwendenden Buchstaben und deren Bedeutung.

→ ....

10. Wann wird der Abrechnungsschein ausgestellt, und was hat der Patient dabei zu tun?

→ ....

→ ....

11. Füllen Sie den abgebildeten Abrechnungsschein aufgrund der folgenden Angaben aus.

Anton Anger, geb. 08.05.58, wohnhaft Bonner Str. 17 in 40589 Düsseldorf; er ist versichert bei der DAK Gesundheit, Versichertenstatus 1. Die Gesundheitskarte ist bis Ende 2020 gültig, WOP 38.

Patient Anton Anger wurde wegen Angina – J 11.1 G – beim Allgemeinarzt/Hausarzt an folgenden Tagen behandelt:

01.03.	vollständige Untersuchung einschl. Beratung	GOP 03 000
	Ausstellung einer AU-Bescheinigung	
	i.m. Injektion	
04.03.	symptombezogene Untersuchung	(keine GOP)
08.03.	Abschlussuntersuchung, Wiederholungsrezept	(keine GOP)

2.5   Grundlagen der ärztlichen Abrechnung

Schon beim Empfang des Patienten entscheidet sich durch den vorgelegten Behandlungsausweis, welcher Kostenträger die ärztlichen Behandlungskosten übernehmen wird und nach welcher Gebührenordnung demzufolge die erbrachten Leistung zu berechnen sind. Legen Patienten keinen Behandlungsausweis vor, gelten sie grundsätzlich als Privatpatienten. Allen Privatpatienten ist eine Rechnung auf der Grundlage der GOÄ zu stellen.

2.5.1   Überblick über die verschiedenen Gebührenordnungen

▶ Gebührenordnungen stellen die **Grundlage** dar für die Honorierung der ärztlichen Leistungen, die entweder vom Arzt selbst oder von den unter seiner Aufsicht und Verantwortung tätigen Medizinischen Fachangestellten erbracht werden.

▶ Gebührenordnungen sind keine Erfindung unserer Zeit; Vorläufer der heute gültigen Gebühren-ordnungen war die Preußische Gebührenordnung (Preugo), die noch viele Jahre für die Bundesrepublik Deutschland Gültigkeit besaß.

▶ Erst 1965 erließ die Bundesregierung mit Zustimmung des Bundesrates als Rechtsverordnung eine Amtliche Gebührenordnung, die

Gebührenordnung für Ärzte (GOÄ).

▶ Der nächste wesentliche Schritt auf dem Weg zu dem heutigen Gebührenordnungssystem wurde durch das Krankenversicherungs-Kostendämpfungsgesetz (KVKG) ausgelöst. Aufgrund dieses Gesetzes wurde ab 1978 der KBV und den Verbänden der der Krankenkassen der

Einheitliche Bewertungsmaßstab (EBM) vorgeschrieben.

▶ Dazu wurde ein besonderer **Bewertungsausschuss** vom Gesetzgeber vorgegeben, der aus je drei von der KBV und vom GKV-Spitzenverband benannten Mitgliedern besteht.

Das heutige Gebührenordnungssystem lässt sich wie folgt darstellen:

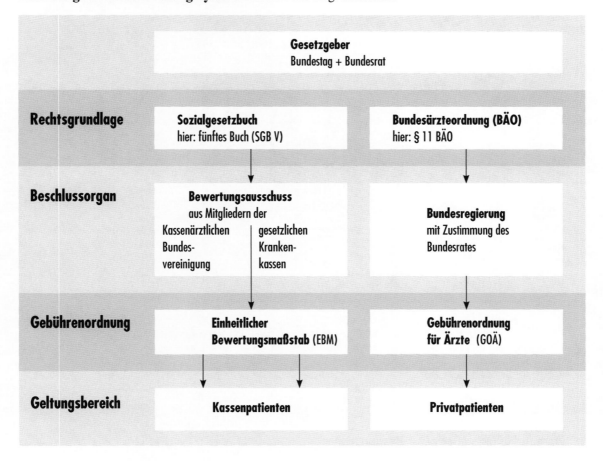

2.5.2   Einheitlicher Bewertungsmaßstab (EBM)

Als Bestandteil des Bundesmantelvertrags vereinheitlicht er aufgrund der gesetzlichen Vorschriften die Vergütungsregelungen für alle vertragsärztlichen Leistungen, in dem er die berechnungsfähigen Leistungen genau bestimmt und sie im Verhältnis zueinander durch Punktzahlen bewertet. Für diese Aufgabe hat der Gesetzgeber einen gemeinsamen Bewertungsausschuss eingesetzt, der verbindliche Entscheidungen trifft, durch die der EBM die Eigenschaft einer Rechtsnorm erhält. Dieser Rechtsnorm EBM sind alle an der vertragsärztlichen Versorgung Beteiligten, also Ärzte, Psychotherapeuten und Krankenkassen – und damit die Versicherten – gleichermaßen unterworfen. Der Katalog der abrechnungsfähigen Leistungen ist abschließend. Das bedeutet, dass eine ärztliche Leistung, die nicht im EBM enthalten ist, auch nicht in der Abrechnung vertragsärztlicher Leistungen berechnet werden kann und darf.

Der EBM wird als Dienstauflage der Kassenärztlichen Bundesvereinigung jeder Vertragsarztpraxis zur Verfügung gestellt. In einigen KV-Bereichen werden den Vertragsärzten Sonderdrucke des EBM zur Verfügung gestellt, die zusätzliche Angaben beinhalten, so z.B. regionale vertragliche Sondervereinbarungen (z.B. KV Bayern).

Benutzerfreundliche Onlineversionen des EBM finden sich auf der Internetseite der KBV und als App: „KBV2GO!"

Titelblatt des EBM

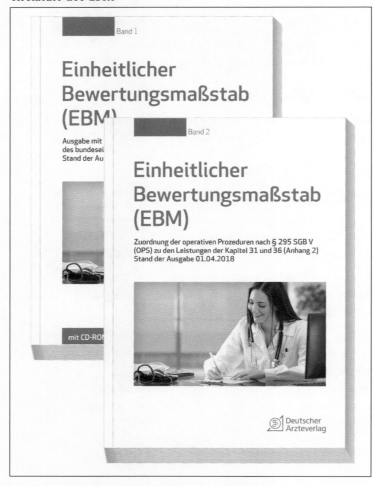

© Mit freundlicher Genehmigung des Deutschen Ärzteverlages

© Verlag Europa-Lehrmittel

Als Grundlagen des Einheitlichen Bewertungsmaßstabs (EBM) werden im Folgenden dargestellt:

■ **Geltungsbereich des EBM**

■ **Aufbau des EBM**

■ **Bereich I EBM – Allgemeine Bestimmungen**

Geltungsbereich des EBM

Der EBM gilt für die Abrechnung ärztlicher Leistungen mit den:

▶ **Gesetzlichen Krankenkassen**

▶ **Sonstigen Kostenträgern**

> Ärztliche Leistungen, für die der Vertragsarzt eine Vergütung beanspruchen kann, sind nur solche Leistungen, die er **persönlich** erbracht hat oder die durch qualifizierte nichtärztliche Mitarbeiter auf **seine Anordnung** hin und unter **seiner fachlichen Überwachung** ausgeführt wurden.

> ▶ **Hinweis:**

> **Alle ärztlichen Leistungen** im Rahmen der vertragsärztlichen Versorgung
>
> - fallen unter die Honorarregelungen des EBM,
> - sind über die zuständige Kassenärztliche Vereinigung abzurechnen.

Aufbau des EBM

Der EBM weist jeder Fachgruppe sowohl in der hausärztlichen wie in der fachärztlichen Versorgung genau die Gebührenordnungspositionen zu, die für sie berechnungsfähig sind. Die so entstandene Struktur des EBM sieht zunächst kompliziert aus. Hat man den Aufbau aber durchschaut, gestaltet sich der Umgang mit dem EBM aber außerordentlich logisch und praxisbezogen.

In den folgenden Buchkapiteln wird deshalb besonderer Wert darauf gelegt, die Technik im praktischen Umgang mit dem EBM zu vermitteln, so dass sich die Abrechnung der einzelnen Gebührenordnungspositionen komplikationslos gestaltet.

Der EBM gliedert sich in

- **7 Bereiche (I – VII),**
- **die Bereiche II – V enthalten 40 Kapitel, der Bereich VII enthält Kapitel 50 und 51**
- **die Kapitel unterteilen sich in weitere Abschnitte.**

Die Bereiche sind mit römischen Ziffern, Kapitel und Abschnitte mit arabischen Zahlen nummeriert.

Die 7 Bereiche lauten:

I	Allgemeine Bestimmungen
II	Arztgruppenübergreifende allgemeine Gebührenordnungspositionen (Kapitel 1 und 2)
III	Arztgruppenspezifische Gebührenordnungspositionen (Kapitel 3 – 27)
III.a	Hausärztlicher Versorgungsbereich
III.b	Fachärztlicher Versorgungsbereich
IV	Arztgruppenübergreifende spezielle Gebührenordnungspositionen (Kapitel 30 – 38)
V	Kostenpauschalen (Kapitel 40)
VI	Anhänge
VII	Ausschließlich im Rahmen der ambulanten spezialfachärztlichen Versorgung (ASV) berechnungsfähige Gebürenordnungspositionen (Kapitel 50 und 51)

▶ **Bereich I: Allgemeine Bestimmungen**

- gilt für alle Vertragsärzte und
- enthält grundlegende verbindliche Aussagen zu den Leistungsbeschreibungen und zur Abrechnungsfähigkeit der Leistungen im EBM.
  Als Vertragsärzte gelten auch psychologische Psychotherapeuten, Kinder- und Jugendlichenpsychotherapeuten sowie ermächtigte Ärzte und in Medizinischen Versorgungszentren angestellte Ärzte.

▶ **Bereich II: Arztgruppenübergreifende allgemeine Gebührenordnungspositionen**

- weil es sich um „allgemeine" Leistungen handelt, können sie von jedem Vertragsarzt abgerechnet werden, sofern sie ausdrücklich in seinem EBM-Kapitel (Präambel) aufgeführt sind;
- hierzu gehören z.B. Unvorhergesehene Inanspruchnahme des Vertragsarztes und Leistungen im organisierten Not(-fall)dienst, Besuche, schriftliche Mitteilungen, Gesundheits- und Früherkennungsuntersuchungen, Empfängnisregelung, Sterilisation, Schwangerschaftsabbruch, kleine Chirurgie, physikalisch-therapeutische Leistungen.

▶ **Bereich III: Arztgruppenspezifische Gebührenordnungspositionen**

- sind unterteilt in Hausärztlichen und Fachärztlichen Versorgungsbereich;
- weil es sich um „spezifische" Leistungen handelt, können sie nur von den in den entsprechenden Kapiteln (Präambel) genannten Vertragsärzten abgerechnet werden;
- für jede Facharztgruppe ist in der Präambel ihres Kapitels verbindlich und abschließend festgeschrieben, welche Leistungen überhaupt nur abgerechnet werden können.

▶ **Bereich IV: Arztgruppenübergreifende spezielle Gebührenordnungspositionen**

- können von jedem Vertragsarzt erbracht und abgerechnet werden, wenn er dazu nach dem Berufsrecht befugt ist und die entsprechenden Leistungen in der Präambel seines Fachgruppenkapitels als abrechnungsfähige Leistungen benannt sind;
- spezielle Leistungen sind z.B. Allergologie, Chirotherapie, physikalische Therapie, Laboratoriumsmedizin, Radiologie, Strahlenbehandlung.

▶ **Bereich V: Kostenpauschalen**

- in Euro festgelegte Erstattungen für genau beschriebene Ausgaben des Vertragsarztes;
- hierzu gehören z.B. Porto und Kosten für Fotokopien.

▶ **Bereich VI: Anhänge**

- 1. Anhang   Verzeichnis der nicht gesondert berechnungsfähigen Leistungen
- 2. Anhang   Zuordnung der operativen Prozeduren (OPS) zu den Kapiteln 31 und 36
- 3. Anhang   Angaben für den zur Leistungserbringung erforderlichen Zeitaufwand des Vertragsarztes
- 4. Anhang   Verzeichnis der nicht oder nicht mehr berechnungsfähigen Leistungen
- 5. Anhang   Anhang zum Abschnitt 30.2.2
- 6. Anhang   Zuordnung der GOP der Kapitel 50 und 51 zu den Anlagen der Richtlinie des GBA über die ambulante spezialfachärztliche Versorgung

▶ **Bereich VII: Ausschließlich im Rahmen der ambulanten spezialfachärztlichen Versorgung (ASV) berechnungsfähigen Gebührenordnungspositionen**

- Unter der spezialfachärztlichen Versorgung (ASV) versteht man die interdisziplinäre Betreuung und Behandlung von seltenen Krankheiten oder schweren Verlaufsformen von Krankheiten. An der ASV sind Vertragsärzte und Krankenhäuser beteiligt.

Die Kapitel in den verschiedenen Bereichen sind:

Bereich II: 1 Allgemeine Gebührenordnungspositionen
                          2 Allgemeine diagnostische und therapeutischen Gebührenordnungspositionen

Bereich III: 3 Hausärztlicher Versorgungsbereich
                          4 Versorgungsbereich der Kinder- und Jugendmedizin
                          5 Anästhesiologische Gebührenordnungspositionen
                          6 Augenärztliche Gebührenordnungspositionen
                          7 Chirurgische, kinderchirurgische und plastisch-chirurgische Gebührenordnungspositionen
                          8 Frauenärztliche, geburtshilfliche und reproduktionsmedizinische Gebührenordnungspos.
                          9 Hals- Nasen- Ohrenärztliche Gebührenordnungspositionen

Für die Abschnitte der verschiedenen Kapitel folgen einige Beispiele:

30.6   Proktologie

30.7   Schmerztherapie

30.8   Soziotherapie

30.9   Schlafstörungsdiagnostik

30.10   Leistungen der spezialisierten Versorgung HIV-infizierter Patienten gemäß
        Qualitätssicherungsvereinbarung nach § 135 Abs. 2 SGB V

30.11   Neurospychologische Therapie

30.12   Spezielle Diagnostik und Eradikationstherapie im Rahmen von MRSA

30.13   Spezialisierte geriatrische Diagnostik und Versorgung

31.1   Präoperative Gebührenordnungspositionen

31.2   Ambulante Operationen

31.6   Orthopädisch-chirurgisch konservative Gebührenordnungspositionen

32.1   Grundleistungen

32.2   Allgemeine Laboratoriumsuntersuchungen

32.3   Spezielle Untersuchungen

In den Kapiteln 3 bis 27 findet jede Facharztgruppe verbindlich und abschließend die Gebührenordnungspositionen, die sie abrechnen kann. In der Präambel jeden Kapitels ist auch genau genannt, welche Gebührenordnungspositionen aus den anderen Bereichen von den jeweiligen Vertragsärzten abgerechnet werden dürfen. Insofern kann jedes Kapitel als eigener „Facharzt-EBM" angesehen werden. Jede einzelne Gebührenordnungsposition ist mit einer **fünfstelligen EBM-Nr.** eindeutig gekennzeichnet. Dabei werden einstellige Kapitelnummern durch eine vorangesetzte „0" zweistellig geschrieben.

▶ Beispiel:

EBM-Nr. 07 210

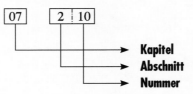

Kapitel	07	Chirurgische, ... Gebührenordnungspositionen
Abschnitt	2	Chirurgische Grundpauschale
Nummer	10	fortlaufende Nummerierung

Bei der EBM-Nr. 07 210 handelt es sich somit um die Grundpauschale aus dem Bereich der chirurgischen Gebührenordnungspositionen.

Um dieses Ordnungsprinzip auch sprachlich zum Ausdruck zu bringen, sollte man diese EBM-Nr. „null-sieben – zweihundertzehn" aussprechen.

▶ Arbeitshinweis:

Der Begriff **„Gebührenordnungsposition"** wird im folgenden **gesamten Buchtext und in den EBM-Auszügen** abgekürzt durch das **Kürzel „GOP".**

Bereich I EBM – Allgemeine Bestimmungen

Diese allgemeinen Bestimmungen werden einmal als Bereich I der Gebührenordnung allen anderen Ausführungen vorangestellt, zum anderen werden die meisten der dann folgenden einzelnen Abschnitte mit eigenen, gebietsbezogenen allgemeinen Bestimmungen, Präambeln genannt, eingeleitet.

Aus der Vielzahl allgemeiner Bestimmungen werden folgende für die Grundkenntnisse der ärztlichen Abrechnung wesentlichen Vorschriften erläutert:

- **Leistungsinhalt**
- **Arzt-Patienten-Kontakt**
- **Pauschalvergütung ärztlicher Leistungen**
- **Begriffsdefinition bei operativen Eingriffen**

- **Leistungserbringung**
- **Altersklassen der behandelten Patienten**
- **Fachärztliche Grundversorgung**

Leistungsinhalt

Der EBM bestimmt den Inhalt der abrechnungsfähigen GOP und ihr wertmäßiges, in Punkten ausge-drücktes Verhältnis zueinander.

Die Beschreibung der einzelnen Leistungsinhalte enthält folgende Informationen:

▶ **Beispiele:**

GOP:	Text:

■ den Inhalt der abrechnungsfähigen Leistungen

01 410 **Besuch eines Kranken**, wegen der Erkrankung ausgeführt

01 411 **Dringender Besuch**, wegen der Erkrankung unverzüglich nach Bestellung ausgeführt ...

Die zu erbringenden Leistungsinhalte können bestehen aus:

01 420 **Überprüfung der Notwendigkeit und Koordination der verordneten häuslichen Krankenpflege**

● **Obligaten** Leistungsinhalten: Leistungsinhalte, die alle vor der Abrechnung dieser GOP verpflichtend erbracht werden müssen. Auch wenn nur einer der obligaten Leistungs-inhalte nicht erbracht wurde, kann die GOP nicht abgerechnet werden.

Obligater Leistungsinhalt
– Anleitung der Bezugs- und Betreuungsperson(en)
– Überprüfung von Maßnahmen der häuslichen Krankenpflege

● **Fakultativen** Leistungsinhalten: Leistungsinhalte, die nicht in jedem Fall anfallen. Wenn sie aber erbracht werden müssen, sind sie nicht ge-sondert berechnungsfähig.

Fakultativer Leistungsinhalt
– Koordinierende Gespräche mit einbezogenen Pflegefachkräften bzw. Pflegekräften

■ Hinweis zur **Abrechnungshäufigkeit**
Hier wird angegeben, wie oft eine GOP mit Bezug auf einen bestimmten Abrechnungs-zeitraum abgerechnet werden kann.

einmal im Behandlungsfall

■ den **Wert** jeder GOP in Punkten

01 410   212 Punkte
01 411   469 Punkte
01 420   94 Punkte

■ Hinweis zur **Berechnungsfähigkeit von GOP neben anderen GOP** ggf. mit Bezug auf einen bestimmten Abrechnungszeitraum.

01 100 **Unvorhergesehene Inanspruch-nahme des Vertragsarztes ...**
Die GOP 01 100 ist nicht neben den GOP 01 101, 01 102 ... berechnungsfähig.

● eine GOP ist in derselben Sitzung neben einer anderen GOP nicht berechnungsfähig.

● Eine GOP ist an demselben Behandlungs-tag neben einer anderen GOP nicht berech-nungsfähig, unabhängig davon, wie viele A-P-K stattgefunden haben.

01 600 **Ärztlicher Bericht ...**
Die GOP 01 600 ist am Behandlungs-tag nicht neben den GOP 31 010 ... berechnungsfähig.

● Eine GOP ist im selben Behandlungsfall (Quartal) neben einer anderen GOP nicht berechnungsfähig, unabhängig davon, wie viele A-P-K im Quartal stattgefunden haben.

Die GOP 01 600 ist im Behandlungs-fall nicht neben den GOP 01 793, 01 794 ... berechnungsfähig.

● Eine GOP ist im selben Krankheitsfall (vier aufeinander folgende Quartale) neben einer anderen GOP nicht berechnungsfähig.

Die GOP 01 600 ist im Krankheits-fall nicht neben der GOP 01 842 berechnungsfähig.

© Verlag Europa-Lehrmittel

Leistungserbringung

▶ Eine GOP ist **nur** berechnungsfähig,

▶ *Beispiele:*

GOP:	Text:
03 000	Versichertenpauschale (Allg. hausärztliche Versorgung)
obligat:	– persönlicher Arzt-Patienten-Kontakt
fakultativ:	– Allg. und fortgesetzte ärztliche Betreuung eines Patienten …; …
	– weitere persönliche oder andere Arzt-Patienten-Kontakte
	– in Anhang 1 aufgeführte Leistungen

● wenn sie **vollständig,** d.h. wenn alle obligaten Inhalte erbracht worden sind, alle Dokumentationspflichten erfüllt, sowie die erbrachten fakultativen Leistungen dokumentiert sind

und gegebenenfalls

alle geforderten Arzt-Patienten-Kontakte stattgefunden haben.

GOP:	Text:
07 310	Zusatzpauschale Behandlung und Diagnostik von Erkrankungen des Stütz- und Bewegungsapparates …
obligat:	– Funktionsdiagnostik …, …
	– **mind. 3 Arzt-Patienten-Kontakte** im Behandlungsfall,
fakultativ:	– Anlage … eines immobilisierenden Verbandes … …

▶ GOP sind **nicht** berechnungsfähig,

● wenn sie **Teil einer anderen** berechnungsfähigen **GOP** sind, d.h. die GOP 01 600 ist nicht berechnungsfähig, wenn die GOP 08 211 abgerechnet wurde, weil dann der ärztliche Bericht mit der Vergütung für die GOP 08 211 abgegolten ist.

GOP:	Text:
01 600	Ärztlicher Bericht …
08 211 …	Frauenärztliche Grundpauschale
fakultativ:	…
	– Ärztlicher Bericht entsprechend der GOP 01 600, …

● Ist die Berechnung von erbrachten Leistungen nebeneinander ausgeschlossen, kann die jeweils höher bewertete GOP abgerechnet werden.

GOP:	Text:
08 311	Urethro(-zysto)skopie = 272 Punkte;
08 310	Apparative Untersuchung einer Patientin mit Harninkontinenz = 605 Punkte.

Abrechnung:
GOP 08 310 (605 Punkte-GOP)

© Verlag Europa-Lehrmittel

Arzt-Patienten-Kontakt

Eine GOP, die den **„persönlichen Arzt-Patienten-Kontakt"** vorschreibt, setzt voraus, dass sich

- Arzt und Patient an einem Ort treffen und
- die Erkrankung des Patienten gemeinsam besprechen (Interaktion).

Bei Säuglingen, Kleinkindern und bei krankheitsbedingt erheblich kommunikationsgestörten Kranken (z.B. Taubheit, Sprachverlust) ist dieser persönliche Kontakt auch gegeben, wenn die Interaktion über eine Bezugsperson erfolgt, wobei aber alle drei, Arzt, Patient und Bezugsperson, an einem Ort gleichzeitig anwesend sein müssen.

Andere Arzt-Patienten-Kontakte, also nicht persönliche, setzen mindestens einen telefonischen Kontakt und/oder einen Kontakt im Rahmen einer Videosprechstunde gemäß Anlage 31 b zum BMV-Ä und/ oder einen mittelbaren Kontakt (z.B. Fax, E-Mail, Ehefrau für Ehemann, Mutter für Kind) zwischen Arzt und Patient voraus, wobei sich beide zwar nicht an einem Ort treffen müssen, die Interaktion sich aber auf die Krankheit des Patienten beziehen muss.

Altersklassen

Für die Abrechnung der richtigen GOP ist häufig das Alter des behandelten Patienten maßgeblich.

So kann eine GOP beinhalten

▶ Beispiele:

- eine **ganz genaue Altersangabe**

     03 360   Hausärztlich-geriatrisches Basisassessment für Patienten ab vollendetem 70. Lebensjahr

oder

- eine **Altersklasse**

     01 722   Sonographische Untersuchung der **Säuglingshüften** ...

Folgende Altersklassen werden im EBM unterschieden:

Neugeborenes	bis zum vollendeten 28. Lebenstag
Säugling	ab Beginn des 29. Lebenstages bis zum vollendeten 12. Lebensmonat
Kleinkind	ab Beginn des 2. bis zum vollendeten 3. Lebensjahr
Kind	ab Beginn des 4. bis zum vollendeten 12. Lebensjahr
Jugendlicher	ab Beginn des 13. bis zum vollendeten 18. Lebensjahr
Erwachsener	ab Beginn des 19. Lebensjahres

Für die Zuordnung zu einer der Altersklassen ist mit Ausnahme des Neugeborenen das Alter des Patienten bei der ersten Inanspruchnahme bzw. am Tag der ersten Leistungsabrechung im Quartal entscheidend.

Lernfeld
2
Seite
131

Pauschalvergütung ärztlicher Leistungen

Im Bereich III des EBM werden die Kapitel 03 bis 27 mit entsprechenden Pauschalvergütungen für die ärztlichen Leistungen eingeleitet. Dabei kann es sich handeln um eine

- **Versichertenpauschale**

- **Grundpauschale**

- **Konsiliarpauschale**

- **Zusatzpauschale**

Mit den **Pauschalen** sollen alle im Abrechnungszeitraum üblicherweise im Rahmen der hausärztlichen oder fachärztlichen Versorgung eines gesetzlich Versicherten zu erbringenden Leistungen vergütet werden.

▶ Die **Versichertenpauschale** gilt für die Arztgruppen, die im Hausärztlichen Versorgungsbereich (Bereich III.a EBM) tätig sind. Die Vergütung der Pauschale richtet sich nach dem Alter des Patienten, weil in verschiedenen Altersstufen Art und Häufigkeit der Erkrankungen statistisch unterschiedlich sind und damit ein unterschiedlicher Behandlungsaufwand verbunden ist.

Mit der Versichertenpauschale sind abgegolten:

- alle persönlichen und weitere andere Arzt-Patienten-Kontakte im Quartal,

- die allgemeine und fortgesetzte ärztliche Betreuung eines Patienten in Diagnostik und Therapie bei Kenntnis seines häuslichen und familiären Umfeldes,

- die Koordination diagnostischer, therapeutischer und pflegerischer Maßnahmen, insbesondere auch mit anderen behandelnden Ärzten, nichtärztlichen Hilfen und flankierenden Diensten,

- die Einleitung präventiver und rehabilitativer Maßnahmen sowie die Integration nichtärztlicher Hilfen und flankierender Dienste in die Behandlungsmaßnahmen,

- Erhebung von Behandlungsdaten und Befunden bei anderen Leistungserbringern und Übermittlung erforderlicher Behandlungsdaten und Befunde an andere Leistungserbringer, sofern eine schriftliche Einwilligung des Versicherten, die widerrufen werden kann, vorliegt,

- Dokumentation, insbesondere Zusammenführung, Bewertung und Aufbewahrung der wesentlichen Behandlungsdaten,

- die in Anhang 1 aufgeführten Leistungen.

▶ Die **Grundpauschale** gilt für die Arztgruppen, die im Fachärztlichen Versorgungsbereich (Bereich III.b EBM) tätig sind; z.B. Augenärzte und Hautärzte. Sie entspricht grundsätzlich der Versichertenpauschale im Hausärztlichen Versorgungsbereich und berücksichtigt inhaltlich die Besonderheiten der üblichen Leistungen der verschiedenen Facharztgruppen.

Bei Behandlung eines Patienten in einer Berufsausübungsgemeinschaft durch mehrere Ärzte verschiedener Fachgruppen können die Grundpauschalen der betreffenden Fachgebiete in demselben Behandlungsfall nebeneinander berechnet werden. Bei Berufsausübungsgemeinschaften mit Mitgliedern derselben Fachgruppe dagegen nur einmal.

▶ Die **Konsiliarpauschale** gilt dagegen für die Arztgruppen, von denen der behandelnde Arzt hauptsächlich diagnostische Leistungen anfordert; hierzu gehören z.B. Laborärzte, Radiologen, Nuklearmediziner oder Pathologen. Diese Arztgruppen werden nur auf Überweisung eines anderen Arztes tätig und unterbreiten diesem anschließend ihre diagnostische Einschätzung und gegebenenfalls auch Therapievorschläge; sie führen die Therapie aber meistens nicht selbst durch.

Obligate und fakultative Leistungsinhalte sind:

- persönlicher Arzt-Patienten-Kontakt,
- Überprüfung der vorliegenden Indikation,
- Veranlassung und Durchführung diagnostischer Leistungen,
- Auswertung der Untersuchungsergebnisse,
- in Anhang 1 aufgeführte Leistungen.

▶ Mit den **Zusatzpauschalen** werden bestimmte Leistungen aus dem Fachärztlichen Versorgungsbereich (Bereich III.b EBM) vergütet, die neben den Grundpauschalen bei der Durchführung fachgebietstypischer Maßnahmen erbracht werden.

Neben den Pauschalen, die am Anfang der GOP-Kapitel aufgeführt sind, enthält der EBM eine weitere sogenannte **Konsultationspauschale** (GOP 01 436).

Diese Konsultationspauschale wird für den persönlichen Arzt-Patienten-Kontakt im Rahmen einer Überweisung zur Auftragsleistung abgerechnet. Weiterhin kann sie für den persönlichen Arzt-Patienten-Kontakt bei Überweisungen zur Konsiliaruntersuchung oder Mit-/Weiterbehandlung rund um das ambulante Operieren berechnet werden.

Mit dem Hinweis auf **Anhang 1**, der vielen Leistungsbeschreibungen folgt, wird Bezug genommen auf das

Verzeichnis der nicht gesondert berechnungsfähigen Leistungen.

In diesem umfangreichen Verzeichnis werden die Leistungen aufgeführt, die je nach Facharztgruppe in der

- **Versichertenpauschale**   Kapitel 3 EBM – Hausärztlicher Versorgungsbereich bzw.
  Kapitel 4 EBM – Versorgungsbereich der Kinder- und Jugendmedizin

- **Grundpauschale**   alle anderen Facharztgruppen

oder

- **in sonstigen GOP**

enthalten und damit auch abgegolten sind.

Im folgenden **Auszug** aus dem Anhang 1: Verzeichnis der nicht gesondert berechnungsfähigen Leistungen werden beispielhaft Leistungen genannt, die sowohl in der Versichertenpauschale als auch in der Grundpauschale enthalten sind, und damit weder von hausärztlich tätigen Ärzten noch von den jeweils betroffenen Fachärzten gesondert berechnet werden können.

- Abnahme eines mindestens unter Einschluss eines großen Gelenkes oder des Rumpfes angelegten zirkulären, individuell modellierten Verbandes aus unelastischen, nicht weiter verwendbaren erstarrten Materialien (z.B. Gips)
- Absaugen körpereigener Flüssigkeiten
- Abtragung ausgedehnter Nekrosen im Hand- oder Fußbereich
- Anamnese(n), sofern nicht gesondert ausgewiesen
- Anästhesie eines peripheren Nervens

Anhang 1 (Fortsetzung)

– Änderung (z.B. Fensterung, …) eines nicht an demselben Tag angelegten zirkulären Gipsverbandes
– Ansteigendes Teilbad
– Ansteigendes Vollbad, einschl. Herz-Kreislauf- und Körpertemperaturüberwachung
– Ätzung im Enddarmbereich
– Ausspülung des Magens mittels Magenschlauch
– Ausstellung einer Arbeitsunfähigkeitsbescheinigung gem. §3 Entgeltfortzahlungsgesetz
– Ausstellung von Wiederholungsrezepten und/oder Überweisungsscheinen oder Übermittlung von Befunden oder ärztlichen Anordnungen an den Patienten im Auftrag des Arztes durch das Praxispersonal, auch mittels Fernsprecher
– Beratung der Bezugsperson(en)
– Beratung, auch mittels Fernsprecher
– Beratung, einschl. symptombezogener klinischer Untersuchung
– Blutentnahme durch Venenpunktion
– Digitale Ausräumung des Mastdarms, Reposition eines Mastdarmvorfalles und/oder Entfernung von Fremdkörpern aus dem Mastdarm
– Digitaluntersuchung des Mastdarms, ggf. einschl. der Prostata
– Doppler-sonographische Druckmessung an den Arterien einer Extremität, in Ruhe und nach Belastung
– Einbringung (Instillationen) von Medikamenten in Körperöffnungen
– EKG-Monitoring
– Elektrokardiographische Untersuchung (EKG)
– Entfernung eines nicht festsitzenden Fremdkörpers aus dem Gehörgang oder der Paukenhöhle
– Entfernung von Fäden oder Klammern aus einer Wunde
– Entfernung von Fremdkörpern aus der Nase als selbständige Leistung
– Entfernung von Ohrenschmalzpfröpfen
– Entnahme und Aufbereitung von Abstrichmaterial zur zytologischen (mikrobiologischen) Untersuchung
– Erhebung des Ganzkörperstatus
– Erörterung, Planung und Koordination gezielter therapeutischer Maßnahmen zur Beeinflussung systemischer Erkrankungen oder chronischer Erkrankungen mehrerer Organsysteme, insb. mit dem Ziel sparsamer Arzneitherapie durch den Arzt, der die kontinuierliche hausärztliche Betreuung durchführt, ggf. unter Einbeziehung von Bezugspersonen, ggf. einschl. schriftlicher ärztlicher Empfehlungen
– Infusion, subkutan
– Injektion, intrakutan, subkutan, submukös, subkonjuktival oder intramuskulär und intraartikulär
– Katherisierung der Harnblase mit Spülung, Instillation von Medikamenten und/oder Ausspülung von Blutkoagula
– Kleiner Schienenverband, auch als Notverband bei Frakturen
– Kleiner Schienenverband, bei Wiederanlegung derselben, nicht neu hergerichteten Schiene
– Klinisch-neurologische Basisdiagnostik
– Konsiliarische Erörterung zwischen zwei oder mehr behandelnden Ärzten … über die bei demselben Patienten erhobenen Befunde
– Leitungsanästhesie an einem Finger oder einer Zehe
– Medikamentöse Infiltrationsbehandlung
– Oberflächenanästhesie der tiefen Nasenabschnitte, von Trommelfell und/oder Paukenhöhle oder von Harnröhre und/oder Harnblase
– Orientierende Farbsinnprüfung mit Farbtafeln
– Pulsschreibung und/oder Druckmessung
– Schriftlicher Diätplan bei schweren Ernährungs- oder Stoffwechselstörungen, speziell für den einzelnen Patienten aufgestellt
– Spülungen jeglicher Art
– Stillung von Blutungen bzw. Nachblutungen, sofern nicht gesondert ausgewiesen
– Symptombezogene klinische Untersuchung bei einem Hausbesuch oder bei einer Visite
– Symptombezogene klinische Untersuchung zusätzlich bei Beratung und Erörterung
– Tamponade der Nase von vorn als selbständige Leistung
– Tape-Verband eines kleinen Gelenkes
– Trepanation eines Finger- oder Zehennagels

Anhang 1 (Fortsetzung)

– Unblutige Erweiterung des Mastdarmschließmuskels in Anästhesie/Narkose oder Reposition eines Analschleimhautprolapses
– Vektorkardiographie
– Vollständige Untersuchung eines oder mehrerer Organsysteme
– Wiederanlegen und ggf. Änderung von fixierenden Verbänden (mind. zwei Gelenke, …, Rumpf)
– Extraktion eines Milchzahnes

Begriffsdefinition bei operativen Eingriffen

Die Begriffsdefinition in Abschnitt 4.3.7 der allgemeinen Bestimmungen des EBM bezieht sich auf Größenangaben bei der Versorgung von Wunden.

Danach wird unterschieden in Wunden folgender Ausdehnung:

Art der Ausdehnung	EBM-Begriffe	Definition
Länge	klein / groß	kleiner oder größer 3 cm
Fläche	kleinflächig / großflächig	kleiner oder größer 4 cm²
Fläche/ Raum	lokal	bis zu 4 cm² oder bis zu 1 cm³
Fläche/ Raum	radikal /ausgedehnt	größer 4 cm² oder größer 1 cm³

Bei Eingriffen am Kopf und an den Händen sind immer die Gebührenordnungspositionen abzurechnen, die sich auf große Wunden beziehen.

Fachärztliche Grundversorgung

Zur Förderung der fachärztlichen Grundversorgung gibt es einen **Zuschlag zur fachärztlichen Grundpauschale.** Jeder Facharzt, der zu einer Fachgruppe der Grundversorgung gehört, kann sie abrechnen. Und zwar in jedem Behandlungsfall, in dem er ausschließlich Leistungen der Grundversorgung durchführt. In Behandlungsfällen, in denen ein Facharzt der Grundversorgung spezialisierte Leistungen wie ambulante Operationen, Akupunktur oder Schmerztherapie durchführt, bekommt er diesen Zuschlag nicht.

2.5.3 Amtliche Gebührenordnung für Ärzte (GOÄ)

Auf der Rechtsgrundlage der Bundesärzteordnung ist die Bundesregierung mit Zustimmung des Bundesrates für den Erlass einer Gebührenordnung für Ärzte zuständig.

Die gesetzlichen Rahmenbedingungen sind im § 11 Bundesärzteordnung beschrieben:

> „Die Bundesregierung wird ermächtigt, durch Rechtsverordnung mit Zustimmung des Bundesrates die **Entgelte für ärztliche Tätigkeit** in einer Gebührenordnung zu regeln. In dieser Gebührenordnung sind **Mindest- und Höchstsätze** für die ärztlichen Leistungen festzusetzen. Dabei ist den **berechtigten Interessen der Ärzte** und der zur Zahlung der Entgelte **Verpflichteten** Rechnung zu tragen."

Im Rahmen der Aufgabenteilung innerhalb der Bundesregierung nimmt das Bundesministerium für Gesundheit diese Aufgabe wahr.

Da diese Gebührenordnung nicht wie der EBM in Vertragsverhandlungen von den beteiligten Parteien vereinbart wird, sondern durch Rechtsverordnung vom staatlicher Seite vorgeschrieben wird, spricht man auch von einer „amtlichen Gebührenordnung".

Die **amtliche Gebührenordnung für Ärzte (GOÄ)** ist im Jahre 1965 eingeführt worden.
Bis zu diesem Zeitpunkt galt noch die Preußische Gebührenordnung für approbierte Ärzte und Zahnärzte (Preugo) aus dem Jahre 1924 mit ihren zwischenzeitlichen Ergänzungen.

Seit 1965 ist die Gebührenordnung für Ärzte erst zweimal – zum 1. Januar 1983 und zum 1. Januar 1996 – grundlegend überarbeitet worden. Die letzte Ausgabe des Deutschen Ärzteverlags trägt das Datum 1. Januar 2003, weil diese Ausgabe die Vergütung der Leistungen in DM und Euro angibt und damit der Einführung des Euro zum 1. Januar 2002 Rechnung trägt.

Darüber hinaus enthält diese Ausgabe zwei zusätzliche Gebührenspalten zur Abrechnung der allgemeinen und der besonderen Heilbehandlung zulasten der gesetzlichen Unfallversicherungsträger.

Titelblatt der GOÄ

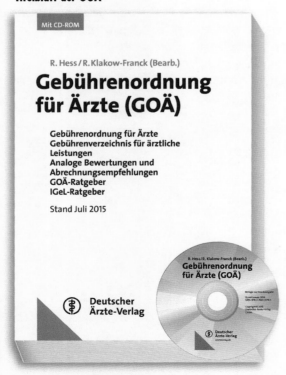

© Mit freundlicher Genehmigung des Deutschen Ärzteverlages

Im folgenden Text wird für die amtliche Gebührenordnung nur noch der Begriff „GOÄ" verwandt.

© Verlag Europa-Lehrmittel

Nach GOÄ sind ärztliche Leistungen abzurechnen, die für bestimmte Patientengruppen erbracht wurden; dabei gibt es auch jeweils unterschiedliche Verfahren der Rechnungslegung.

Die folgende Tabelle gibt einen Überblick über diese verschiedenen Patientengruppen und den entsprechenden Rechnungsweg:

GOÄ	
Patientengruppen	**(Ab-) Rechnungsweg**
Privatpatienten • Privatversicherte • Landes- und Bundesbeamte • Bahnbeamte IV • Postbeamte B	**Patient**
Bahnbeamte (Beitragsklassen I – III)	**Patient (vertragsgebunden)**
Bahnbeamte „Dienstunfall"	**Bundeseisenbahnvermögen Berlin**
Postbeamte „Dienstunfall"	**Unfallkasse Post und Telekom, Tübingen**
Jugendliche (Jugendarbeitsschutzuntersuchung)	**Gewerbeaufsichtsamt** (regional über KV)
gesetzlich Krankenversicherte bei individuellen Gesundheitsleistungen (IGel)	**Patient**

Die Abrechnung ärztlicher Leistungen bei Arbeitsunfallverletzten und Schülerunfallverletzten (siehe LF 10/ Teil 2 Gesetzliche Unfallversicherung) erfolgt nach dem Gebührenteil des Vertrages Ärzte-Unfallversicherungsträger. Dieser Gebührenteil entspricht der Struktur der GOÄ; die Vergütungssätze werden aber von den Partnern des Vertrages festgelegt.

Die **GOÄ** besteht aus **zwei Teilen**:

Teil 1	**Paragraphenteil**
Teil 2	**Übersicht über das Gebührenverzeichnis**

GOÄ – Teil 1/Paragraphenteil

Der Teil 1 der GOÄ besteht aus insgesamt 12 Abschnitten, Paragraphen genannt, die hier nur übersichtsmäßig aufgeführt werden. Die wichtigsten Vorschriften werden noch ausführlich besprochen.

Paragraph	**Überschrift**
§ 1	Anwendungsbereich
§ 2	Abweichende Vereinbarung
§ 3	Vergütungen
§ 4	Gebühren
§ 5	Bemessung der Gebühren für Leistungen des Gebührenverzeichnisses

Paragraph	Überschrift
§ 5a	Bemessung der Gebühren in besonderen Fällen
§ 5b	Bemessung der Gebühren bei Versicherten des Standardtarifes der privaten Krankenversicherung
§ 6	Gebühren für andere Leistungen
§ 6a	Gebühren bei stationärer Behandlung
§ 7	Entschädigungen
§ 8	Wegegeld
§ 9	Reiseentschädigung
§ 10	Ersatz von Auslagen
§ 11	Zahlungen durch öffentliche Leistungsträger
§ 12	Fälligkeit und Abrechnung der Vergütung; Rechnung

Folgende Paragraphen der GOÄ – Teil 1 werden eingehender erläutert:

- § 1 Anwendungsbereich
- § 2 Abweichende Vereinbarung
- § 3 Vergütungen
- § 4 Gebühren
- § 6 Gebühren für andere Leistungen

- § 7 Entschädigungen
- § 8 Wegegeld
- § 9 Reiseentschädigung
- § 10 Ersatz von Auslagen
- § 12 Erstellen einer Rechnung

§ 1 GOÄ Anwendungsbereich

Er legt fest, dass sich die Vergütungen für die beruflichen Leistungen der Ärzte nach dieser Verordnung bestimmen.

Ausnahmen von diesem Grundsatz sind nur durch Bundesgesetze möglich; zu diesen Bundesgesetzen gehört insbesondere das SGB V, das für vertragsärztliche Leistungen eine Vergütung nach EBM vorschreibt.

Vergütungen darf der Arzt nur für Leistungen berechnen, die nach den Regeln der ärztlichen Kunst für eine medizinisch notwendige ärztliche Versorgung erforderlich sind.

§ 2 GOÄ Abweichende Vereinbarung

Eine abweichende Vereinbarung, Abdingung genannt, ist eine schriftliche Vereinbarung zwischen Arzt und Privatpatient über die Gebühr für ärztliche und/oder technische Leistungen, wenn der Arzt über die Höchstwerte hinausgehen will. Eine solche freiwillige Vereinbarung muss vor Beginn der Behandlung schriftlich getroffen werden, anderenfalls ist sie unzulässig. Dem Patienten ist eine Durchschrift auszuhändigen.

Die Vereinbarung einer abweichenden Punktzahl oder eines abweichenden Punktwertes ist nicht zulässig. Notfall- und akute Schmerzbehandlungen dürfen nicht von einer Vereinbarung abhängig gemacht werden.

Eine Abdingung ist nicht zulässig bei den Leistungen nach den Abschnitten
A – Gebühren in besonderen Fällen,
E – Physikalisch-medizinische Leistungen,
M – Laboratoriumsuntersuchungen (+ Nr. 437 – Labor bei Intensivbehandlung),
O – Strahlendiagnostik (Röntgen)

► **Beispiel** *einer Abdingung*

Honorarvereinbarung   Berlin, 15. August 20..

Zwischen Herrn Dr. med. Ulrich Maier

und   Herrn Anton Patient

wird nach § 2 Abs. 1 in Verbindung mit § 5 der Gebührenordnung für Ärzte (GOÄ) für

die Behandlung von Sohn Peter Patient

nach Erörterung der Steigerungssätze durch die Unterzeichnenden folgende Honorarvereinbarung getroffen:

1. Die ärztlichen Leistungen für den operativen Eingriff zur Entfernung eines Nasenpolypen –
   gemäß GOÄ-Nr. 1440 – werden mit dem 6-fachen Gebührensatz (= 45,48 EUR) berechnet.

2. Die notwendigen Anästhesieleistungen – intravernöse Kurznarkose gemäß GOÄ-Nr. 451 –
   werden mit dem 4-fachen Gebührensatz (= 28,20 EUR) berechnet.

3. Die Nachuntersuchungen am Nachmittag des Operationstags und am Folgetag – gemäß
   GOÄ-Nr. 7 – werden mit dem 6-fachen Gebührensatz (= 55,98 EUR) berechnet.

4. Alle übrigen anfallenden Leistungen werden entsprechend ihrer Schwierigkeit bis zum
   Schwellenwert berechnet.

Eine Erstattung der Vergütung durch Erstattungsstellen ist möglicherweise nicht in vollem Umfang gewährleistet.

Der Zahlungspflichtige ist von den umseitig abgedruckten Bestimmungen der GOÄ zur Honorarvereinbarung (§ 2) sowie zur Bemessung der Gebühr (§ 5) unterrichtet.

Es wird bestätigt, dass die Möglichkeit zur Einsichtnahme in die GOÄ bestand.

....
(Dr. Maier)   (Anton Patient)

1 Durchschlag hat Herr Anton Patient erhalten.

---

§ 3 GOÄ Vergütungen

Will ein Arzt Leistungen nach GOÄ berechnen, müssen diese Leistungen zwei Bedingungen erfüllen:

- **nach § 1**   müssen diese Leistungen nach den **Regeln der ärztlichen Kunst** für eine **medizinisch notwendige**
  ärztliche Versorgung erforderlich sein;

- **nach § 4**   müssen diese Leistungen vom **Arzt selbst** oder durch Personen erbracht worden sein,
  die **seiner Aufsicht und Weisung** unterstehen.

Leistungen, die über das medizinisch notwendige Maß hinausgehen, dürfen nur berechnet werden, wenn der Patient diese ausdrücklich verlangt hat. Aus Gründen der Beweisführung sollten diese als „Leistungen auf Verlangen" schriftlich vereinbart werden.

Sind diese Bedingungen erfüllt, stehen dem Arzt nach **§ 3 GOÄ** als Vergütungen zu:

- **Gebühren (§ 4)**   als Vergütung für die ärztliche Leistung

- **Entschädigungen (§ 7)**   für zusätzlichen Aufwand z.B. bei Besuchen

- **Ersatz von Auslagen (§ 10)**   für Ausgaben, die er für den Patienten getätigt hat;
                                   z.B. für ein Impfserum

§ 4 GOÄ Gebühren

Gebühren sind Vergütungen für die im Gebührenverzeichnis genannten ärztlichen Leistungen.

Die **Bewertung der einzelnen Leistung** erfolgt in Punkten	**= Punktzahl**
Nach § 5 GOÄ (Bemessung der Gebühren …) wird der **einzelne Punkt** mit **0,0582873 EUR** bewertet.	**= Punktwert**
Multiplikation der Punktzahl mit dem Punktwert	**= einfacher Gebührensatz**

Unter bestimmten Umständen kann dieser einfache Gebührensatz mit einem besonderen Multiplikator (Steigerungssatz) innerhalb eines festgelegten Gebührenrahmens und in Abhängigkeit von der Leistungsart erhöht werden.

Dieser **Gebührenrahmen** erstreckt sich vom **einfachen Gebührensatz** bis zum

3,5 fachen Gebührensatz	für persönlich ärztliche Leistungen;
2,5 fachen Gebührensatz	für technisch ärztliche Leistungen;
1,3 fachen Gebührensatz	für Laboratoriumsuntersuchungen.

Gemäß § 11 GOÄ bezahlen Öffentliche Leistungsträger „nur" den Einfachsatz (z.B. das Gewerbeaufsichtsamt einer Stadt für die Jugendarbeitsschutzuntersuchung nach Nr. 32 GOÄ).

Mit den Gebühren sind die Praxiskosten und alle Kosten für die Anwendung von Instrumenten und Apparaten abgegolten; Ausnahmen bestimmt lediglich **§ 10 GOÄ** „Ersatz von Auslagen".

§ 6 GOÄ Gebühren für andere Leistungen

Gebühren für andere Leistungen: Da die GOÄ, wie bereits dargestellt wurde, nur in größeren zeitlichen Abständen geändert wird, kann sich für den Arzt das Problem stellen, dass eine bestimmte Leistung inzwischen nach den Regeln der ärztlichen Kunst anerkannt ist, vielleicht sogar schon im EBM enthalten ist, im Gebührenverzeichnis der GOÄ aber noch nicht vorkommt.

In einem solchen Fall darf der Arzt die Leistung, sofern sie medizinisch notwendig ist, erbringen und berechnen. Grundlage für die Gebührenermittlung ist dann der Vergleich mit einer Art, Kosten und Zeitaufwand gleichwertigen Leistung des Gebührenverzeichnisses (analoge Bewertung).

In der Rechnung muss die tatsächlich erbrachte Leistung beschrieben und analog der als gleichwertig erachteten Leistung berechnet werden.

Ergänzend zu den Gebührenregelungen bei ambulanter Behandlung bestimmt § 6a GOÄ (Gebühren bei stationärer Behandlung), dass der durchführende Arzt bei stationären, teilstationären sowie vor- und nachstationären privatärztlichen Leistungen die Gebühr (einschließlich Zuschläge) um 25 % zu mindern hat.

Belegärztliche Leistungen sind um 15 % zu kürzen. Mit diesem Anteil sollen die Leistungen, die das Krankenhaus erbringt und seinerseits in Rechnung stellt, berücksichtigt werden.

§ 7 GOÄ Entschädigungen

Als **Entschädigungen** für Besuche erhält der Arzt für zusätzliche Zeitversäumnisse und Mehrkosten, z.B. für die Benutzung eines Pkw oder auch öffentlicher Verkehrsmittel,

- **Wegegeld** (nach § 8 GOÄ),
- **Reisentschädigung** (nach § 9 GOÄ).

§ 8 GOÄ Wegegeld

Wegegeld kann berechnet werden bei einer Entfernung bis zu 25 km zwischen dem Praxissitz des Arztes und der Besuchsstelle. Erfolgt die Fahrt von der Wohnung des Arztes aus, wird die Entfernung zwischen Wohnung und Besuchsstelle bei der Berechnung zugrunde gelegt. Maßgeblich sind nicht die tatsächlich gefahrenen Kilometer, sondern der jeweilige Radius um den Praxissitz bzw. die Wohnung, innerhalb dessen das Besuchsziel liegt.

Wegegeld kann nur für Besuche (nicht für Visiten) berechnet werden, unabhängig von dem benutzten Verkehrsmittel, ob Pkw, Motorroller, Fahrrad, öffentliches Verkehrsmittel oder ob der Arzt zu Fuß geht.

Für die **Berechnung des Wegegelds** gelten nach GOÄ folgende EUR-Sätze:

EUR-Betrag	Radius/Tageszeit
3,58 EUR	bis zu 2 km; bei Tage
7,16 EUR	bis zu 2 km; bei Nacht (zwischen 20 und 8 Uhr)
6,65 EUR	mehr als 2 km bis zu 5 km; bei Tage
10,23 EUR	mehr als 2 km bis zu 5 km; bei Nacht
10,23 EUR	mehr als 5 km bis zu 10 km; bei Tage
15,34 EUR	mehr als 5 km bis zu 10 km; bei Nacht
15,34 EUR	mehr als 10 km bis zu 25 km; bei Tage
25,56 EUR	mehr als 10 km bis zu 25 km; bei Nacht

Darüber hinaus gilt noch folgende **Zusatzbedingung**:

- Besucht der Arzt mehrere Patienten in **derselben häuslichen Gemeinschaft** oder in einem Heim (z.B. Alten- und Pflegeheim), so kann er das Wegegeld **insgesamt nur einmal** berechnen und muss es auf die Patienten **zu gleichen Teilen** aufteilen.

▶ Beispiele

A   *Der Patient A. Abt wohnt etwa 1,5 km von der Praxis entfernt und wird um 15 Uhr besucht.*

     Wegegeld: 3,58 EUR

B   *Der Patient B. Bott wohnt etwa 7 km von der Praxis entfernt und wird um 22 Uhr besucht.*

     Wegegeld: 15,34 EUR

C   *Der Arzt besucht Mittwochnachmittag die Patienten E. Einfalt, F. Fleck und G. Gaul, die alle im Umkreis von 2 km von der Praxis entfernt wohnen, auf einer Fahrt hintereinander.*

     Wegegeld: E. Einfalt, F. Fleck und G. Gaul jeweils 3,58 EUR

D   *Der Arzt besucht um 15 Uhr 4 Personen im Altenheim, das 15 km von seiner Praxis und 3 km von seiner Privatwohnung, von der er den Besuch aus antritt, entfernt liegt.*

     Wegegeld: 6,65 EUR insg.; aufgeteilt: je Patient 1,66 EUR

Lernfeld
2

Seite
142

§ 9 GOÄ Reiseentschädigung

Reiseentschädigung kann anstelle von Wegegeld berechnet werden bei einer Entfernung von mehr als 25 km zwischen dem Praxissitz des Arztes und der Besuchsstelle. Hier werden, anders als beim Krankenbesuch, die tatsächlich gefahrenen Kilometer berechnet.

Die Reiseentschädigung kann sich zusammensetzen aus:

- **Fahrtkosten**   eigener Pkw: 0,26 EUR je zurückgelegtem km
  andere Verkehrsmittel: tatsächliche Kosten

- **Abwesenheitsentschädigung** bis zu 8 Stunden: 51,13 EUR je Tag
  mehr als 8 Stunden: 102,26 EUR je Tag

- **Übernachtungskosten**   tatsächliche Kosten

▶ Beispiele

A   *Der Arzt besucht den Patienten P. Pohl in dessen 30 km entfernten Wochenendhaus; er ist drei Stunden unterwegs.*

Reiseentschädigung: 60 km x 0,26 EUR   = 15,60 EUR
+ 51,13 EUR   = 66,73 EUR

B   *Der Arzt besucht den Patienten Quintus Quint in dessen 450 km entfernten Urlaubsort. Er fährt Freitagnachmittag mit seinem Pkw um 17 Uhr ab und kehrt am Samstag um 15 Uhr zurück. Die Übernachtungskosten betragen 76,69 EUR.*

Reiseentschädigung: 900 km x 0,26 EUR   = 234,00 EUR
Freitag 7 Std.   = 51,13 EUR
Samstag 15 Std.   = 102,26 EUR
Übernachtung   = 76,69 EUR
= 464,08 EUR insgesamt

§ 10 GOÄ Ersatz von Auslagen

Als **Ersatz von Auslagen** kann der Arzt neben den für die einzelnen ärztlichen Leistungen festgesetzten Gebühren nur Auslagen für ganz bestimmte Kosten dem Patienten in Rechnung stellen; andere Auslagen gehören zu den Betriebskosten und sind mit der Gebühr abgegolten.

Berechnungsfähig sind:

- Arzneimittel, Verbandmittel und sonstige Materialien, die der Patient behält oder die mit einer einmaligen Anwendung verbraucht sind.
- Versand- und Portokosten, die durch Leistungen nach den Abschnitten
  M = Laboratoriumsuntersuchungen,
  N = Histologie, Zytologie, Zytogenetik
  O = Strahlendiagnostik, Anwendung radioaktiver Stoffe (Radionuklide) und Strahlentherapie
  entstanden sind.
- Kosten für den Verbrauch von radioaktiven Stoffen
- Kosten, die im Gebührenverzeichnis als gesondert berechnungsfähig ausgewiesen sind (z.B. Tierkosten bei Laboruntersuchung)

Nicht berechnungsfähig sind:

- Kleinmaterialien wie Zellstoff, Mulltupfer, Mullkompressen, Schnellverbandmaterial, Verbandspray, Gewebeklebestoff, Holzspatel, Holzstäbchen, Wattestäbchen, Gummifingerlinge.
- Reagenzien und Narkosemittel zur Oberflächenanästhesie
- Desinfektions- und Reinigungsmittel
- Augen-, Ohren-, Nasentropfen, Puder, Salben und geringwertige Arzneimittel zur sofortigen Anwendung
- Einmalartikel wie Einmalspritzen, Einmalkanülen, Einmalhandschuhe, Einmalharnblasenkatheter, Einmalskalpelle, Einmalproktoskope, Einmaldarmrohre, Einmalspekula

§ 12 GOÄ Erstellung einer Rechnung

Die Fälligkeit und Abrechnung der Vergütung ist in § 12 GOÄ näher bestimmt.

▶ **Hinweis:**

Erst mit der **Übersendung einer ordnungsgemäßen Rechnung** wird die Vergütung fällig.

In § 12 GOÄ werden insbesondere die Inhalte einer Rechnung – häufig auch Liquidation genannt – zwingend vorgeschrieben; folgende Mindestangaben muss eine Rechnung enthalten:

1. Datum	•	der Erbringung der Leistung
2. bei Gebühren	•	Nummer der Gebührenordnungsposition
	•	Bezeichnung der einzelnen berechneten Leistung einschl. einer in der Leistungsbeschreibung gegebenenfalls genannten Mindestdauer
	•	Steigerungssatz
	•	EUR-Betrag
3. bei Erbringung stationärer oder teilstationärer privatärztlicher Leistungen	•	Minderungsbetrag nach § 6a (25 % bzw. 15 %)
4. bei Entschädigungen	•	Art der Entschädigung
	•	Berechnung der Entschädigung
	•	EUR-Betrag
5. bei Ersatz von Auslagen	•	Art der Auslage
	•	EUR-Betrag
	•	bei einzelnen Beträgen über 25,56 EUR Beifügung eines Belegs oder eines sonstigen Nachweises
6. bei analogen Leistungen	•	verständliche Beschreibung der erbrachten Leistung
	•	Vermerk „entsprechend Nr." oder „analog Nr.", mit Angabe der angesetzten Position

Bei der **Bemessung der Gebühr (§ 5 GOÄ)** hat der Arzt die Möglichkeit, die Vergütung für seine Leistung unter Berücksichtigung von **Schwierigkeit und Zeitaufwand** zu berechnen. Je nach Schwierigkeit und Zeitaufwand kann dabei der einfache Gebührensatz (= Produkt aus Punktzahl und Punktwert) mit einem **Steigerungssatz** erhöht werden. Der verwendete Steigerungssatz muss auf der Rechnung ausgewiesen werden.

Die **Abrechnungsbestimmungen des § 5 GOÄ** unterscheiden dabei zwischen verschiedenen Leistungsarten. Der Gebührenrahmen, in dem der Arzt den Steigerungssatz selbst bestimmen kann, ist je nach Leistungsart unterschiedlich.

Zusätzlich bestimmt § 5 GOÄ einen **Schwellenwert**. Dieser Wert liegt innerhalb des Gebührenrahmens. Überschreitet der Arzt bei der Bemessung der Gebühr diesen Schwellenwert, muss er dies mit der besonderen Schwierigkeit und dem erhöhten Zeitaufwand der Leistungserbringung im Einzelnen schriftlich begründen.

Besondere Beschränkungen bei der Gebührenberechnung gelten für privat Krankenversicherte, die nach dem **Standardtarif** oder nach dem **Basistarif** versichert sind. Die so Versicherten sind gehalten, dem Arzt vor Beginn der Behandlung auf ihren beschränkten privaten Versicherungsschutz hinzuweisen.

In den **Standardtarif** können Personen wechseln, die bereits vor dem 1.1.2009 in einer privaten Krankenkasse versichert waren und seit mindestens zehn Jahren privat krankenversichert sind. Zweite Bedingung ist, dass sie das 65. Lebensjahr vollendet haben oder, wenn sie erst das 55. Lebensjahr vollendet haben, ein Einkommen unterhalb der Versicherungspflichtgrenze beziehen.

Beim Standardtarif vereinbaren die Versicherten mit ihrer privaten Krankenversicherung geringere Leistungen im Vergleich zum vollen privaten Versicherungsschutz, und zahlen dafür dann auch geringere Beiträge.

Den **Basistarif** in der privaten Krankenversicherung hat der Gesetzgeber eingeführt, da alle Bürger in der Bundesrepublik Deutschland krankenversichert sein müssen, es aber viele Menschen gibt, wie u.a. Selbständige oder Beamte, die sich aufgrund der gesetzlichen Bestimmungen nicht in der gesetzlichen Krankenversicherung versichern können.

Diese Personen müssen von jeder privaten Krankenversicherung zum Basistarif aufgenommen werden. Entgegen den üblichen Bestimmungen bleibt der Gesundheitszustand der zu versichernden Person unberücksichtigt und Risikoaufschläge oder Leistungsausschlüsse sind nicht zulässig.

Die Leistungen des Basistarifs sind gesetzlich vorgeschrieben und entsprechen denen der gesetzlichen Krankenversicherung nach SGB V.

Der Beitrag des Basistarifs ist auf den Höchstbeitrag in der gesetzlichen Krankenversicherung begrenzt.

Zahlt ein privat Krankenversicherter trotz mehrfacher Mahnungen seine monatlichen Beiträge nicht, kommt es zum Ruhen des Versicherungsvertrags. Solange der Vertrag ruht, ist der Versicherungsnehmer im **Notlagentarif** versichert. Der Notlagentarif erstattet nur Ausgaben für Leistungen zur Behandlung von akuten Erkrankungen und Schmerzzuständen sowie von präventiven Maßnahmen bei Schwangeren und Kindern. Der monatliche Beitrag im Notlagentarif liegt bei 100 – 125 €.

Die verschiedenen Steigerungssätze sind in der folgenden Übersicht zusammengestellt:

Leistungsart	üblicher Gebührenrahmen			begrenzter Gebührenrahmen	
	Einfachsatz	Schwellenwert	Höchstsatz	Standardtarif	Basistarif
persönlich ärztliche Leistungen	1,0 facher Geb.satz	2,3 facher Geb.satz	3,5 facher Geb.satz	1,8 facher Geb.satz	1,2 facher Geb.satz
technisch ärztliche Leistungen	1,0 facher Geb.satz	1,8 facher Geb.satz	2,5 facher Geb.satz	1,38 facher Geb.satz	1,0 facher Geb.satz
Laboratoriumsuntersuchungen	1,0 facher Geb.satz	1,15 facher Geb.satz	1,3 facher Geb.satz	1,16 facher Geb.satz	0,9 facher Geb.satz

▶ **Hinweis:**

Eine Gebühr, die **über dem Höchstwert** liegt, ist **nicht berechnungsfähig**.

Ausnahme: sie ist nur dann berechnungsfähig, wenn der Arzt nach § 2 GOÄ **vor Beginn der Behandlung** hierüber mit dem Patienten eine schriftliche Vereinbarung – **Abdingung** genannt – trifft (siehe § 2 Abweichende Vereinbarung).

▶ *Beispiele* (Punktwert 0,0582873 EUR)		Punktzahl	EURWert	*Schwellenwert*	*Höchstwert*
Nr. 1 GOÄ (pers. ärztl. L.)	*Beratung*	80	4,66	*2,3 fach = 10,72 EUR*	*3,5 fach = 16,32 EUR*
Nr. 250 GOÄ (techn. ärztl. L.)	*Blutentnahme aus der Vene*	40	2,33	*1,8 fach = 4,20 EUR*	*2,5 fach = 5,83 EUR*
Nr. 3501 GOÄ (Labor)	*BSG*	60	3,50	*1,15 fach = 4,02 EUR*	*1,3 fach = 4,55 EUR*

Musterrechnung

Dr. med. Ortwin Bruch   Beinhausen, 11.11.20..
Facharzt für Innere Medizin
Hausärztliche Versorgung
Schienenweg 21
54552 Beinhausen

Frau
Martha Knöchel
Sehnenfeld 13
83714 Fußstall

Rechnung

Für ärztliche Bemühungen vom 05.10.20.. bis zum 10.10.20..
erlaube ich mir **221,16 EUR** zu berechnen.

Diagnose: fieberhafter grippaler Infekt

Spezifikation der Leistungen nach GOÄ

Datum	GOÄ-Nr.	Leistungstext	Steigerungssatz	Betrag
05.10.	1	Beratung	2,3	10,72 EUR
	8	Ganzkörperstatus	2,3	34,86 EUR
	253	Injektion, intravenös	2,3	9,38 EUR
09.10	50	Besuch	2,3	42,90 EUR
	F	21 Uhr	1,0	15,15 EUR
		Wegegeld (7 km – Radius)	1,0	15,34 EUR
	253	Injektion, intravenös	2,3	9,38 EUR
10.10.	50	Besuch	2,3	42,90 EUR
		Wegegeld (7 km – Radius)	1,0	10,23 EUR
	8	Ganzkörperstatus	2,0	30,30 EUR
			Gesamtbetrag	221,16 EUR

Umsatzsteuerpflichtige ärztliche Leistungen

Niedergelassene Ärzte unterliegen im Rahmen ihrer vertragsärztlichen und privatärztlichen
Tätigkeit der Umsatzsteuer, wenn sie Leistungen erbringen, die nicht zur Krankheitserkennung
oder Krankheitsbehandlung erbracht werden und damit keinem therapeutischen Ziel dienen.

Solche Leistungen können beispielsweise sein:

- Erstellung eines Lebensversicherungsgutachtens
- Tauglichkeitsuntersuchungen (z.B. bei Polizei, Bundespolizei, Bundeswehr)
- augenärztliche Untersuchung für die Erlangung einer Fahrerlaubnis
- routinemäßige Tätigkeit eines nicht im Unternehmen angestellten Betriebsarztes

Es empfiehlt sich, für solche umsatzsteuerpflichtigen Leistungen eine getrennte Rechnung zu erstellen.
In dieser Rechnung wird der Umsatzsteuerbetrag in Höhe von 19 % vom Gesamtbetrag ausgewiesen und
zum Gesamtbetrag hinzugerechnet.

GOÄ – Teil 2/Übersicht über das Gebührenverzeichnis

Ähnlich wie der EBM ist auch das Gebührenverzeichnis (GOÄ – Teil 2) in verschiedene Abschnitte unterteilt, die in der folgenden Übersicht dargestellt werden.

Abschnitte	Leistungsbereiche	▶ Beispiele	GOÄ-Nrn.
A	Gebühren in besonderen Fällen	*gelten als technische Leistungen*	
B	Grundleistungen und allgemeine Leistungen	*Beratungen, Untersuchungen, Besuche, Berichte, Briefe, Vorsorge, Früherkennung, Jugendarbeitsschutz, Todesfeststellung*	1 – 107
C	Nichtgebietsbezogene Sonderleistungen	*Verbände, Blutentnahmen, Injektionen, Punktionen, Impfungen, Testungen, Sonographie, usw.*	200 – 449
D	Anästhesieleistungen	*Oberflächenanaesthesie, Lokalanaesthesie; Intravenöse Narkose*	450 – 498
E	Physikalisch-medizinische Leistungen	*Inhalationen, Krankengymnastik, Massagen, Hydrotherapie, Wärmebehandlung, Elektrotherapie, Lichttherapie*	500 – 569
F	Innere Medizin, Kinderheilkunde, Dermatologie	*EKG, Langzeitblutdruckmessung, Lungenfunktionsprüfung, Magenspiegelung*	600 – 793
G	Neurologie, Psychiatrie und Psychotherapie	*EEG, neurologische Untersuchung, Verhaltenstherapie*	800 – 887
H	Geburtshilfe und Gynäkologie	*Beistand bei einer Geburt, Anlegen eines Pessars, ärztliche Betreuung in einer Mutterschaft*	1001 – 1168
I	Augenheilkunde	*Untersuchung der Sehschärfe, Farbsinnprüfung, Entfernung von Fremdkörpern*	1200 – 1386
J	Hals-Nasen-Ohren Heilkunde	*Hörprüfung, Kehlkopfspiegelung, Gleichgewichtsprüfung*	1400 – 1639
K	Urologie	*Spülung der Harnblase, Entfernung eines Hodens, Teilresektion der Prostata*	1700 – 1860
L	Chirurgie/Orthopädie	*Wundversorgung, operativer Ersatz einer Herzklappe, Arthroskopie*	2000 – 3321
M	Laboratoriumsuntersuchungen	*Untersuchung von Körperflüssigkeiten (Blut, Urin)*	3500 – 4787
N	Histologie, Zytologie; Zytogenetik	*Unters. von Körpergewebe, Zellunters. v. Abstrichmaterial; Chromosomenanalyse*	4800 – 4873
O	Strahlendiagnostik, Nuklearmedizin, Magnetfeldresonanztomographie und Strahlentherapie	*Röntgendiagnostik, Computertomographie, Nuklearmedizinische Diagnostik, Kernspintomographie*	5000 – 5855
P	Sektionsleistungen	*Leichenschau*	6000 – 6018

Für den Patienten können **vier unterschiedliche Arten von Leistungen** entstehen:

- persönlich ärztliche Leistungen,
- technisch ärztliche Leistungen,
- Laboratoriumsuntersuchungen,
- Ersatz von Auslagen.

Diese Unterscheidung hat für die Rechnungslegung (siehe Erstellung einer Rechnung) Bedeutung.

persönlich ärztliche Leistungen	Schwellenwert: 2,3	Höchstsatz: 3,5

Zu den persönlich ärztlichen Leistungen gehören **alle im Gebührenverzeichnis genannten Leistungen**, mit **Ausnahme** der Leistungen, die als technisch ärztliche Leistungen oder als Laboratoriumsuntersuchungen (siehe folgende Tabelle) bezeichnet sind.

technisch ärztliche Leistungen	Schwellenwert: 1,8	Höchstsatz: 2,5

Die technisch ärztlichen Leistungen sind im Gebührenverzeichnis **genau benannt**.
Dies sind folgende Gebührennummern:

Gebühren in besonderen Fällen	Abschn. A	
ganz bestimmte nachfolgend aufgelistete einzelne Leistungen:		
Nrn. 2, 56	Abschn. B	Grundleistungen und allgemeine Leistungen
Nrn. 250, 250a, 402, 403	Abschn. C	Nichtgebietsbezogene Sonderleistungen
Nrn. 602, 605–617, 620-624, 635–647, 650, 651, 653, 654, 657–661, 665, 666, 725, 726, 759-761	Abschn. F	Innere Medizin, Kinderheilkunde, Dermatologie
Nrn. 855–857	Abschn. G	Neurologie, Psychiatrie und Psychotherapie
Nrn. 1001, 1002	Abschn. H	Geburtshilfe und Gynökologie
Nrn. 1255–1257, 1259, 1260, 1262, 1263, 1268–1270	Abschn. I	Augenheilkunde
Nrn. 1401, 1403–1406, 1558–1560	Abschn. J	Hals-Nasen-Ohren Heilkunde
Nrn. 4850–4873	Abschn. N	Histologie, Zytologie, Zytogenetik
Nrn. alle: 500–569	Abschn. E	Physikalisch-medizinische Leistungen
Nrn. alle: 5000–5855	Abschn. O	Strahlendiagnostik, Nuklearmedizin, Magnetfeldresonanztomographie, Strahlentherapie

Bei der folgenden Erläuterung von Gebührennummern verschiedener Kapitel werden technische Leistungen mit „*" gekennzeichnet!

Laboratoriumsuntersuchungen	Schwellenwert: 1,15	Höchstsatz: 1,3

Die Laboratoriumsuntersuchungen sind in der GOÄ ebenfalls genau benannt. Hierzu gehören die Leistung nach **Nr. 437** – Laboruntersuchungen im Rahmen einer Intensivbehandlung – und **alle im Abschnitt M** – Laboratoriumsuntersuchungen **(Nrn. 3500 bis 4787)** genannten Leistungen.

Bei der folgenden Erläuterung von Gebührennummern verschiedener Kapitel werden Laboratoriumsuntersuchungen mit „#" gekennzeichnet!

Ersatz von Auslagen

Ein Ersatz von Auslagen ist nur möglich für solche Auslagen, die im Interesse des Patienten entstanden sind; siehe § 3 GOÄ Vergütungen.

Wie der EBM enthält auch das Gebührenverzeichnis der GOÄ **allgemeine Abrechnungsbestimmungen**. Diese beziehen sich in der Regel auf den Behandlungsausfall. Abweichend vom EBM ist in der GOÄ festgelegt:

Als **Behandlungsfall** gilt für die Behandlung **derselben Erkrankung** der **Zeitraum eines Monats** nach der jeweils ersten Inanspruchnahme des Arztes.

Bei den allgemeinen Abrechnungsbestimmungen handelt es sich um Bedingungen, deren Kenntnis für die Abrechnung der ärztlichen Leistungen unbedingt erforderlich ist. Diese Bedingungen werden in den folgenden

11 Geboten der Abrechnung ärztlicher Leistungen

dargestellt.

▶ **Arbeitshinweis:**

- Diese Gebote werden in den jeweiligen Abschnitten näher erklärt.
- Legen Sie deshalb diese Seite neben den folgenden Text.
- Berücksichtigen Sie diese Gebote auch bei der Lösung der Wiederholungsaufgaben und bei den Fragen und Fällen.

1. Gebot Abschn. B I.	Die Leistungen nach Nr. 1 und/oder 5 sind im Behandlungsfall bei derselben Erkrankung nur einmal neben einer Leistung aus den Abschnitten C–O berechnungsfähig.	
2. Gebot Abschn. B I.	Bei einer neuen Erkrankung ist die Beratung nach Nr. 1 erneut (noch einmal) neben Leistungen aus den Abschnitten C–O berechnungsfähig.	
3. Gebot Abschn. B I./IV.	Werden **nach 20 h oder vor 8 h** Sprechstunden abgehalten, dürfen für diese Zeiten keine Zuschläge (Nachtgebühren) berechnet werden.	
4. Gebot Abschn. B IV.	Bei Untersuchung und/oder Behandlung außerhalb der Praxis, beispielsweise in einem Heim, im Rahmen einer Sprechstunde ist keine Besuchsgebühr berechnungsfähig.	
5. Gebot Abschn. B I.	Die Leistung nach Nr. 3 ist nur berechnungsfähig, wenn sie mindestens 10 Minuten gedauert hat und als alleinige Leistung erbracht wurde oder im Zusammenhang mit einer Leistung nach den Nrn. 5, 6, 7, 8, 800, 801	
6. Gebot Abschn. B IV.	Der Belegarzt darf keine Besuchsgebühren für das Aufsuchen seiner Patienten im Krankenhaus abrechnen. (Dafür bestehen die Nrn. 45 oder 46 = Visite im Krankenhaus.)	
7. Gebot Abschn. B I.	Neben Nr. 5	sind **nicht** die Nrn. 6, 7, 8 bei derselben Arzt/Patienten-Begegnung berechnungsfähig.
8. Gebot Abschn. B I.	Neben Nr. 6	sind **nicht** die Nrn. 5, 7, 8 bei derselben Arzt/Patienten-Begegnung berechnungsfähig.
9. Gebot Abschn. B I.	Neben Nr. 7	sind **nicht** die Nrn. 5, 6, 8 bei derselben Arzt/Patienten-Begegnung berechnungsfähig.
10. Gebot Abschn. B I.	Neben Nr. 8	sind **nicht** die Nrn. 5, 6, 7 und 800 bei derselben Arzt/Patienten-Begegnung berechnungsfähig.
11. Gebot Abschn. B I.	Neben Nrn. 5, 6, 7 oder 8	sind **nicht** die Nrn. 600, 601, 1203, 1204, 1228, 1240, 1400, 1401 und 1414 berechnungsfähig.

2.5.4 ✎ Wie war das noch?

Fragen zu „Überblick über die verschiedenen Gebührenordnungen"

1. Welche Hauptaufgabe haben Gebührenordnungen?

→ ....

2. Nennen Sie Rechtsgrundlage, Beschlussorgane und Geltungsbereich für den Einheitlichen Bewertungsmaßstab (EBM).

→ Rechtsgrundlage: ....

→ Beschlussorgan: ....

→ Geltungsbereich: ....

3. Nach welcher Gebührenordnung hat der Arzt seine Leistungen zu berechnen, wenn durch Bundesgesetze oder Verträge keine andere Regelung ausdrücklich vorgeschrieben wird?

→ ....

4. Nach welcher Gebührenordnung hat der Arzt seine Leistungen bei gesetzlich Krankenversicherten zu berechnen, die keinen Behandlungsausweis vorlegen?

→ ....

Fragen zu „Einheitlicher Bewertungsmaßstab (EBM)"

5. Kann eine Leistung, die nicht im EBM enthalten ist, als vertragsärztliche Leistung abgerechnet werden?

→ ....

6. Nennen Sie sechs „Sonstige Kostenträger", zu deren Lasten ärztlich erbrachte Leistungen nach EBM abgerechnet werden.

→ ....　　→ ....

→ ....　　→ ....

→ ....　　→ ....

7. Über welche Organisation werden alle im Rahmen der vertragsärztlichen Versorgung erbrachten ärztlichen Leistungen abgerechnet?

→ ....

8. Der EBM gliedert sich in 7 Bereiche. Nennen Sie diese Bereiche.

→ Bereich I ....

→ Bereich II ....

→ Bereich III ....

→ Bereich IV ....

→ Bereich V ....

→ Bereich VI ....

→ Bereich VII ....

9. Erläutern Sie den Aufbau einer EBM-GOP:

a) Aus wie vielen Stellen besteht eine EBM-GOP?

→ ....

b) Welche Information ist der einzelnen Stelle bzw. Stellengruppe zu entnehmen?

→ .... : ....

→ .... : ....

→ .... : ....

10. Manche EBM-GOP enthalten zwei unterschiedlich verpflichtende Arten von Leistungsinhalten. Wie heißen diese beiden Arten von Leistungsinhalten? Kurze Erläuterung.

→ ....

Erläuterung: ....

→ ....

Erläuterung: ....

....

11. Die allgemeinen Bestimmungen des EBM legen bestimmte Grundsätze für die Berechnungsfähigkeit ärztlicher Leistungen fest.

a) In welchem Umfang muss eine Leistung erbracht werden, damit sie berechnet werden kann?

b) Zu welchem Zeitpunkt darf eine Leistung abgerechnet werden, wenn der Leistungsinhalt mehrere Arzt-Patienten-Kontakte im Behandlungsfall verlangt?

c) Wann ist eine Leistung als selbstständige Leistung nicht berechnungsfähig?

d) Welche Leistung kann abgerechnet werden, wenn zwei erbrachte Leistungen wegen der Ausschlussregelungen nicht nebeneinander abgerechnet werden dürfen?

→ a) ....

→ b) ....

→ c) ....

→ d) ....

12. Welche beiden Bedingungen müssen erfüllt sein, damit ein „persönlicher Arzt-Patienten-Kontakt" im Sinne der Leistungsbeschreibungen des EBM gegeben ist?

→ ....

→ ....

13. Was wird im EBM unter „anderen Arzt-Patienten-Kontakten" verstanden?

→ ....

....

14. Der EBM unterscheidet in manchen Positionen zwischen unterschiedlichen Altersklassen von Patienten. In welchem Alter muss sich der Patient befinden, wenn die EBM-GOP für

a) einen Säugling,

b) ein Kind gilt?

→ a) ....

→ b) ....

15. Nennen Sie fünf Gruppen von Leistungsinhalten der Versichertenpauschale?

→ ....

→ ....

→ ....

→ ....

→ ....

16. a) Nennen Sie zwei Leistungsinhalte für die Konsiliarpauschale.
    b) Welche Arztgruppen rechnen ihn ab? (Zwei Arztgruppen angeben)

→ a) ....

       ....

→ b) ....

17. Der EBM unterscheidet bei operativen Eingriffen in manchen Gebührenordnungspositionen zwischen unterschiedlichen Größen von Wunden.
Wie groß muss eine Wunde sein, wenn die EBM-GOP von einer
a) kleinen Wunde,
b) großflächigen Wunde,
c) radikalen Wunde
spricht?

→ a) ....

→ b) ....

→ c) ....

Fragen zu „Amtliche Gebührenordnung für Ärzte (GOÄ)"

18. Wer ist für das Erlassen der Gebührenordnung für Ärzte (GOÄ) zuständig?

→ ....

19. a) Seit wann gibt es die GOÄ?
    b) Wann trat die letzte grundlegende Änderungsverordnung in Kraft?

→ a) ....

→ b) ....

20. Nennen Sie für folgende Patientengruppen den richtigen Empfänger der Rechnung:

a) Privatversicherte   d) Bahnbeamte „Dienstunfall"
b) Landesbeamte   e) Postbeamte „Dienstunfall"
c) Bahnbeamte I – III   f) AOK-Patient ohne Behandlungsausweis

→ a) ....   → d) ....

→ b) ....   → e) ....

→ c) ....   → f) ....

21. Nennen Sie zwei wichtige Bedingungen, die erfüllt sein müssen, wenn der Arzt Leistungen nach GOÄ berechnen will?

→ ....

→ ....

22. a) Was versteht man unter „Leistungen auf Verlangen".
     b) Was sollte für die Berechnung solcher Leistungen vom Arzt beachtet werden?

→ a) ....

....

→ b) ....

....

23. Welche unterschiedlichen Arten von Vergütungen stehen dem Arzt zu?
     Kurze Erklärung jeweils!

Arten   Erklärung

→ ....

                                         ....

→ ....

                                         ....

→ ....

                                         ....

24. Erklären Sie folgende Begriffe:
     a) Punktzahl, b) Punktwert, c) einfacher Gebührensatz.

→ a) ....

→ b) ....

→ c) ....

25. Wie können ärztlich notwendige Leistungen nach GOÄ abgerechnet werden, die dem Stand der ärztlichen Kunst entsprechen, aber noch nicht in die Gebührenordnung aufgenommen wurden?

→ ....

....

....

26. a) Welche beiden Arten von Entschädigungen bei Besuchen kennt die GOÄ?
   b) In welchen Fällen ist die jeweilige Art anzuwenden?

→ a) ....

→ b) ....

....

27. Welche Abrechnungsbestimmung für das Wegegeld gilt für den Fall, dass der Arzt auf einer Fahrt mehrere Patienten in demselben Haus, z. B. Wohnheim, besucht?

→ ....

....

28. Aus welchen Bestandteilen kann sich eine Reiseentschädigung zusammensetzen?

→ ....

→ ....

→ ....

29. Nennen Sie mindestens sechs Beispiele für Gegenstände und Materialien, die dem Patients nicht in Rechnung gestellt werden können, weil sie mit der Leistung abgegolten sind.

→ .... → ....

→ .... → ....

→ .... → ....

30. Welche Angaben muss eine Rechnung insbesondere enthalten bei
   a) Gebühren,
   b) Entschädigungen?

→ a) 1) .... 4) ....

2) .... 5) ....

3) ....

→ b) 1) .... 3) ....

2) .... 4) ....

31. Bei der Bemessung der Gebühr hat der Arzt einen Schwellenwert und einen Höchstsatz zu beachten.
   Nennen Sie diese beiden Werte für
   a) persönlich ärztliche Leistungen,
   b) technisch ärztliche Leistungen,
   c) Laboratoriumsuntersuchungen.

	Schwellenwert	Höchstsatz
→ a) persönlich ärztliche L.:	....	....
→ b) technisch ärztliche L.:	....	....
→ c) Laboratoriumsunters.:	....	....

32. Welche Bedeutung haben Schwellenwert und Höchstsatz für die Bemessung der Gebühr bzw. die Erstellung der Rechnung?

→ Schwellenwert: ....

....

→ Höchstsatz: ....

....

33. Welche Bedeutung für die Gebührenberechnung hat es, wenn ein Privatpatient nach Standardtarif bzw. Basistarif krankenversichert ist?

→ ....

34. Der Arzt will mit dem Patienten eine abweichende Vereinbarung treffen:
a) Wann muss der Arzt diese abweichende Vereinbarung treffen?
b) In welcher Form muss diese Vereinbarung getroffen werden?

→ a) ....

→ b) ....

35. Berechnen Sie das Wegegeld für die einzelnen Patienten in den folgenden Fällen:

	Fälle	Wegegeld (in EUR)
A	Die Patientin Zora Zott wohnt etwa 4,5 km von der Praxis entfernt und wird um 19 Uhr besucht.	
B	Der Patient Yusuf Yildizak wohnt etwa 2 km von der Praxis entfernt und wird um 7.30 Uhr besucht.	
C	Der Arzt besucht Mittwochnachmittag die Patienten Xaver Xianka und Willi Wusch, die beide im gleichen Haus in verschiedenen Wohungen leben, das etwa 4 km von der Praxis entfernt ist.	Xianka: Wusch:
D	Der Arzt besucht um 22 Uhr die Familie von Fass, in der Vater Jürgen, Mutter Jolanthe, Sohn Jost und Großmutter Johanna nach dem Genuss selbst gesammelter Pilze über starke Magenschmerzen klagen. Der Arzt tritt seinen Besuch von seiner Wohnung, die 12 km vom Haus der Familie von Fass entfernt ist, an; seine Praxis ist von der Besuchsstelle 5 km entfernt.	insgesamt: je Familienmitglied:
E	Der Arzt besucht Samstagnachmittag auf einer Fahrt nacheinander die Patienten K. Kiss, L. Leber, M. Motte, N. Niere und O. Ohr. Nur die Patienten Kiss und Leber wohnen im Umkreis von 2 km von der Praxis, der Patient Motte wohnt 6 km von der Praxis und die Patienten Niere und Ohr im Altenheim 10 km von der Praxis.	Kiss: Leber: Motte: Niere: Ohr:

2.6   Fragen und Fälle zu Lernfeld 2

1. Wie nennt man den Vertrag, der zwischen Arzt und Patient abgeschlossen wird?

○ Arbeitsvertrag
○ Behandlungsvertrag
○ Dienstleistungsvertrag
○ Dienstvertrag
○ Werkvertrag

2. Was gehört zu den Pflichten eines Patienten?

○ Ärztlichen Weisungen folgen
○ Bezahlung der Leistung
○ Einhaltung von Terminen
○ Grundsätzlich nüchtern sein
○ Gesundheitskarte vorlegen

3. Mit welchem Dokument wird der Anspruch auf vertragsärztliche Behandlung belegt?

○ Führerschein
○ Gesundheitskarte
○ Kreditkarte
○ Personalausweis
○ Reisepass

4. Welche Verträge bilden die Rechtsgrundlage für die Arbeit des Vertragsarztes?

○ Arbeitsverträge
○ Bundesmantelvertrag
○ Gesamtverträge
○ Kassenverträge
○ Manteltarifverträge

5. Auf welcher Rechtsgrundlage besteht der EBM?

○ Bundesärzteordnung
○ Grundgesetz
○ Reichsversicherungsordnung (RVO)
○ SGB V
○ SGB XII

6. Bei welchen der folgendem Formulare/Ausweise handelt es sich um Behandlungsausweise?

○ Heilmittelverordnung
○ Arbeitsunfähigkeitsbescheinigung
○ Arzneiverordnungsblatt
○ Krankenschein
○ Gesundheitskarte

7. Wann muss der Abrechnungsschein nicht unterschrieben werden?

○ bei ausschl. telefonischen Leistungen
○ Pat., die beide Hände gebrochen haben
○ Pat., die ausl. Staatsbürger sind
○ Pat., die unter 15 Jahre alt sind
○ Pat., die über 15 Jahre alt sind

8. Von wem muss der Abrechnungsschein unterschrieben werden?

○ Arzt
○ MFA
○ Kassenärztliche Vereinigung
○ Krankenkasse
○ Patient

9. Für Blankoformulare gilt:

○ dürfen nie vom Arzt unterschrieben werden
○ dürfen nur vom Arzt unterschrieben werden, wenn eine MFA sie in Verwahrung nimmt
○ müssen vom Arzt unterschrieben immer vorrätig sein
○ müssen z.B. für eine Urlaubsvertretung unterschrieben vorrätig sein
○ nur Arzneiverordnungsblätter dürfen vom Arzt blanko unterschrieben werden

10. Wer trägt die Herstellungskosten für die Formulare in der vertragsärztlichen Versorgung?

○ Ärztekammer
○ Arzt
○ Bundesgesundheitsministerium
○ Kassenärztliche Vereinigung
○ Krankenkassen

11. In welcher Vorschrift sind die Formulare und deren Aufbau festgelegt?

○ Gesamtverträge
○ Gesundheitsstrukturgesetz
○ Reichsversicherungsordnung
○ Sozialgesetzbuch, 5. Buch (SGB V)
○ Vordruckvereinbarung

12. Welche Formular Muster-Nummer hat das Arzneiverordnungsblatt?

○ Nr. 1
○ Nr. 3
○ Nr. 5
○ Nr. 6
○ Nr. 16

13. Welche Formular Muster-Nummer hat der Abrechnungsschein?

○ Nr. 1
○ Nr. 3
○ Nr. 5
○ Nr. 6
○ Nr. 16

14. Die Gesundheitskarte hat die Aufgabe,

○ dem Inhaber Kredit zu gewähren für die Honorarforderungen eines Arztes
○ dem Inhaber zu ermöglichen, kostenlos im Ausland Medikamente erhalten zu können
○ den Inhaber auszuweisen, dass er Anspruch auf vertragsärztliche Versorgung hat
○ den Personalausweis zu ersetzen
○ eine Erleichterung der Praxisorganisation zu ermöglichen

15. Welche Formular Muster-Nummer hat der Überweisungsschein?

○ Nr. 1
○ Nr. 3
○ Nr. 5
○ Nr. 6
○ Nr. 16

16. Welche der folgenden Angaben enthält der Speicherchip der Gesundheitskarte, sind aber auf der Vorderseite nicht lesbar aufgedruckt?

○ Anschrift des Versicherten
○ Geburtsdatum des Versicherten
○ Gültigkeit der Karte
○ Name der Krankenkasse
○ Versichertenstatus

17. Wo kann der Arzt sich die Praxisformulare, von wenigen Ausnahmen abgesehen, beschaffen?

○ Ärztekammer
○ Agentur für Arbeit
○ Kassenärztliche Bundesvereinigung
○ Kassenärztliche Vereinigung/Druckerei
○ Krankenkassen

18. Woher erhält der Arzt die Arzneiverordnungs-blätter?

○ Ärztekammer
○ Bundesgesundheitsamt
○ Fachverlage
○ Kassenärztliche Vereinigung
○ Krankenkassen

19. In der Praxis werden die Angaben der Gesundheitskarte benötigt, um z.B. Formulare auszufüllen. Wie ist zu verfahren, wenn die Karte des Patienten defekt ist?

○ er wird behandelt, die Formulare werden handschriftlich ausgefüllt
○ er wird behandelt, es werden auf Vorrat ausgedruckte Formulare verwendet
○ er wird behandelt, die Abrechnung erfolgt im Ersatzverfahren
○ er wird erst als letzter behandelt, um mehr Zeit für die Prüfung der Personalien zu haben
○ er wird nicht behandelt

20. Welche Aussage zur Versicherten- bzw. Grundpauschale ist richtig? Mit der einmaligen Abrechnung …

○ ist nur der erste persönliche Arzt-Patienten-Kontakte im Quartal abgegolten
○ sind nur alle persönlichen Arzt-Patienten-Kontakte im Quartal abgegolten
○ sind alle persönlichen und anderen Arzt-Patienten-Kontakte im Kalenderjahr abgegolten
○ sind alle persönlichen und anderen Arzt-Patienten-Kontakte im Quartal abgegolten
○ sind alle persönlichen und anderen Arzt-Patienten-Kontakte im Krankheitsfall abgegolten

21. Welcher Stichtag ist für die Zuordnung zu einer der Altersklassen im EBM entscheidend?

○ 1. Januar des Behandlungsjahres
○ erste Inanspruchnahme im Quartal
○ erster Kalendertag des Monats
○ erster Kalendertag des Quartals
○ letzte Inanspruchnahme im Quartal

22. Für welche Patienten ist die GOÄ anzuwenden?

○ Bundeswehrsoldaten
○ Ersatzkassenversicherte
○ Postbeamte A
○ Primärkassenversicherte
○ Privatversicherte

23. Welche Aussagen zur Versichertenpauschale sind richtig?

○ sie darf nur von hausärztlich/in der Kinder- und Jugendmedizin tätigen Ärzten abgerechnet werden
○ sie ist bei jedem persönlichen Arzt-Patienten-Kontakt berechnungsfähig
○ sie ist bei jedem krankheitsbezogenen Tel.-gespräch des Arztes mit dem Patienten berechnungsfähig
○ sie ist beim ersten persönlichen Arzt-Patienten-Kontakt im Quartal berechnungsfähig
○ sie ist beim ersten Telefongespräch im Quartal des Arztes mit dem Patienten berechnungsfähig

24. In welchem Fall handelt es sich um einen „anderen Arzt-Patienten-Kontakt"?

○ Arzt verschickt auf Wunsch des Patienten ein Fax mit dessen letzten Laborergebnissen
○ Arzt trifft Patienten in Fußgängerzone und berät ihn wegen dessen Heuschnupfenerkrankung
○ Arzt teilt dem Patienten telefonisch eine Urlaubsadresse mit
○ Patient trifft MFA im Kino und erkundigt sich nach der Wirkung der Medikamente
○ MFA teilt dem Patienten Laborergebnisse auf Weisung des Arztes telefonisch mit

25. Welche Angaben beinhaltet der EBM u.a. zu den ärztlichen Leistungen?

○ Höchstzeit, die für die L. benötigt wird
○ Inhalt der Leistungen
○ Mindesanzahl von Leistungen je Patient
○ Steigerungssätze
○ Wert der Leistung in Punkten

26. Obligate Leistungsinhalte einer Gebühren-nummer im EBM sind Leistungsinhalte, die

○ der Arzt nicht abrechnen darf
○ der Patient sich wünschen kann
○ in jedem Fall erbracht werden müssen
○ nach GOÄ abgerechnet werden
○ von Fall zu Fall erbracht werden

27. Welche Aussage zur Konsiliarpauschale ist richtig?

○ sie darf nur einmal im Krankheitsfall abgerechnet werden
○ sie ist ab dem zweiten persönlichen Arzt-Patienten-Kontakt berechnungsfähig
○ sie ist bei jedem krankheitsbezogenen Tel.-gespräch des Arztes mit dem Patienten berechnungsfähig
○ sie darf nur von bestimmten Arztgruppen abgerechnet werden
○ sie darf einmal im Monat abgerechnet werden

28. Welche Aussagen zur Grundpauschale sind richtig?

○ sie gilt für Arztgruppen, die im fachärztlichen Versorgungsbereich tätig sind
○ sie gilt für Arztgruppen, die im hausärztlichen Versorgungsbereich tätig sind
○ sie kann für jeden A-P-K mit Ganzkörperstatus abgerechnet werden
○ sie kann nur abgerechnet werden, wenn der A-P-K länger als 10 Min. dauert
○ sie kann von MVZ´en mit verschiedenen Arztgruppen bei einem Pat. mehrfach abgerechnet werden

29. Welche der folgenden Aussagen bezogen auf den in der GOÄ festgelegten „Schwellenwert" für die Berechnung der Gebühr sind richtig?

○ Der Schwellenwert für ärztliche Leistungen entspricht dem 2,3-fachen Gebührensatz.
○ Der Schwellenwert für technische Leistungen entspricht dem 2,5-fachen Gebührensatz.
○ Eine über dem Schwellenwert liegende Gebühr bedarf einer besonderen Honorarvereinbarung.
○ Eine über dem Schwellenwert liegende Gebühr darf der Arzt nicht berechnen.
○ Eine über dem Schwellenwert liegende Gebühr muss der Arzt schriftlich begründen.

30. Was wird in der GOÄ unter dem Begriff „Gebühr" verstanden?

○ Auslagenersatz durch Patienten
○ Entschädigungen durch Patienten
○ Parkgebühren bei Besuchsleistungen
○ Praxisausgaben an Behörden
○ Vergütung für ärztliche Leistung

31. Wie lautet der Schwellenwert für die Berechnung von Laboratoriumsleistungen?

○ 1,15-facher Gebührensatz
○ 1,3-facher Gebührensatz
○ 1,8-facher Gebührensatz
○ 2,3-facher Gebührensatz
○ 2,5-facher Gebührensatz

32. Welche der folgenden Aussagen bezogen auf den in der GOÄ festgelegten „Höchstwert" für die Berechnung der Gebühr sind richtig?

○ Der Höchstwert für ärztliche Leistungen entspricht dem 2,3-fachen Gebührensatz.
○ Der Höchstwert für technische Leistungen entspricht dem 2,5-fachen Gebührensatz.
○ Eine über dem Höchstwert liegende Gebühr bedarf einer besonderen Honorarvereinbarung.
○ Eine über dem Höchstwert liegende Gebühr darf der Arzt auf keinen Fall berechnen.
○ Eine Überschreitung des Höchstwertes muss von der Ärztekammer genehmigt werden.

33. Wie sind Leistungen nach GOÄ abrechenbar, die medizinisch erforderlich, in der GOÄ aber noch nicht enthalten sind?

○ berechnungsfähig, aber nach EBM
○ analog (= entsprechend) einer nach Art, Kosten und Zeit gleichwertigen Leistung der GOÄ
○ gar nicht
○ nur mit Einzelgenehmigung der Ärztekammer
○ nur mit Einzelgenehmigung der KV

34. Welcher Steigerungssatz darf höchstens bei der Gebührenberechnung für persönlich ärztliche Leistungen bei einem nach Standardtarif krankenversicherten Privatpatienten berücksichtigt werden?

○ 1,0-facher Gebührensatz
○ 1,2-facher Gebührensatz
○ 1,38-facher Gebührensatz
○ 1,8-facher Gebührensatz
○ 2,3-facher Gebührensatz

35. Welche der folgenden Aussagen bezogen auf eine Abdingung sind richtig?

○ Honorarvereinbarung, die jeder Patient vor Beginn der Behandlung zu unterschreiben hat
○ Honorarvereinbarung, in welcher der Patient Gebühren über dem Höchstsatz zustimmt
○ kann mündlich in Anwesenheit der MFA oder schriftlich vereinbart werden
○ muss schriftlich vor Beginn der Behandlung vereinbart werden
○ muss schriftlich vor Erstellung der Rechnung vereinbart werden

Lernfeld 3   Praxishygiene und Schutz vor Infektionskrankheiten organisieren

Wesentliche Aufgabe bei der Krankenbehandlung ist die Vermeidung von Infektionen sowohl anderer Patienten als auch der Praxismitarbeiter. Dazu ist es notwendig, die Infektionswege zu kennen, Infektionsgefahren zu vermeiden und Behandlungsmöglichkeiten bereit zuhalten.

Durch sicheren Umgang mit Desinfektion und Sterilisation sowie strikter Anwendung von Maßnahmen der persönlichen und räumlichen Hygiene wird der Verbreitung von Krankheitserregern gegengesteuert. Dabei sind die gesetzlichen Vorschriften zu erfüllen, sowohl bei der Pflege und Wartung von Instrumenten und Geräten als auch bei der Entsorgung belasteter Praxismaterialien.

Lernfeld
3
Seite
159

Lernziel im Lehrplan

Der Schutz vor Infektionen geschieht durch Immunisierungen unter Anwendung von
➡ **Schutzimpfungen**

Bei bestimmten Infektionskrankheiten besteht eine
➡ **gesetzliche Meldepflicht**

Inhaltsverzeichnis

LF 3 Praxishygiene und Schutz vor Infektionskrankheiten organisieren

Lernfeld
3
Seite
160

▶ Lernsituation:

Bereits während ihres Praktikums war Frau Biene eingehend über das Infektionsrisiko in einer ärztlichen Praxis aufgeklärt und zu besonderer Vorsicht angehalten worden. Zu Beginn der Ausbildung hat Dr. Gütlich sie schon auf die für das Praxispersonal ausliegenden Unfallverhütungsvorschriften hingewiesen und sie angehalten, diese Anweisungen insgesamt und speziell zum Infektionsschutz genau zu lesen und zu befolgen.

Als Auszubildende zur medizinischen Fachangestellten muss Frau Biene sich auch Patienten, die wegen einer ansteckenden Krankheit zur Behandlung kommen, mit der gebotenen Zuwendung widmen. Sie hat dabei darauf zu achten, sich selbst nicht anzustecken oder die Infektion im Praxisteam zu verbreiten. Während ihrer Assistenz bei der Behandlung dieser Patienten lernt sie nicht nur die verschiedenen Infektionskrankheiten kennen, sie erfährt auch, welche Schutzimpfungen empfehlenswert oder gegebenenfalls sogar vorgeschrieben sind. Sie händigt den Patienten, insbesondere auch denen, die vor Fernreisen nach Schutzimpfungen fragen, vor dem Arztgespräch schon entsprechendes Informationsmaterial aus.

Frau Biene erkennt, dass die Infektionsgefahr bei ansteckenden Krankheiten nicht nur im direkten Umgang mit den Patienten beachtet werden muss, sondern auch bei der Verwendung ärztlicher Instrumente.

Frau Biene wird im Rahmen dieses Tätigkeitsfeldes auch beauftragt, die bei bestimmten Infektionskrankheiten vorgeschriebenen Formulare zur Meldung beispielsweise an das Gesundheitsamt auszufüllen und zur Unterschrift Herrn Dr. Gütlich vorzulegen.

Zunächst hat der Arzt als Praxisinhaber die Pflicht, dafür zu sorgen, dass durch gewissenhafte Hygienemaßnahmen in seiner Praxis möglichst geringe Infektionsrisiken bestehen.

Bei Infektionskrankheiten von Patienten hat der Arzt gegenüber verschiedenen Personengruppen Pflichten zu erfüllen:

■ gegenüber den **Patienten**   hat er als Arzt
- Diagnose- und Therapiemöglichkeiten bereit zu halten,
- die übrigen Patienten vor Ansteckungen zu schützen.

■ gegenüber den **Praxismitarbeitern**   hat er als Arbeitgeber
eine Aufklärungspflicht mit dem Aushang amtlicher Texte:
- Unfallverhütungsvorschriften der Berufsgenossenschaft, nach denen er auch einen Selbstschutz durch Immunisierung anzubieten hat.

Besondere Fürsorgepflichten enthalten das
- Jugendarbeitschutzgesetz für Minderjährige
- Mutterschutzgesetz für Schwangere.

■ gegenüber der **Bevölkerung**   hat er als ein Verantwortlicher für das Gesundheitswesen im Rahmen seiner Meldepflicht
- öffentliche Stellen über das Auftreten bestimmter Infektionskrankheiten zu informieren.

© Verlag Europa-Lehrmittel

Die Medizinische Fachangestellte hat in ihrem Arbeitsbereich selbst auch Verantwortung gegenüber anderen und sich selbst. Sie hat den Arzt in diesem hohen Gefahrenbereich nach besten Kräften zu unterstützen.

▶ **Arbeitshinweis:**

Die Pflicht zum **Aushang amtlicher Texte** und die **Meldepflicht** sind im
LF 1 unter 1.4 Ärztliche Pflichten ausführlich erläutert.

Im Folgenden wird in diesem Lernfeld eingegangen auf

■ **Abrechnung von Impfungen**

■ **Meldung gemäß Infektionsschutzgesetz**

3.1   Abrechnung von Impfungen (Fall 1)

Zur Vorbeugung vor Infektionskrankheiten sind Impfungen medizinisch geboten. Die Abrechnung von Impfungen richtet sich bei

● Kassenpatienten   nach **Verträgen auf Landesebene auf der Grundlage von Richtlinien des Gemeinsamen Bundesausschusses**

● Privatpatienten   nach **GOÄ**

3.1.1   Abrechnung bei Kassenpatienten (Fall 1)

▶ **Fall 1:**

12. Nov.   Patientin Susanne Schnupfrig (63 Jahre; Mitglied der DAK als Rentnerin, wohnhaft im Bereich der KV Nordrhein) erscheint in diesem Quartal zum wiederholten Male in der Praxis ihres Hausarztes Dr. Gustav Gütlich.
Frau Schnupfrig bittet Herrn Dr. Gütlich um eine Grippeschutzimpfung. Dr. Gütlich untersucht die Patientin auf einen akuten grippalen Infekt. Da die Untersuchung keinen Befund ergab und Frau Schnupfrig als Diabetikerin zu dem besonders gefährdeten Personenkreis zählt, nimmt Dr. Gütlich nach Aufklärung über die Risiken einer Impfung die Influenzaimpfung vor. Er erteilt Verhaltensmaßregeln für die nächsten Tage und trägt die Impfung in den Impfausweis von Frau Schnupfrig ein.

Gesetzlich Krankenversicherte haben Anspruch auf die Schutzimpfungen, die in den Richtlinien des G-BA aufgelistet sind. Von der Leistungspflicht sind Reiseschutzimpfungen ausgeschlossen. Diese können dann als **Satzungsleistungen** von der Krankenkasse gewährt werden, wenn damit die Einschleppung von Infektionskrankheiten in die Bundesrepublik Deutschland vermieden werden kann.

Diese auf Landesebene getroffenen Verträge gelten auch für die Impfung von Anspruchsberechtigten nach den Verträgen mit

- der Postbeamten-Krankenkasse,
- der Bundespolizei und
- der Bundeswehr.

▶ **Hinweis:**

Die Abrechnung erfolgt

- • nach **Dokumentationsnummern** gemäß G-BA-Richtlinien
- • quartalsweise
- • über die zuständige Kassenärztliche Vereinigung.

Die Dokumentationsnummer wird ergänzt durch die Zusatzbuchstaben A, B oder R:

- • **A** = erste Dosen eines Impfzyklus bzw. unvollständige Impfserie
- • **B** = letzte Dosis eines Impfzyklus nach Fachinformation
- • **R** = Auffrischungsimpfung

Impfung	Dokumentationsnummer		
	erste Dosen eines Impfzyklus bzw. unvollständige Impfserie	letzte Dosis eines Impfzyklus bzw. Fachinformation	Auffrischungsimpfung
Einfachimpfung			
Diphtherie – Standardimpfung	89100 A	89100 B	89100 R
Diphtherie – Sonstige Indikationen	89101 A	89101 B	89101 R
Frühsommer – Meningoenzephalitis (FSME)	89102 A	89102 B	89102 R
Haemophilus Influenzae b – Standardimpfung	89103 A	89103 B	
Haemophilus Influenzae b – Sonstige Indikationen	89104 A	89104 B	
Hepatitis A	89105 A	89105 B	89105 R
Hepatitis B – Standardimpfung	89106 A	89106 B	
Hepatitis B – Sonstige Indikationen	89107 A	89107 B	89107 R
Hepatitis B – Dialysepatienten	89108 A	89108 B	89108 R
Herpes zoster (Standardimpfung) – Personen ≥ 60 Jahre	89128 A	89128 B	
Herpes zoster – Sonstige Indikationen bei Personen ≥ 50 Jahre	89129 A	89129 B	
Humane Papillomviren (HPV)	89110 A	89110 B	
Influenza (Virusgrippe) – Standardimpfung	89111		
Influenza – Sonstige Indikationen	89112		
Masern (Erwachsene)	89113		
Meningokokken C Konjugatimpfsstoff – Standardimpfung Kinder	89114		
Meningokokken – Sonstige Indikationen	89115 A	89115 B	89115 R
Pertussis (Keuchhusten) – Standardimpfung	89116 A	89116 B	89116 R
Pertussis (Keuchhusten) – Sonstige Indikationen	89117 A	89117 B	
Pneumokokken – Konjugatimpfstoff – Standardimpfung (Kinder bis 24 Monate)	89118 A	89118 B	
Pneumokokken – Standardimpfung (Personen über 60 Jahre)	89119		
Pneumokokken – erhöhte gesundh. Gefährdung	89120		89120 R
Poliomyelitis (Kinderlähmung) – Standardimpfung	89121 A	89121 B	89121 R
Poliomyelitis – Sonstige Indikationen	89122 A	89122 B	89122 R
Rotavirus (RV)	89127 A	89127 B	
Röteln (Erwachsene)	89123		
Tetanus (Wundstarrkrampf)	89124 A	89124 B	89124 R
Varizellen (Windpocken) – Standardimpfung	89125 A	89125 B	
Varizellen – Sonstige Indikationen	89126 A	89126 B	

Zweifachimpfungen

Diphtherie, Tetanus (DT) – Kinder	89200 A	89200 B	
Diphtherie, Tetanus (Td) – Erwachsene	89201 A	89201 B	89201 R
Hepatitis A und Hepatitis B (HA – HB)	89202 A	89202 B	
Haemophilus influenzae Typ b (Hib), Hepatitis B	89203 A	89203 B	

Dreifachimpfungen

Diphtherie, Pertussis, Tetanus (DTaP)	89300 A	89300 B	
Masern, Mumps, Röteln (MMR)	89301 A	89301 B	
Diphtherie, Tetanus, Poliomyelitis (TdIPV)	89302	89302	89302 R
Diphtherie, Pertussis, Tetanus (Tdap)	89303	89303	89303 R

Vierfachimpfungen

Diphtherie, Pertussis, Tetanus, Poliomyelitis (Tda-pIPV)	89400	89400	89400 R
Masern, Mumps, Röteln, Varizellen (MMRV)	89401 A	89401 B	

Fünffachimpfungen

Diphtherie, Pertussis, Tetanus, Poliomyelitis, Haemophilus influenzae Typ b (DtaP-IPV-Hib)	89500 A	89500 B	

Sechsfachimpfungen

Diphtherie, Pertussis, Tetanus, Poliomyelitis, Haemophilus influenzae Typ B, Hepatitis B (DtaP-IPV-Hib-HB)	89600 A	89600 B	

Die Impfstoffe sind in der Regel auch im Einzelfall für einen Patienten, über den Sprechstundenbedarf unter Verwendung des Arzneiverordnungsblattes, Muster 16, zu beziehen.

▶ **Achtung:**

Impfstoffe fallen nicht in das Arzneimittelbudget.

▶ **Erläuterungen**

1. **Die erforderliche Impfberatung und die Eintragung in einen Impfpass sind mit der Gebühr für die Impfung abgegolten.** Lehnt der Patient nach der Beratung die Impfung ab, darf die Impfberatung als alleinige Leistung abgerechnet werden. Hierzu wird im Bereich der KV Nordrhein die Dokumentationsnummer 89090 eingetragen.

2. **Mehrfach- und Simultanimpfungen gelten als eine Impfung** (Zweifachimpfung, Dreifachimpfung).

Bei diesen Impfungen kann immer **nur eine** Dokumentationsnummer abgerechnet werden.

3. Wird aufgrund der Impfstoffzubereitung z.B. neben einer **Zweifachimpfung** auch eine **Einzelimpfung** bei derselben Arzt-Patienten-Begegnung durchgeführt, sind die entsprechenden Dokumentationsnummern nebeneinander abzurechnen.

▶ **Fall 1 – Hausarzt:**

12. Nov.	**Abrechnung nach EBM:**
	89 111 Influenzaimpfung
	------- Untersuchung, Teil der Impfleistung
	------- Risikoaufklärung und Verhaltensmaßregeln in Impfleistung enthalten
	------- Impfpasseintragung in Impfleistung enthalten

Impfungen, die in den Schutzimpfungs-Richtlinien des G-BA nicht als Pflichtleistungen der Gesetzlichen Krankenkassen aufgeführt sind (z.B. Reiseschutzimpfungen), zählen zu den **Nicht vertragsärztlichen Leistungen.**

▶ **Hinweis:**

> **Nicht vertragsärztliche Leistungen sind privatärztliche Leistungen, die mit dem gesetzlich kranken- versicherten Patienten direkt auf der Grundlage der GOÄ abgerechnet werden.**

Reiseschutzimpfungen zur Verhütung von Krankheiten während eines privaten Urlaubs gehören heute in Zeiten pauschal angebotener Fernreisen zu den häufigsten Wunschleistungen.

Zu den üblichen Reiseschutzimpfungen gehören u.a.:

- Gelbfieber;
- Typhus;
- Cholera.

Zur Erbringung dieser Leistungen ist es erforderlich, dass der Arzt den Impfstatus des Patienten kennt und eventuelle Einreisebestimmungen des Ziellandes berücksichtigt.

▶ **Hinweis:**

> Für die Abrechnung als privatärztliche Leistung nach GOÄ ist es unerheblich, ob die Impfung von dem Patienten aus eigener Vorsorge erfolgt oder ob das Einreiseland den Impfnachweis zwingend verlangt.
>
> Schutzimpfungen für **Auslandsaufenthalte aus beruflichen Gründen** hat grundsätzlich der Arbeit- geber zu tragen; ggf. muss sich der Patient die privat berechneten Leistungen vom Arbeit- geber erstatten lassen.

3.1.2 Abrechnung bei Privatpatienten

▶ **Fall 1:**

12. Nov.	Patientin Sonja Schnupfrig (63 Jahre; Privatpatientin) erscheint in diesem Quartal zum wiederholten Male in der Praxis ihres Hausarztes Dr. Gustav Gütlich.

Frau Schnupfrig bittet Herrn Dr. Gütlich um eine Grippeschutzimpfung. Dr. Gütlich untersucht die Patientin auf einen akuten grippalen Infekt. Da die Untersuchung keinen Befund ergab und Frau Schnupfrig als Diabetikerin zu dem besonders gefährdeten Personenkreis zählt, nimmt Dr. Gütlich nach Aufklärung über die Risiken einer Impfung die Influenzaimpfung vor. Er erteilt Verhaltensmaßregeln für die nächsten Tage und trägt die Impfung in den Impfausweis von Frau Schnupfrig ein.

Bei Privatpatienten wird jede Art von Schutzimpfung nach GOÄ abgerechnet. Die Abrechnung erfolgt nach **Abschnitt C V. Impfungen und Testungen Nrn. 375 bis 378.**

	Text der GOÄ (Auszug)	Punkt- zahl	1-fach EUR	2,3-fach EUR	3,5-fach EUR	1,2-fach EUR
375	Schutzimpfung (intramuskulär, subkutan) – gegebenen- falls einschließlich Eintragung in den Impfpass –	80	4,66	10,72	16,32	5,60
376	Schutzimpfung (oral) – einschl. beratendem Gespräch –	80	4,66	10,72	16,32	5,60
377	Zusatzinjektion bei Parallelimpfung	50	2,91	6,70	10,20	3,50
378	Simultanimpfung (gleichzeitige passive und aktive Impfung gegen Wundstarrkrampf)	120	6,99	16,09	24,48	8,39

▶ **Erläuterungen**

1.	**Erforderliche Nachbeobachtungen am Tag der Impfung** sind in den Leistungsansätzen enthalten und **nicht gesondert berechnungsfähig.**
2.	Neben den Leistungen nach den Nrn. 376 bis 378 sind die **Leistungen nach den Nrn. 1 und 2** und die gegebenenfalls erforderliche **Eintragung in den Impfpass nicht berechnungsfähig.**

▶ **Fall 1 – Hausarzt:**

12. Nov.   **Abrechnung nach GOÄ:**

1	Beratung
375	Influenzaimpfung
5	Symptombezogene Untersuchung
-------	Risikoaufklärung und Verhaltensmaßregeln in Impfleistung enthalten
-------	Impfpasseintragung in Impfleistung enthalten

Lernfeld
3
Seite
165

3.2   Meldung gemäß Infektionsschutzgesetz

Nach den allgemeinen Rechtsvorschriften für die Arztpraxis gehört die Meldepflicht – neben der Schweigepflicht – zu den wichtigsten Berufspflichten des Arztes (siehe hierzu auch LF 1 Ärztliche Pflichten).

Die berufliche Schweigepflicht wird bei übergeordnetem Interesse durch gesetzliche Sondervorschriften durchbrochen. Diese Sondervorschriften beziehen sich nach dem Infektionsschutzgesetz insbesondere auf Infektionskrankheiten.

Meldepflichtig sind bei Krankheitsverdacht, Erkrankung oder Tod beispielsweise:

- Botulismus
- Cholera
- Diphtherie
- humane spongiforme Enzephalopathie
- akute Virushepatitis
- enteropathisches hämolytisch-urämisches Syndrom (HUS)
- virusbedingtes hämorrhagisches Fieber
- Masern
- Meningokokken-Meningitis oder -Sepsis

- Milzbrand
- Mumps
- Pertussis
- Pest
- Poliomyelitis
- Röteln einschließlich Rötelnembryopathie
- Tollwut
- Typhus abdominalis/Paratyphus
- Tuberkulose (nur Erkrankung + Tod)
- Varizellen

Die Meldung hat innerhalb von 24 Stunden an das – örtliche – Gesundheitsamt zu erfolgen.

Darüberhinaus sind insbesondere Laboratorien zur Meldung bestimmter Krankheitserreger verpflichtet.

In solchen Fällen ist der Arzt gegenüber den zuständigen Behörden meldepflichtig!

– Die Medizinische Fachangestellte ist niemals meldepflichtig. –

Für die Meldung benutzt der Arzt ein vorgeschiebenes Meldeformular, das über Fachverlage oder auch über die zuständige Kassenärztliche Vereinigung – als Service-Leistung – bezogen werden kann. Daneben sind die vom niedergelassenen Arzt beauftragten Laboratorien bei Nachweis von Krankheitserregern meldepflichtig; hierfür gibt es ein gesondertes Labor-Meldeformular. Die Formulare können je nach Bundesland unterschiedlich aufgebaut sein.

Auf der folgenden Seite ist das vom Arzt auszufüllende Meldeformular für das Land Nordrhein-Westfalen abgebildet. Aus dem Formular wird sofort erkennbar, welche Angaben gemacht werden müssen.

Patient/in (Name, Vorname, Adresse des Hauptwohnsitzes oder des gewöhnlichen Aufenthaltsorts):

Geschlecht: ○ weiblich   ○ männlich

geb. am:

Weitere Kontaktdaten (z.B. Telefon, E-Mail-Adresse):

Meldeformular   - Vertraulich -

Meldepflichtige Krankheit gemäß §§ 6,8,9 IfSG

☐ Verdacht

☐ Klinische Diagnose

☐ Tod   Todesdatum: _____

Erkrankungsbeginn: _____

Diagnosedatum: _____

Datum der Meldung: _____

Impfstatus bei impfpräventabler Erkrankung:

○ Geimpft, Anzahl Impfdosen: _____

Datum der letzten Impfung: _____

Impfstoff: _____

○ Nicht geimpft   ○ Impfstatus unbekannt

☐ Blut-, Organ-, Gewebe- oder Zellspende in den letzten sechs Monaten

---

☐ **Botulismus**
  ☐ Lebensmittelbedingter Botulismus
  ☐ Wundbotulismus
  ☐ Säuglingsbotulismus

☐ **Cholera**

☐ **Clostridium-difficile-Infektion (CDI), schwere Verlaufsform**
  ☐ stat. Aufnahme aufgrund ambulant erworbener Infektion
  ☐ Aufnahme/Verlegung auf eine Intensivstation
  ☐ Chir. Eingriff / Kolektomie aufgrund von Megakolon Perforation oder refraktärer Kolitis
  ☐ Tod innerh. 30 Tagen nach Diagnose und CDI als direkte Todesursache oder zum Tode beitragende Erkrankung

☐ **Creutzfeldt-Jakob-Krankheit (CJK) / vCJK** (außer familiär-hereditäre Form)

☐ **Diphtherie**

☐ **Hepatitis, akute virale; Typ:** _____
  ☐ Fieber
  ☐ Ikterus (Gelbsucht)
  ☐ Oberbauchbeschwerden
  ☐ erhöhte Serumtransaminasen

☐ **HUS (hämolytisch-urämisches Syndrom, enteropathisch)**
  ☐ Anämie, hämolytische
  ☐ Thrombozytopenie
  ☐ Nierenfunktionsstörung
  ☐ ärztl. Diagnose eines akuten enteropathischen HUS

☐ **Keuchhusten (Pertussis)**
  ☐ Husten (mind. 2 Wochen Dauer)
  ☐ Anfallsweise auftretender Husten
  ☐ Inspiratorischer Stridor
  ☐ Erbrechen nach den Hustenanfällen
  Zusätzlich bei Keuchhusten bei Kindern <1 Jahr
  ☐ Husten
  ☐ Apnoen

☐ **Masern**
  ☐ Fieber
  ☐ Husten
  ☐ generalisierter Ausschlag (makulopapulös)
  ☐ Katarrh (wässriger Schnupfen)
  ☐ Konjunktivitis (Rötung der Bindehaut)

☐ **Meningokokken, invasive Erkrankung**
  ☐ septisches Krankheitsbild
  ☐ Purpura fulminans
  ☐ Waterhouse-Friderichsen-Syndrom
  ☐ Ekchymosen
  ☐ Fieber
  ☐ Herz-/Kreislaufversagen
  ☐ Hirndruckzeichen
  ☐ Pneumonie
  ☐ makulopapulöses Exanthem
  ☐ meningeale Zeichen
  ☐ Petechien

☐ **Milzbrand**

☐ **Mumps**
  ☐ Geschwollene Speicheldrüse(n) (≥ 2 Tage)
  ☐ Enzephalitis
  ☐ Fieber
  ☐ Hörverlust
  ☐ Meningitis
  ☐ Hoden- bzw. Eierstockentzündung
  ☐ Pankreatitis

☐ **Paratyphus**

☐ **Pest**

☐ **Poliomyelitis** (als Verdacht gilt jede akute schlaffe Lähmung, außer wenn diese traumatisch bedingt ist)

☐ **Röteln (konnatal)**

☐ **Röteln (postnatal)**
  ☐ Generalisierter Ausschlag
  ☐ Lymphadenopathie im Kopf-Hals-Nackenbereich
  ☐ Arthritis/Arthralgien
  ☐ Fehl-/ Totgeburt
  ☐ Frühgeburt oder Geburt eines Kindes mit Embryopathie

☐ **Tollwut**

☐ **Tollwutexposition, mögliche** (§ 6 Abs.1 Nr. 4 IfSG)

☐ **Typhus abdominalis**

☐ **Tuberkulose**
  ☐ Erkrankung/Tod an einer behandlungsbedürftigen Tuberkulose, auch bei fehlendem bakteriologischem Nachweis
  ☐ Therapieabbruch/-verweigerung (§6 Abs. 2 IfSG)

☐ **Virales hämorrhagisches Fieber (VHF)**
  Erreger (falls bekannt): _____

☐ **Windpocken (nicht Gürtelrose)**
  ☐ spezifisches klinisches Bild
  ☐ unspezifisches klinisches Bild

☐ **Influenza, zoonotisch**
  (bei aviärer Influenza bitte gesondertes Meldeformular und bei Nachweis saisonaler Influenza durch Schnelltest bitte Labormeldeformular nutzen)

☐ **Mikrobiell bedingte Lebensmittelvergiftung oder akute infektiöse Gastroenteritis**
  ☐ bei Personen, die eine Tätigkeit im Sinne des §42 Abs. 1 IfSG im Lebensmittelbereich ausüben
  ☐ bei 2 oder mehr Erkrankungen mit wahrscheinlichem / vermutetem epidemiologischem Zusammenhang
  Erreger (falls bekannt): _____

☐ **Gesundheitliche Schädigung nach Impfung**
  Zusätzliche Informationen werden über gesonderten Meldebogen erhoben, der beim Gesundheitsamt zu beziehen ist

☐ **Bedrohliche andere Krankheit**
  Erkrankung / Erreger: _____

Epidemiologische Situation

Patient/in ist tätig:

☐ im medizinischen Bereich (nach §23 IfSG)

☐ im Lebensmittelbereich (nach §42 IfSG, nur angeben bei akuter Gastroenteritis/Virushepatitis, Typhus/Paratyphus, Cholera)

☐ in Gemeinschaftseinrichtung (nach §33 oder §36 IfSG)

Patient/in wird betreut oder ist untergebracht in

☐ Gemeinschaftseinrichtung für Kinder oder Jugendliche (z.B. Schule, Kinderkrippe)

☐ stationärer / teilstationärer Pflegeeinrichtung seit: _____

☐ anderer Einrichtung nach §36 IfSG (z.B. JVA, Unterkunft für Asylsuchende, Obdachlosenunterkunft) seit: _____

Patient/in ist/war aktuell ☐ **hospitalisiert** von _____ bis _____

  ☐ in **intensivmedizinischer** Behandlung von _____ bis _____

Einrichtung (Name, Ort, Kontaktdaten): _____

Infektionszeitraum: von _____ bis _____ Wahrscheinliche **Infektionsquelle:** _____

Infektionsort/e (Kreis, falls Ausland: Land): _____

Derzeitiger **Aufenthaltsort** (falls abweichend von Anschrift): _____

Bei HBV, HCV und Tuberkulose: Jahr der Einreise: _____ Staatsangehörigkeit: _____ Geburtsstaat: _____

▶ **unverzüglich zu melden an**
(Adresse des zuständigen Gesundheitsamtes):

☐ **Es wurde ein Labor / eine Untersuchungsstelle** mit der Erregerdiagnostik beauftragt.[1]
Name, Ort, Telefonnr. des Labors:

Probenentnahme am: _____

Meldende Person
(Name, Praxis/Krankenhaus/Einrichtung, Adresse, Telefonnr.):

---

[1] Die Laborausschlusskennziffer 32006 umfasst Erkrankungen oder den Verdacht auf Krankheiten, bei denen eine gesetzliche Meldepflicht besteht (§§ 6 und 7 IfSG). Das Gesamtpunktzahlvolumen niedergelassener Ärzte wird durch Labornachweise für meldepflichtige Erreger nicht belastet.

Meldebogen für NRW; Stand: 22.01.2018

3.3   Fragen und Fälle zu Lernfeld 3

1. Nach welcher rechtlichen Grundlage sind Impfleistungen bei Kassenpatienten geregelt?

→ ....

....

2. Nennen Sie drei Personengruppen, deren Anspruch auf Impfleistungen nach den Verträgen für Kassenpatienten geregelt ist.

→ ....

→ ....

→ ....

Lernfeld
3
Seite
167

3. Wo ist nachzulesen, welcher Dokumentationsschlüssel für eine bestimmte Impfleistung abgerechnet werden kann?

→ ....

4. Auf welchem Vordruck erfolgt die Beschaffung des Impfstoffes?

→ ....

5. Welche Leistung sind mit der Gebühr für die Impfung abgegolten?

→ ....

→ ....

6. Unter welcher Bedingung dürfen gesetzliche Krankenkassen ihren Versicherten Reiseschutzimpfungen als Satzungsleistungen gewähren?

→ ....

....

7. Nach welcher Gebührenordnung werden Reiseschutzimpfungen bei Kassenpatienten abgerechnet, die diese selbst bezahlen müssen?

→ ....

8. Nach welchen Gebührenordnungspositionen sind Impfungen nach GOÄ abrechenbar?

→ ....

9. An wen und innerhalb welcher Frist sind Infektionskrankheiten gemäß Infektionsschutzgesetz meldepflichtig?

→ ....

10. Nennen Sie acht meldepflichtige Krankheiten gemäß Infektionsschutzgesetz.

→ ....   → ....

→ ....   → ....

→ ....   → ....

→ ....   → ....

11. Wer ist in der Praxis meldepflichtig?

→ ....

12. Welche der folgenden Aussagen zur Abrechnung von Impfleistungen sind richtig?

○ Dokumentation der Impfung im Impfpass ist in der Impfleistung enthalten
○ Impfberatungen sind neben der Impfleistung immer berechnungsfähig
○ Impfstoffe sind mit Muster 16 über Sprechstundenbedarf zu beziehen
○ Mehrfachimpfungen sind entsprechend der Anzahl der Wirkstoffe mehrfach berechnungsfähig
○ Die Bundesländer haben unterschiedliche Leistungsnummern für Impfungen

13. Welche der folgenden Aussagen über die Meldepflicht bei Infektionskrankheiten nach Infektionsschutzgesetz sind richtig?

○ Meldung darf nur bei Einwilligung des Patienten erfolgen (Schweigepflicht vor Meldepflicht)
○ Meldung ist bei allen Infektionskrankheiten nur bei Tod des Patienten erforderlich
○ Meldung muss an das Bundesgesundheitsministerium erfolgen
○ Meldung muss an das Gesundheitsamt erfolgen
○ Meldung muss meistens innerhalb von 24 Stunden erfolgen

14. Die Beschaffung von Impfstoffen erfolgt in der Regel

○ auf den Namen des Patienten
○ als Sprechstundenbedarf
○ zu Lasten des Gesundheitsamtes
○ zu Lasten der Apotheke
○ zu Lasten des Arztes

15. Welche GOÄ-Nrn. sind nicht neben den Impfleistungen nach Nrn. 376 bis 378 abrechnungsfähig?

○ GOÄ-Nr. 1
○ GOÄ-Nr. 2
○ GOÄ-Nr. 5
○ GOÄ-Nr. 7
○ GOÄ-Nr. 8

Lernfeld 4   Bei Diagnostik und Therapie von Erkrankungen des Bewegungsapparates assistieren

Kenntnisse über die anatomischen, physiologischen und pathologischen Zusammenhänge der Bewegungsorgane sind die Voraussetzung bei Diagnostik und Therapie, bei der Vorbereitung notwendiger Maßnahmen in der Praxis sowie bei Assistenz ärztlicher Maßnahmen. Dazu gehört auch das Anlegen von Verbänden und die Vorbereitung medikamentöser Therapien.

Die erbrachten Leistungen werden dokumentiert und unter Beachtung der dafür vorgeschriebenen Regelwerke abgerechnet. Dabei werden moderne Datenverarbeitungsmöglichkeiten sachgerecht eingesetzt.

Lernziel im Lehrplan

Der gesetzlich Krankenversicherte wird von seiner Krankenkasse angehalten, einen ständigen
➡ **Hausarzt**
zu wählen, den er bei jeder Erkrankung zunächst aufsucht; dafür gewährt ihm die Krankenkasse finanzielle Vorteile in Form von Boni.

Inhaltsverzeichnis

Lernfeld
4
Seite
169

Lernziel im Lehrplan

Weitergehende Diagnostik und Therapie von Erkrankungen des Bewegungsapparates fallen in den Bereich der
➡ **orthopädischen Leistungen**

Hierzu gehören auch Leistungen aus dem Bereich der
➡ **Physikalischen Therapie**

Die Leistungen bei Verletzungen des Bewegungsapparates, z. B. Frakturen, umfassen auch das Anlegen von
➡ **Verbänden**

Weitergehende Leistungen fallen zum großen Teil in den Bereich der
➡ **chirurgischen Leistungen**

Lernfeld
4
Seite
170

Lernziel im Lehrplan

Im System der gesetzlichen Krankenversicherung gelten zahlreiche
➡ **Formulare**.

Hierzu gehören verschiedene Formulare für
➡ **Verordnungen**

Bei Privatpatienten werden alle erbrachten Leistungen von Hausärzten oder Fachärzten wie Orthopäden und Chirurgen nach
➡ **GOÄ**
abgerechnet.

Lernfeld
4

Seite
171

LF 4   Bei Diagnostik und Therapie von Erkrankungen des Bewegungsapparates assistieren

▶ **Lernsituation:**

Während ihrer bisherigen Ausbildung hat Frau Biene in zahlreichen Situationen, beispielsweise beim Patientenempfang oder der Ausstellung von Überweisungen und während ihrer Anwesenheit bei Patientenberatungsgesprächen von Dr. Gütlich, die zentrale Bedeutung der hausärztlichen Versorgung kennengelernt. Sie erlebt die hausärztliche Praxis als erste Anlaufstelle der Patienten und als wichtige Steuerungsstelle für eine eventuell notwendige fachärztliche Versorgung.

Frau Biene assistiert Dr. Gütlich bei der Diagnostik und Behandlung von Erkrankungen der Bewegungsorgane und lernt den Unterschied zwischen traumatischen, degenerativen und entzündlichen Veränderungen kennen. Sie erfährt, welche Fachärzte in Abhängigkeit von der Erkrankung bei der weiteren Versorgung des Patienten hinzugezogen werden.

Sie bereitet die von Dr. Gütlich veranlassten Überweisungen vor sowie die notwendigen Verordnungen von Arzneimitteln, Heilmitteln und Hilfsmitteln. Dabei beachtet sie die vom Gemeinsamen Bundesausschuss beschlossenen Richtlinien.

Frau Biene lernt, die erbrachten Leistungen nach der für den jeweiligen Kostenträger richtigen Gebührenordnung abzurechnen.

▶ **Arbeitshinweis:**

Patienten, die sich gegenüber ihrer **gesetzlichen Krankenkasse** verpflichten, immer zuerst den von ihnen gewählten Hausarzt aufzusuchen **(Hausarztmodell)**, erhalten häufig einen Bonus z.B. die **Befreiungen von Zuzahlungen.** Deshalb wird angenommen, dass der erkrankte Patient **zunächst seinen Hausarzt** aufsucht und von diesem dann zur weiteren Diagnostik und Behandlung an einen **Facharzt für Orthopädie** oder an einen **Facharzt für Chirurgie** überwiesen wird.

Im Folgenden werden als **Grundlage einer Falllösung** die Hausärztlichen Leistungen sowie die fachärztlichen Leistungen für Orthopäden und Chirurgen **nach EBM** genannt und erläutert; anschließend deren **Anwendung an zwei lernfeldorientierten Fällen** gezeigt.

Zum Abschluss werden die entsprechenden **Leistungen für Privatpatienten nach GOÄ** genannt und erläutert und die **Anwendung der GOÄ an den gleichen Fällen** gezeigt.

Lernfeld
4
Seite
172

4.1   Bereich III.a EBM:
Hausärztlicher Versorgungsbereich (Fall 2)

▶ **Fall 2:**

2. Jan.   Patient August Aufrecht (48 Jahre; Mitglied der BARMER) erscheint gekrümmt und auf seine
Ehefrau gestützt in der Praxis seines Hausarztes Dr. Gustav Gütlich.
Die MFA Cornelia Clever, die als qualifizierte nichtärztliche Praxisassistentin bei der
KV angemeldet ist, springt dem Patienten sofort helfend zur Seite und geleitet ihn in das
Behandlungszimmer. Dort schildert Herr Aufrecht Dr. Gütlich, dass er heute Morgen beim
Aufstehen plötzlich sehr starke Schmerzen im Lendenwirbelbereich mit Ausstrahlung in das
linke Bein verspürte und merkte, dass er sich nur unter großen Schmerzen bewegen konnte.
Herr Aufrecht ist bereits wegen einer chronischen Polyarthritis (chronische Gelenkentzündung
M06.90) in ständiger Behandlung bei Dr. Gütlich.
Dr. Gütlich untersucht den Patienten und vermutet einen Bandscheibenvorfall. Er injiziert ein
schmerzmilderndes und entzündungshemmendes Medikament, verordnet Tabletten und stellt
eine Arbeitsunfähigkeitsbescheinigung aus. Herr Aufrecht soll morgen zu einer
Infusionstherapie und zur Mikrowellenbestrahlung wieder in die Praxis kommen.

Lernfeld 4

Seite 173

4.1.1   Kap. 3.1: Präambel

In der Präambel des EBM-Kapitels 3 wird zunächst bestimmt, welche Ärzte an der hausärztlichen
Versorgung teilnehmen
dürfen; dies sind:
- **Fachärzte für Allgemeinmedizin,**
- **Fachärzte für Innere und Allgemeinmedizin,**
- **Praktische Ärzte,**
- **Ärzte ohne Gebietsbezeichnung,**
- **Fachärzte für Innere Medizin ohne Schwerpunktbezeichnung,**
   die gegenüber dem Zulassungsausschuss ihre Teilnahme an der hausärztlichen Versorgung erklärt haben.

Nur diese Ärzte dürfen die in diesem Kapitel genannten GOP abrechnen.

Aber: Beantragen diese Ärzte die Teilnahme an der fachärztlichen Versorgung (GOP nach Bereich
III b) und erhalten sie dazu die Genehmigung, dürfen sie die GOP aus diesem Bereich der
Hausärztlichen Versorgung nicht mehr berechnen.

Weiterhin ist in der Präambel bestimmt, dass für die dort genannten Vertragsärzte außer den in diesem
Kapitel genannten GOP die folgenden GOP berechnungsfähig sind:

aus Bereich II Arztgruppenübergreifende allgemeine GOP

EBM-GOP	Kapitel/ Abschnitt	Leistungsbeschreibung (Kurzfassung)
01 100 – 01 102	1.1	Aufwandserstattung für die besondere Inanspruchnahme des Vertragsarztes durch einen Patienten
01 205, 01 207, 01 210, 01 212, 01 214, 01 216, 01 218, 01 220 – 01 224, 01 226	1.2	GOP für die im Notfall und im organisierten ärztlichen Not(-fall)dienst
01 320 – 01 321	1.3	Grundpauschalen für ermächtigte Ärzte, Krankenhäuser bzw. Institute
01 410 – 01 416, 01 418, 01 425, 01 426, 01 430, 01 435, 01 436, 01 439, 01 450, 01 460, 01 461	1.4	Besuche, Visiten, Prüfung der häuslichen Krankenpflege, Verwaltungskomplex, telefonische Beratung, Konsultationspauschale, Verweilen, Videosprechstunde, Cannabisbehandlung

aus Bereich II Arztgruppenübergreifende **allgemeine** GOP (Fortsetzung)

EBM-GOP	Kapitel/ Abschnitt	Leistungsbeschreibung (Kurzfassung)
01 600 – 01 602, 01 611, 01 620 – 01 624, 01 626, 01 630 01 640 – 01 642	1.6	Schriftliche Mitteilungen, Gutachten, Medikationsplan
01 702 – 01 704, 01 707, 01 709 01 711 – 01 723	1.7.1	Früherkennung von Krankheiten bei Kindern
01 730 – 01 732, 01 735, 01 737 01 740, 01 745 – 01 748	1.7.2	Früherkennung von Krankheiten bei Erwachsenen
01 758	1.7.3	Früherkennung von Brustkrebs durch Mammographie-Screening
01 776, 01 777, 01 812, 01 816	1.7.4	Mutterschaftsvorsorge
01 820 – 01 822, 01 828, 01 840	1.7.5	Empfängnisregelung
01 915	1.7.7	Schwangerschaftsabbruch
01 949 – 01 952, 01 955, 01 956, 01 960	1.8	GOP bei Substitutionsbehandlung der Drogenabhängigkeit
02 300 – 02 302, 02 310 – 02 313	2.3	Kleinchirurgische Eingriffe, Allgemeine therapeutische Leistungen
02 500, 02 501, 02 510 – 02 512, 02 520	2.5	Physikalisch-therapeutische GOP

Darüber hinaus dürfen Hausärzte eine Reihe weiterer Gebührenordnunspositionen abrechnen, wenn sie eine mindestens einjährige Weiterbildung auf dem Gebiet der Frauenheilkunde und Geburtshilfe nachweisen können oder wenn sie diese GOP bereits vor dem 31. Dezember 2002 durchgeführt und abgerechnet haben.

Die in der Präambel genannten Vertragsärzte dürfen weiterhin abrechnen:

aus Bereich IV Arztgruppenübergreifende **spezielle** GOP

EBM-GOP	Kapitel/ Abschnitt	Leistungsbeschreibung (Kurzfassung)
30 400 – 30 402, 30 410, 30 411, 30 420, 30 421, 30 430	30.4	Physikalische Therapie
30 800	30.8	Soziotherapie
30 900	30.9	Schlafstörungsdiagnostik
31 912	31.6.2	Orthopädisch-chirugisch konservative GOP
33 000 – 33 002, 33 010 – 33 012, 33 040 – 33 044, 33 050 – 33 052, 33 060 – 33 062, 33 076, 33 080, 33 081, 33 090 – 33 092	33	Ultraschalldiagnostik

Lernfeld
4
Seite
174

© Verlag Europa-Lehrmittel

aus Bereich IV Arztgruppenübergreifende spezielle GOP (Fortsetzung)

EBM-GOP	Kapitel/ Abschnitt	Leistungsbeschreibung (Kurzfassung)
38 200 und 38 205	38	Ärztlich angeordnete Hilfeleistungen von qualifizierten nichtärztlichen Praxisassistenten
	30.1	Allergologie
	30.2	Chirotherapie
	30.3	Neurophysiologische Übungsbehandlung
	30.5	Phlebologie
	30.6	Proktologie
	30.7	Schmerztherapie
	30.10	Leistungen der spezialisierten Versorgung HIV-infizierter Patienten gemäß Qualitätsvereinbarung nach § 135 Abs. 2 SGB V
	30.12	Spezielle Diagnostik und Eradikationstherapie bei Trägern mit Methicillin-resistentem Staphylococcus aureus (MRSA)
	30.13	Spezialisierte geriatrische Diagnostik und Versorgung
	31.1	Präoperative Untersuchungskomplexe
	31.4.2	Postoperative Behandlungskomplexe im hausärztlichen Versorgungsbereich
	32.1	(Labor-)Grundleistungen
	32.2	Allgemeine Laboratoriumsuntersuchungen
	35	Leistungen gemäß Psychotherapie-Richtlinien
	36.6.2	Konservativ-belegärztliche Strukturpauschalen
	37	Versorgung gemäß Anlage 27 und 30 zum BMV-Ä und Versorgungsplanung
	38.2	Ärztlich angeordnete Hilfeleistungen von Praxismitarbeitern

Zusätzlich berechnungsfähig sind Kostenpauschalen entsprechend den Regelungen in Bereich V.

4.1.2 Hausärztliche Versichertenpauschalen, Versorgungs-bereichspezifische Vorhaltung, Chronikerpauschalen, Gesprächsleistung (GOP 03 000 – 03 230)

Mit diesen GOP werden die vom Gesetzgeber gewollten besonderen Aufgaben des Hausarztes berücksichtigt. Dazu gehören seine Funktion als erste Anlaufstelle der Patienten und deren Führung bei der Inanspruch-nahme anderer Fachärzte mit der Koordination der Leistungen und Bewertung der Ergebnisse.

In den Versichertenpauschalen sind alle Leistungen enthalten, die der Arzt bei seiner hausärztlichen Tätigkeit regelmäßig selbst erbringen muss. Dazu gehören die vielen einzelnen Leistungen, die bei einer Basisversorgung anfallen. Um die Abrechnung solcher einzelner Leistungen zu erübrigen, werden sie in Pauschalen zusammengefasst.

Finden sich also bestimmte Leistungen nicht in diesem EBM-Kapitel bedeutet dies nicht, dass es diese Leistungen nicht gibt. Sie sind vielmehr in den genannten Pauschalen enthalten und gegolten. Um erkennen zu können, welche Leistungen in den Pauschalen stecken, sind sie einzeln in Anhang 1 des EBM aufgeführt.

Der EBM kennt zwei Hausärztliche Versichertenpauschalen:

■ **für Patienten während der Sprechstundenzeiten (Versichertenpauschale im Regelfall),**
■ **bei unvorhergesehener Inanspruchnahme.**

Versichertenpauschale im Regelfall

Diese Versichertenpauschale gilt für die Patienten, die den von ihnen gewählten Hausarzt direkt persönlich aufsuchen.

▶ **Text der Gebührenordnung (Auszug)**

GOP	Leistungsbeschreibung	Punkte
03 000	**Versichertenpauschale**	

Obligater Leistungsinhalt
- Persönlicher Arzt-Patienten-Kontakt

Fakultativer Leistungsinhalt
– Allgemeine und fortgesetzte ärztliche Betreuung eines Patienten in Diagnostik und Therapie bei Kenntnis seines häuslichen und familiären Umfeldes,
– Koordination diagnostischer, therapeutischer und pflegerischer Maßnahmen, insbesondere auch mit anderen behandelnden Ärzten, nichtärztlichen Hilfen und flankierenden Diensten,
– Einleitung präventiver und rehabilitativer Maßnahmen sowie die Integration nichtärztlicher Hilfen und flankierender Dienste in die Behandlungsmaßnahmen,
– Erhebung von Behandlungsdaten und Befunden bei anderen Leistungserbringern und Übermittlung erforderlicher Behandlungsdaten und Befunde an andere Leistungserbringer, sofern eine schriftliche Einwilligung des Versicherten, die widerrufen werden kann, vorliegt,
– Dokumentation, insbesondere Zusammenführung, Bewertung und Aufbewahrung der wesentlichen Behandlungsdaten,
– Weitere persönliche oder andere Arzt-Patienten-Kontakte gemäß 4.3.1 und der Allgemeinen Bestimmungen,
– In Anhang 1 aufgeführte Leistungen,

einmal im Behandlungsfall

bis zum vollendeten 4. Lebensjahr		236
ab Beginn des 5. bis zum vollendeten 18. Lebensjahr		150
ab Beginn des 19. bis zum vollendeten 54. Lebensjahr		122
ab Beginn des 55. bis zum vollendeten 75. Lebensjahr		157
ab Beginn des 76. Lebensjahres		210

…
Bei Behandlung im organisierten Not(-fall)dienst sind anstelle der Versichertenpauschale nach der GOP 03 000 die Notfallpauschalen nach den GOP 01 210, 01 212, 01 214, 01 216 und 01 218 zu berechnen.

Bei einer Behandlung im Rahmen einer nach Art und Umfang definierten Überweisung (Definitionsauftrag) ist die Versichertenpauschale nach GOP 03 000 nicht berechnungsfähig.

Erfolgt im Behandlungsfall lediglich eine Inanspruchnahme durch den Patienten unvorhergesehen im Zusammenhang mit der Erbringung der Leistungen entsprechend den GOP 01 100, 01 101, 01 411, 01 412 oder 01 415 so ist anstelle der Versichertenpauschalen 03 000 die Versichertenpauschale 03 030 zu berechnen.

▶ **Text der Gebührenordnung (Auszug)**

GOP	Leistungsbeschreibung	Punkte
03 000 Fortsetzung	*Die GOP 03 000 ist nicht neben der GOP 01 436 (Anm.: Konsultationspauschale) berechnungsfähig.* *Die GOP 03 000 ist im Behandlungsfall nicht neben den GOP 01 600, 01 601 und 03 030 berechnungsfähig.*	

Die Praxissoftware oder die KV führt die Umwandlung der Versichertenpauschale GOP 03 000 in die fünf Altersklassen automatisch in folgender Weise durch:

Alterklasse	Eingabe	Umwandlung
bis zum vollendeten 4. Lebensjahr	03 000	03 001
ab Beginn des 5. bis zum vollendeten 18. Lebensjahr	03 000	03 002
ab Beginn des 19. bis zum vollendeten 54. Lebensjahr	03 000	03 003
ab Beginn des 55. bis zum vollendeten 75. Lebensjahr	03 000	03 004
ab Beginn des 76. Lebensjahres	03 000	03 005

Versichertenpauschale bei unvorhergesehener Inanspruchnahme

Diese Versichertenpauschale ist berechnungsfähig für den Hausarzt, wenn er von einem Patienten unvorhergesehen in Anspruch genommen oder zu einem dringenden Besuch angefordert wird.

▶ **Text der Gebührenordnung (Auszug)**

GOP	Leistungsbeschreibung	Punkte
03 030	**Versichertenpauschale bei unvorhergesehener Inanspruchnahme zwischen 19.00 und 7.00 Uhr, an Samstagen, Sonntagen, gesetzlichen Feiertagen, am 24.12. und 31.12. bei persönlichem Arzt-Patienten-Kontakt,** *Obligater Leistungsinhalt* – Persönlicher Arzt-Patienten-Kontakt im Zusammenhang mit der Erbringung der Leistungen entsprechend den GOP 01 100, 01 101, 01 411, 01 412 oder 01 415 *Fakultativer Leistungsinhalt* – In Anhang 1 aufgeführte Leistungen, höchstens zweimal im Behandlungsfall *Die Versichertenpauschale nach der GOP 03 030 ist im belegärztlich-stationären Behandlungsfall nicht berechnungsfähig.* *Die GOP 03 030 ist nicht neben den GOP 01 205, 01 207, 01 210, 01 212, 01 214, 01 216, 01 218, 01 436 und 30 702 berechnungsfähig.* *Die GOP 03 030 ist im Behandlungsfall nicht neben den GOP 01 600, 01 601 und 03 000 berechnungsfähig.*	77

GOP 03 040: Zusatzpauschale zu den GOP 03 000 und 03 030 für die Wahrnehmung des hausärztlichen Versorgungsauftrags („Vorhaltepauschale")

Hausärzte, die ausschließlich hausärztlich tätig sind, erhalten für das Vorhalten von hausärztlichen Strukturen neben der Versichertenpauschale eine Zusatzpauschale (GOP 03 040). Diese Pauschale ist einmal im Behandlungsfall berechnungsfähig und wird von der zuständigen Kassenärztlichen Vereinigung automatisch zugesetzt.

Führt ein Hausarzt in dem Behandlungsfall zusätzlich oder ausschließlich Leistungen durch, die nicht zum grundsätzlichen hausärztlichen Versorgungsbereich zählen, wie z. B. Akupunktur oder Psychotherapie, ist die GOP 03 040 nicht abrechenbar. Die Vergütung der Grundstrukturen ist in der Kalkulation dieser Leistungen bereits anteilig enthalten.

Insbesondere erhält der Arzt keine Vorhaltepauschale bei diesen Leistungen:

- Behandlung krebskranker Patienten nach den Onkologie-Vereinbarungen
- Phlebologie (EBM-Abschnitt 30.5)
- Schmerztherapie nach EBM-Abschnitt 30.7, zum Beispiel Akupunktur (Abschnitt 30.7.3)
- Schlafstörungsdiagnostik (EBM-Abschnitt 30.9)
- Autogenes Training, Relaxationsbehandlung nach Jacobson (GOP 35 111 bis 35 113)
- Hypnose (GOP 35 120)
- Feststellung der Leistungspflicht zur Einleitung einer psychotherapeutischen Kurzzeittherapie (GOP 35 130) und zur Einleitung/Verlängerung einer Langzeittherapie (GOP 35 131)
- Biographische Anamnese, vertiefte Exploration, Zuschlag zur Erhebung neurologischer und psychiatrischer Befunde (GOP 35 140 bis 35 142)
- Probatorische Sitzung (GOP 35 150), psychotherapeutische Sprechstunde (GOP 35 151), psychotherapeutische Sprechstunde (GOP 35 152)
- Antragspflichtige Leistungen der Psychotherapie (EBM-Abschnitt 35.2)
- Leistungen aus dem fachärztlichen Versorgungsbereich

▶ Text der Gebührenordnung (Auszug)

GOP	Leistungsbeschreibung	Punkte
03 040	**Zusatzpauschale zu den Gebührenordnungspositionen 03 000 und 03 030 für die Wahrnehmung des hausärztlichen Versorgungsauftrags gemäß § 73 Abs. 1 SGB V**	
	Obligater Leistungsinhalt – Vorhaltung der zur Erfüllung von Aufgaben der ärztlichen Grundversorgung notwendigen Strukturen,	
	einmal im Behandlungsfall	144
	Bei der Nebeneinanderberechnung der GOP 03 040 und der GOP 03 030 in demselben Behandlungsfall ist ein Abschlag in Höhe von 50 % auf die GOP 03 040 vorzunehmen. Bei zweimaliger Berechnung der GOP 03 030 im Behandlungsfall neben der GOP 03 040 ist kein Abschlag auf die GOP 03 040 vorzunehmen.	
	... *Die GOP 03 040 wird durch die zuständige Kassenärztliche Vereinigung zugesetzt.*	

Praxen mit mehr als 1.200 Behandlungsfällen je Arzt im Behandlungsfall erhalten einen Aufschlag von 14 Punkten auf die Pauschale. Bei weniger als 400 Behandlungsfällen je Arzt erfolgt ein Abschlag von 14 Punkten.

GOP 03 060 – 03 065: Zuschläge für ärztlich angeordnete Hilfeleistungen

Durch die Vergütung von Leistungen, die qualifizierte Praxisassistenten übernehmen können, sollen größere Hausarztpraxen entlastet werden. Wird dort ein qualifizierter **nichtärztlicher Praxisassistent** beschäftigt, setzt die KV neben der GOP 03 040 auch die **GOP 03 060** (Zuschlag zur GOP 03 040) und die **GOP 03 061** (Zuschlag zur GOP 03 060) automatisch zu. Mit diesen beiden Zuschlägen sollen Ausgaben für Weiterbildung, höhere Personalkosten und zusätzliche Praxisausstattungen wie Mobiltelefone für Hausbesuche finanziert werden.
Die Zuschläge sind allerdings auf einen bestimmten Höchstwert begrenzt.

Auch **Besuche durch den Praxisassistenten** werden zusätzlich vergütet. Der Arzt ist verpflichtet, die Tätigkeit des Assistenten zu überwachen und er muss jederzeit für ihn erreichbar sein. Nach einem Hausbesuch informiert der Assistent den Arzt spätestens am nächsten Werktag über die erhobenen Befunde und durchgeführten Maßnahmen.

Für die Abrechnung eines qualifizierten nichtärztlichen Praxisassistenten ist eine Genehmigung durch die KV notwendig. **Voraussetzungen** für eine Genehmigung sind:

- Der nichtärztliche Praxisassistent muss qualifiziert und mindestens 20 Stunden in der Woche in der Praxis tätig sein.
- Die Praxis hat
    - entweder durchschnittlich 700 Behandlungsfälle pro Hausarzt im Quartal (bei mehreren Hausärzten in der Praxis erhöht sich die Fallzahl um 521 Fälle je weiterer Hausarzt)
    - oder in den letzten vier Quartalen im Schnitt mindestens 120 Fälle je Hausarzt bei Patienten, die älter als 75 Jahre sind (bei mehreren Hausärzten in der Praxis erhöht sich die Fallzahl um 80 Behandlungsfälle je weiterer Hausarzt).

Als **qualifiziert** gelten nichtärztliche Praxisassistenten unter folgenden Bedingungen:
- Sie besitzen eine Ausbildung zur/m Medizinischen Fachangestellten oder zur/m Krankenschwester/Krankenpfleger und eine mindestens dreijährige Berufserfahrung in einer Hausarztpraxis.
- Sie haben an einem Zertifizierungskurs teilgenommen.

Mitarbeiter, die bereits eine Zusatzqualifikation besitzen, z.B. VERAH (Versorgungsassistentin in der Hausarztpraxis), müssen für die Genehmigung nur einzelne Module des Zertifizierungskurses absolvieren. Die Genehmigung gilt zunächst für zwei Jahre und es wird danach jährlich überprüft, ob die Kriterien weiterhin erfüllt sind.

Hausärzte, die eine Genehmigung zur Abrechnung der GOP 03 060 besitzen (Zuschlag für einen qualifizierten nichtärztlichen Praxisassistenten), können auch mit den **GOP 03 062 – 03 065 die Besuchsleistungen des nichtärztlichen Assistenten** abrechnen. Die Abrechnung der Besuche erfolgt extrabudgetär, der Besuch des Praxisassistenten wird somit grundsätzlich vergütet.
Da aber die Wegekosten in der GOP enthalten sind, kann keine Wegepauschale bzw. kein Wegegeld zusätzlich berechnet werden.

Der Hausarzt darf den Hausbesuch nur dann an seinen nichtärztlichen Praxisassistenten delegieren, wenn er den Patienten zuvor bezüglich derselben Erkrankung selbst besucht oder in seiner Praxis gesehen und eingehend untersucht haben. Zusätzlich müssen folgende Voraussetzungen vorliegen:

▶ **Der Patient**

- hat mindestens eine chronische Erkrankung und in der Regel das 65. Lebensjahr vollendet,
- hat eine Erkrankung mit dauerhaftem, intensiven Behandlungsbedarf und in der Regel das 65. Lebensjahr vollendet,
- hat eine akute, schwerwiegende Erkrankung mit intensivem Betreuungsbedarf, in diesem Fall ist die Erbringung ärztlich angeordneter Hilfeleistungen durch den nichtärztlichen Praxisassistenten gesondert zu begründen.
und
- er kann die Praxis des Arztes aufgrund seines Gesundheitszustandes nicht oder nur unter erschwerten Bedingungen aufsuchen.

Beim Hausbesuch darf der qualifizierte nichtärztliche Praxisassistent nur die Leistungen erbringen, die der Hausarzt angeordnet hat. Das können beispielsweise die Durchführung von Demenz-Tests, die Ableitung eines EKG oder die Bestimmung der Blutglukose am Patienten sein. Diese Leistungen dürfen im Rahmen des Besuchs zusätzlich abgerechnet werden, sofern sie nicht im Anhang 1, Spalte VP (Versichertenpauschale), aufgeführt sind. Nach einem Hausbesuch informiert der Assistent den Arzt spätestens am nächsten Werktag über die erhobenen Befunde und durchgeführten Maßnahmen.

▶ Text der Gebührenordnung (Auszug)

GOP	Leistungsbeschreibung	Punkte
03 060	**Zuschlag zur GOP 03 040** *Obligater Leistungsinhalt* – Unterstützung der hausärztlichen Versorgung durch qualifizierte nichtärztliche Praxisassistenten, *Fakultativer Leistungsinhalt* – Unterstützung bei der Betreuung von Patienten, – Unterstützung bei der Koordination diagnostischer, therapeutischer und pflegerische Maßnahmen, insbesondere auch mit anderen behandelnden Ärzten, nichtärztlichen Hilfen und flankierenden Diensten, – Information und Beratung von Patienten, Angehörigen und Bezugspersonen, je Behandlungsfall	22
03 061	**Zuschlag zur GOP 03 060** je Behandlungsfall *Die GOP 03 061 wird durch die KV zugesetzt.*	12

03 062	**Ärztlich angeordnete Hilfeleistungen anderer Personen**
	
	Obligater Leistungsinhalt
	– Persönlicher nichtärztlicher Praxisassistent-Patienten-Kontakt,
	– Aufsuchen eines Patienten zum Zweck der Versorgung
	  – in der Häuslichkeit,
	  und/oder
	  – in Alten- oder Pflegeheimen
	  und/oder
	  – in anderen beschützenden Einrichtungen
	und/oder
	– Aufsuchen eines Patienten zum Zweck der postoperativen Versorgung im Rahmen der Gebührenordnungsposition 31 600 (1. Besuch),
	– Dokumentation
	
	Fakultativer Leistungsinhalt
	– Leistungen gemäß Delegationsvereinbarungen (Anlage 8 BMÄ)
	– in Anhang 1 Spalte VP enthaltene Leistungen,
	je Sitzung
	
	Der er mit dem gesonderten Aufsuchen beauftragte nichtärztliche Praxisassistent darf nur Leistungen erbringen, die vom Arzt im Einzelfall angeordnet worden sind.
	Die Gebührenordnungsposition 03 062 ist in begründetem Einzelfall neben Besuchen nach den Gebührenordnungspositionen 01 410 bis 01 413, 01 415 und 01 418 berechnungsfähig.
	Die GOP 03 062 ist nicht neben der GOP 03 063 berechnungsfähig.
	Die GOP 03 062 ist am Behandlungstag nicht neben den GOP 38 100 und 38 105 berechnungsfähig.
		166

03 063	**Ärztlich angeordnete Hilfeleistungen anderer Personen für einen weiteren Patienten** *(ähnliche Leistungsbeschreibung und Ausschlüsse wie GOP 03 062, gilt für den Mitbesuch in einer sozialen Gemeinschaft)* je Sitzung *Die GOP 03 062 ist nicht neben der GOP 03 063 berechnungsfähig.*	122
03 064	**Zuschlag zur GOP 03 062** wird von der KV automatisch zugesetzt	20
03 065	**Zuschlag zur GOP 03 063** wird von der KV automatisch zugesetzt	14

GOP 03 220 – 03 222: Chronikerpauschalen

Für den hohen Aufwand bei der Behandlung chronisch Kranker darf der Hausarzt zur Versichertenpauschale GOP 03 000 weitere Zuschläge abrechnen. Bei nur einem persönlichen Arzt-Patienten-Kontakt ist die GOP 03 220 berechnungsfähig, bei zwei und mehr persönlichen Arzt-Patienten-Kontakten im Quartal zusätzlich die GOP 03 221. Die Zuschläge dürfen nur bei Patienten abgerechnet werden, die folgende Kriterien erfüllen:

- Vorliegen mindestens einer lang andauernden, lebensverändernden Erkrankung,
- Notwendigkeit einer kontinuierlichen ärztlichen Behandlung und Betreuung.

Eine kontinuierliche ärztliche Behandlung liegt vor, wenn im Zeitraum der letzten vier Quartale wegen derselben gesicherten chronischen Erkrankung(en)
- mindestens ein Arzt-Patienten-Kontakt pro Quartal
- in mindestens drei Quartalen in derselben Arztpraxis stattgefunden hat.
- Hierbei müssen in mindestens zwei Quartalen persönliche Arzt-Patienten-Kontakte stattgefunden haben.

Die GOP 03 220 und 03 221 können bei Neugeborenen und Säuglingen auch ohne Voraussetzung der kontinuierlichen ärztlichen Behandlung berechnet werden.

Eine kontinuierliche ärztliche Behandlung liegt auch vor, wenn der Patient mit mindestens einer lebensverändernden chronischen Erkrankung seinen ihn betreuenden Hausarzt gewechselt hat. In diesem Fall muss der die hausärztliche Betreuung übernehmende Hausarzt die bei einem anderen Hausarzt stattgefundenen Arzt-Patienten-Kontakte dokumentieren. Die Dokumentation ist mit der Abrechnung mittels einer kodierten Zusatznummer nachzuweisen. Im Kammerbereich Nordrhein wird beispielsweise der Buchstabe „H" hinter die GOP 03 220 bzw. 03 221 gesetzt.

Die Berechnung der GOP 03 220 bzw. 03 221 setzt die Angabe der gesicherten Diagnose(n) gemäß ICD-10-GM voraus.

Hinweis:

In Behandlungsfällen, in denen Leistungen abgerechnet werden, die **nicht** zum grundsätzlichen hausärztlichen Versorgungsauftrag gehören, ist der Chronikerzuschlag nicht berechnungsfähig. Hierbei gelten die gleichen Ausnahmen wie bei der Vorhaltepauschale (GOP 03 040).

Für das Ausstellen eines **Medikationsplans bei chronisch Kranken** erhält der Hausarzt mit der GOP 03 222 einmal im Behandlungsfall einen Zuschlag zur GOP 03 220. Dieser Zuschlag wird **von der KV automatisch zugesetzt.** Die GOP 03 222 ist im Behandlungsfall nicht neben der GOP 03 362 (hausärztlich-geriatrischer Betreuungskomplex) und im Krankheitsfall nicht neben der GOP 01 630 (Medikationsplan) berechnungsfähig.

▶ Text der Gebührenordnung (Auszug)

GOP	Leistungsbeschreibung	Punkte
03 220	**Zuschlag zu der Versichertenpauschale nach der Gebührenordnungsposition 03 000 zur Behandlung und Betreuung eines Patienten mit mindestens einer lebensverändernden chronischen Erkrankung**	
	Obligater Leistungsinhalt – Persönlicher Arzt-Patienten-Kontakt	
	Fakultativer Leistungsinhalt – Fortlaufende Beratung hinsichtlich Verlauf und Behandlung der chronischen Erkrankung(en) – Leitlinien gestützte Behandlung der chronischen Erkrankung(en)	
	…	
	einmal im Behandlungsfall	130
	…	

03 221	**Zuschlag zur GOP 03220 für die intensive Behandlung und Betreuung eines Patienten mit mindestens einer lebensverändernden chronischen Erkrankung**	
	Obligater Leistungsinhalt	
	– Mindestens zwei persönliche Arzt-Patienten-Kontakte,	
	– Überprüfung und/oder Anpassung und/oder Einleitung von Maßnahmen der leitliniengestützten Behandlung von der (den) chronischen Erkrankung(en),	
	Fakultativer Leistungsinhalt	
	– Fortlaufende Beratung hinsichtlich Verlauf und Behandlung der chronischen Erkrankung(en)	
	– Anleitung zum Umgang mit der/den chronischen Erkrankung(en)	
	…	
	einmal im Behandlungsfall	40
	…	
03 222	**Zuschlag zur GOP 03 220**	
	einmal im Behandlungsfall	
	Die GOP 03 222 wird von der KV automatisch zugesetzt.	10

Problemorientiertes ärztliches Gespräch (GOP 03 230)

Im Zusammenhang mit einer Erkrankung ist das ärztliche Gespräch (GOP 03 230) mit einem Patienten und/oder mit einer Bezugsperson als Einzelleistung vom Hausarzt abrechenbar. Die Leistung darf je vollendete 10 Minuten berechnet werden.

Um die Menge von Gesprächsleistungen zu begrenzen, erhält jede Praxis ein quartalsbezogenes Gesprächskontingent. Pro Behandlungsfall werden 45 Punkte bereitgestellt. Das Gesprächskontingent einer Praxis berechnet sich aus der Anzahl der Behandlungsfälle multipliziert mit 45 Punkten.

Beispiel:

> Eine Praxis hat pro Quartals 1.000 Behandlungsfälle. Daraus ergibt sich ein Gesprächskontingent von 45.000 Punkten im Quartal (1.000 mal 45). Aus diesem Kontingent werden die ausführlichen Gespräche vergütet, die der Arzt führt. Mit welchem Patienten der Arzt ein ausführliches Gespräch führt, richtet sich am Behandlungsbedarf. Der Arzt kann bei einem Patienten auch mehrere Gespräche abrechnen, solange er sein Gesprächskontingent nicht überschreitet. Da ein Gespräch einen Wert von 90 Punkten hat, darf die Praxis mit 1.000 Behandlungsfällen das ausführliche Gespräch maximal 500 Mal im Quartal abrechnen.

In die Berechnung des praxisbezogenen Gesprächskontingents fließen alle Behandlungsfälle ein.
Ausgenommen sind

- Notfälle im organisierten Notdienst,
- Überweisungsfälle, um ausschließlich Proben zu untersuchen oder um dokumentierte Untersuchungsergebnisse zu befunden,
- Behandlungsfälle, in denen ausschließlich Kostenpauschalen (EBM-Kapitel 40) berechnet werden sowie
- Stationäre (belegärztliche) Behandlungsfälle.

▶ Text der Gebührenordnung (Auszug)

GOP	Leistungsbeschreibung	Punkte
03 230	**Problemorientiertes ärztliches Gespräch, das aufgrund von Art und Schwere der Erkrankung erforderlich ist**	
	Obligater Leistungsinhalt	
	– Gespräch von mindestens 10 Minuten Dauer	
	– mit einem Patienten	

▶ Text der Gebührenordnung (Auszug)

GOP	Leistungsbeschreibung	Punkte
	und/oder	
	– mit einer Bezugsperson	
	Fakultativer Leistungsinhalt	
	– Beratung und Erörterung zu den therapeutischen, familiären, sozialen oder beruflichen Auswirkungen und deren Bewältigung im Zusammenhang mit Erkrankung(en), die aufgrund von Art und Schwere das Gespräch erforderlich macht (machen),	
	je vollendete 10 Minuten	90
	Die GOP 03230 ist im Notfall und im organisierten Not(-fall)dienst nicht berechnungsfähig.	
	Bei einem Nebeneinander diagnostischer und therapeutischer Gebührenordnungspositionen und der GOP 03 230 ist eine mindestens 10 Minuten längere Arzt-Patienten-Kontaktzeit als in den entsprechenden Gebührenordnungspositionen angegeben Voraussetzung für die Berechnung der GOP 03 230.	
	Die GOP 03 230 ist nicht neben den GOP 03 370, 03 372, 03 373, 35 100, 35 110, 35 150, 35 151, 35 152, 37 300, 37 302, 37 305, 37 306 Kap. 35.2.1 und 35.2.2 berechnungsfähig.	
	Die GOP 03 230 ist im Behandlungsfall nicht neben der GOP 30 700 berechnungsfähig.	

▶ Erläuterungen

1. Voraussetzung zur Berechnungsfähigkeit der **Versichertenpauschalen** ist die **persönliche Begegnung** von Arzt und Patient.

2. Die **Vorhaltepauschale nach GOP 03 040** kann nur dann abgerechnet werden, wenn typisch hausärztlich behandelt wird.

3. Die **Versichertenpauschale nach GOP 03 030** kann der Hausarzt nur abrechnen, wenn er von einem Versicherten entsprechend der Leistungsbeschreibung der GOP 01 100 oder 01 101 in Anspruch genommen wird bzw. zu einem dringend erforderlichen Besuch gerufen wird.

4. Die Abrechnung von Versichertenpauschalen hat zur Folge, dass **nicht bei jedem A-P-K eigenständig abrechnungsfähige Leistungen** erbracht werden und somit diese **A-P-K aus der Abrechnung nicht ersichtlich** sind. Deshalb ist es für den Arzt wegen späterer Nachfragen bzw. Prüfungen durch KV oder Kostenträger besonders wichtig, seiner Dokumentationspflicht durch Eintragung in die Krankenakte sorgfältig nachzukommen.

5. Für die **Betreuung von chronisch Kranken** kann neben der Versichertenpauschale nach GOP 03 000 bei einem persönlichen Arzt-Patienten-Kontakt der Zuschlag nach **GOP 03 220,** bei zwei bzw. mehreren persönlichen Arzt-Patienten-Kontakten im Quartal zusätzlich der Zuschlag nach **GOP 03 221** berechnet werden. Der **ICD-10-Kode der gesicherten Diagnose** muss angegeben werden.

6. Darf **keine Vorhaltepauschale** nach GOP 03 040 berechnet werden, darf auch **kein Chronikerzuschlag** (GOP 03 220 bzw. 03 221) berechnet werden.

7. Für das **Ausstellen eines Medikationsplans** setzt die KV bei chronisch Kranken die **GOP 03 222** neben der GOP 03 220 automatisch zu.

8. Darf **keine Vorhaltepauschale** nach GOP 03 040 berechnet werden, entfällt auch die GOP 03 060 (Zuschlag zur GOP 03 040) für den nicht-ärzlichen Praxisassistenten.

9. **Gespräche** im Zusammenhang mit einer Erkrankung können je 10 Minuten Dauer mit der GOP 03 230 abgerechnet werden. Das quartalsbezogenen Gesprächskontingent darf nicht überschritten werden.

► **Beispiele:**

05.01. *Anton Adam, 62 Jahre, kommt erstmalig in diesem Quartal in die Sprechstunde von Dr. Gütlich und klagt über starke Schulterschmerzen seit dem Aufstehen. Dr. Gütlich untersucht die Schulterfunktionen und prüft die Gefäßpulse. Er veranlasst eine Röntgenuntersuchung und stellt eine Arbeitsunfähigkeitsbescheinigung für die nächsten drei Tage aus.*

Abrechnung nach EBM: GOP 03 000, (03 040, 03 060)

06.01. *Berta Bart, 37 Jahre, Patientin von Dr. Spain, kommt in die Sprechstunde von Dr. Gütlich, der für Dr. Spain Urlaubsvertretung macht, und bittet um Anweisungen für die Einnahme des von Dr. Spain bei der letzten Untersuchung am 30.12. verordneten Medikaments, da sie besondere Beschwerden verspürt.*

Abrechnung nach EBM: GOP 03 000 (03 040, 03 060)

22.01. *Constantin Carrizzo, 58 Jahre, kommt erstmalig in diesem Quartal in die Sprechstunde und klagt über akute Schmerzen in den Hüften wegen seiner chronischen Coxarthrose, aufgrund derer er zu 70% schwerbehindert ist. Dr. Gütlich untersucht seinen Patienten, zieht die aktuellen Röntgenbefunde zu Rate und unterhält sich mit ihm über die Belastung der Bewegungsorgane bei der beruflichen Tätigkeit. Er erteilt Verhaltensanweisungen und verordnet ein Arzneimittel. Das Gespräch dauert 15 Minuten.*

Abrechnung nach EBM: GOP 03 000, 03 220, 03 230, (03 040, 03 060, 03 222)

25.01. *Doro Dolores sucht an diesem Samstag (GOP 01 100) nach vorheriger telefonischer Absprache ihren Hausarzt Dr. Gütlich in dessen Praxis auf, da sie akute Schmerzen verspürt.*

Abrechnung nach EBM: GOP 01 100, 03 030, (03 060, 0,5 x 03 040)

4.1.3 Besondere Leistungen (GOP 03 241 – 03 355)

Diese GOP kann der Hausarzt neben der Versichertenpauschale bei Erbringung der genannten Leistung abrechnen; sie sind somit für ihn nicht Bestandteil der in Anlage 1 genannten Leistungen und damit nicht mit der Versichertenpauschale abgegolten. Daneben kann der Hausarzt auch noch die in seiner Präambel ausdrücklich genannten GOP abrechnen.

► **Text der Gebührenordnung (Auszug)**

GOP	Leistungsbeschreibung	Punkte
03 241	**Computergestützte Auswertung eines kontinuierlich aufgezeichneten Langzeit-EKG von mindestens 18 Stunden Dauer**	92
03 242	**Testverfahren bei Demenzverdacht** *Obligater Leistungsinhalt* – Beurteilung von Hirnleistungsstörungen mittels standardisierter Testverfahren bei Patienten mit Demenzverdacht (…), je Test bis zu dreimal im Behandlungsfall *Die GOP 03 242 ist im Behandlungsfall nicht neben der GOP 03 360 berechnungsfähig.*	19
03 321	**Belastungs-Elektrokardiographie (Belastungs-EKG)** *Obligater Leistungsinhalt* – Untersuchung in Ruhe und nach Belastung mit mindestens 12 Ableitungen sowie während physikalisch definierter und reproduzierbarer Belastung mit mindestens drei Ableitungen und fortlaufender Kontrolle des Kurvenverlaufs, – Wiederholte Blutdruckmessung	200

▶ **Text der Gebührenordnung (Auszug)**

GOP	Leistungsbeschreibung	Punkte
03 322	**Aufzeichnung eines Langzeit-EKG von mindestens 18 Stunden Dauer**	67
03 324	**Langzeit-Blutdruckmessung** *Obligater Leistungsinhalt* – Automatisierte Aufzeichnung von mindestens 20 Stunden Dauer, – Computergestützte Auswertung, – Aufzeichnung der Blutdruckwerte mindestens alle 15 Minuten während der Wach- und mindestens alle 30 Minuten während der Schlafphase mit gleichzeitiger Registrierung der Herzfrequenz, – Auswertung und Beurteilung des Befundes	78
03 330	**Spirographische Untersuchung** *Obligater Leistungsinhalt* – Darstellung der Flussvolumenkurve, – In- und exspiratorische Messungen, – Graphische Registrierung	60
03 331	**Prokto-/Rektoskopischer Untersuchungskomplex** *Obligater Leistungsinhalt* – Rektale Untersuchung, – Proktoskopie und/oder Rektoskopie, – Patientenaufklärung, – Information zum Ablauf der vorbereitenden Maßnahmen vor dem Eingriff und zu einer möglichen Sedierung und/oder Prämedikation, – Nachbeobachtung und -betreuung *Fakultativer Leistungsinhalt* – Prämedikation/Sedierung	85
03 335	**Orientierende audiometrische Untersuchung nach vorausgegangener, dokumentierter, auffälliger Hörprüfung** *Obligater Leistungsinhalt* – Untersuchung(en) ein- und/oder beidseitig, – Binaurikulare Untersuchung, – Bestimmung(en) der Hörschwelle in Luftleitung mit mind. 8 Prüffrequenzen, *Fakultativer Leistungsinhalt* – Otoskopie, – Kontinuierliche Frequenzänderung	88
03 350	**Orientierende entwicklungsneurologische Untersuchung** eines Neugeborenen, Säuglings, Kleinkindes oder Kindes	95
03 351	**Orientierende Untersuchung der Sprachentwicklung** eines Säuglings, Kleinkindes, Kindes oder Jugendlichen	166
03 352	**Zuschlag zu den Gebührenordnungspositionen 01 712 bis 01 720 und 01 723** für die Erbringung des Inhalts der Gebührenordnungspositionen 03 350 und/oder 03 351 bei pathologischem Ergebnis einer Kinderfrüherkennungs- bzw. Jugendgesundheitsuntersuchung	72
03 355	**Anleitung zur Selbstanwendung eines Real-Time-Messgerätes zur kontinuierlichen interstitiellen Glukosemessung (rtCGM)** je vollendete 10 Minuten, höchstens 10-mal im Krankheitsfall	72

Lernfeld
4

Seite
185

▶ *Beispiele:*

05.02. (Mo.)	*Frau Berta Bart, 37 Jahre, (s.o. 06.01.), will weiterhin von Dr. Gütlich behandelt werden. Da sich ihre Beschwerden nur unwesentlich gebessert haben, erscheint sie bei Dr. Gütlich. Frau Bart berichtet, dass sie bei einer Wanderung ziemlich kurzatmig gewesen sei und auch deutlich Schmerzen hinter dem Brustbein gespürt habe. Sie fühle sich zurzeit nicht richtig leistungsfähig. Dr. Gütlich führt einen Ganzkörperstatus und ein Belastungs-EKG durch. Frau Bart erhält nach der Untersuchung und einer ausführlichen Beratung von 15 Minuten Dauer eine weitere Arzneiverordnung. Beim Herausgehen bittet sie Frau Biene, Dr. Gütlich möge ihr noch eine Überweisung zum Augenarzt ausstellen.* *Abrechnung nach EBM: GOP 03 321, 03 230*

06.02. (Di.)	*Doris Drollig, 63 Jahre, seit drei Jahren wegen Altersdiabetes in ärztlicher Behandlung, kommt erstmalig in diesem Quartal zu einer Routineuntersuchung wegen ihres Bluthochdruckes in die Praxis. Nach einem Ganzkörperstatus wird ein Ruhe-EKG und anschließend ein Belastungs-EKG durchgeführt. Darüber hinaus entschließt sich Dr. Gütlich zu einer Langzeitblutdruckmessung. Er führt daraufhin mit ihr ein ausführliches Gespräch von 15 Minuten Dauer über Ernährungsfragen und mögliche sportliche Betätigungen in Abhängigkeit von ihrer altersbedingten eingeschränkten Bewegungsfähigkeit und ihrer durch die Diabeteserkrankung bedingten Durchblutungsstörungen.* *Abrechnung nach EBM: GOP 03 000, (03 040, 03 060), 03 321, 03 324, 03 230, 03 220, (03 222)*

15.02. (Do.)	*Um 10.30 Uhr erscheint Berta Bart, 37 Jahre, in der Praxis. Sie schildert stärker werdende Atembeschwerden, die sie sehr nervös und ängstlich machen würden. Sie habe das Gefühl, dass dies ihre Atembeschwerden noch verstärke. Dr. Gütlich führt zur Objektivierung der Beschwerden eine spirographische Untersuchung durch.* *Abrechnung nach EBM: GOP 03 330*

4.1.4   Geriatrische und palliative Versorgung (GOP 03 360 – 03 373)

In unserer alternden Gesellschaft spielt die Betreuung von älteren Kranken eine immer größere Rolle. Die **Geriatrie** ist die Lehre der Altersmedizin, die im ambulanten Bereich vor allem durch Hausärzte wahrgenommen wird. Aufgrund der Art, Schwere und Komplexität der Krankheitsverläufe ist die Betreuung dieser Patienten sehr aufwendig.

Dasselbe gilt für unheilbar kranke und sterbende Menschen, bei denen eine kurative Medizin nicht mehr möglich ist. Diese Patienten werden in der Regel durch Hausärzte palliativmedizinisch betreut. Die **palliative Medizin** zielt nicht auf eine Verlängerung der Lebenszeit, sondern auf die Verbesserung der Lebensqualität. Im Vordergrund stehen die Wünsche, Ziele und das Befinden des Patienten. Die Betreuung der Patienten erfordert ein hohes Maß an Einfühlungsvermögen von Arzt und MFA.

Für die **geriatrische Versorgung** von Patienten können Hausärzte das **Basisassessment (GOP 03 360)** und die **Betreuung (GOP 03 362)** abrechnen. Voraussetzung für die Berechnungsfähigkeit der beiden Gebührenordnungspositionen sind folgende Kriterien:

- **Höheres Lebensalter** (ab vollendetem 70. Lebensjahr)

und

- **Geriatrietypische Morbilität** (Patienten, bei denen mindestens ein nachfolgendes geriatisches Syndrom dokumentiert ist) und/oder Vorliegen einer Pflegestufe
  - Multifaktoriell bedingte Mobilitätsstörung einschließlich Fallneigung und Altersschwindel,
  - Komplexe Beeinträchtigung kognitiver, emotionaler oder verhaltensbezogener Art,
  - Frailty-Syndrom (Kombination von ungewolltem Gewichtsverlust körperlicher und/oder geistiger Erschöpfung, muskulärer Schwäche, verringerter Ganggeschwindigkeit und verminderter körperlicher Aktivität),
  - Dysphagie (Schluckstörungen),
  - Inkontinenz(en),
  - Therapierefraktäres chronisches Schmerzsyndrom

oder

- **Vorliegen einer der folgenden Erkrankungen:** F00–F02 dementielle Erkrankung, G30 Alzheimer Erkrankung, G20.1 Primäres Parkinsonsyndrom mit mäßiger bis schwerer Beeinträchtigung und G20.2 Primäres Parkinsonsyndrom mit schwerster Beeinträchtigung auch bei Patienten, die das 70. Lebensjahr noch nicht vollendet haben.

Die Berechnung der GOP 03 360 und 03 362 setzt die Angabe eines ICD-10-Kodes gemäß ICD-10-GM voraus, der den geriatrischen Versorgungsbedarf dokumentiert.

© Verlag Europa-Lehrmittel

Lernfeld 4
Seite 186

▶ Text der Gebührenordnung (Auszug)

GOP	Leistungsbeschreibung	Punkte
03 360	**Hausärztlich-geriatrisches Basisassessment**	

Obligater Leistungsinhalt
– Persönlicher Arzt-Patienten-Kontakt,
– Erhebung und/oder Monitoring organbezogener und übergreifender motorischer, emotioneller und kognitiver Funktionseinschränkungen,
– Beurteilung der Selbstversorgungsfähigkeit mittels standardisierter wissenschaftlich validierter Testverfahren,
– Beurteilung der Mobilität und Sturzgefahr durch standardisierte Testverfahren,

Fakultativer Leistungsinhalt
– Beurteilung der Hirnleistungsfähigkeit mittels standardisierter Testverfahren,
– Anleitung zur Anpassung des familiären und häuslichen Umfeldes an die ggf. vorhandene Fähigkeits- und Funktionsstörung,
– Anleitung zur Anpassung des Wohnraumes, ggf. Arbeitsplatzes,
– Abstimmung mit dem mitbehandelnden Arzt,

einmal im Behandlungsfall   122

Die GOP 03 360 ist im Krankheitsfall höchstens zwei Mal berechnungsfähig.

Die GOP 03360 ist nicht neben den GOP 03 370 bis 03 373, 30 984, 37 300, 37 302, 37 305, 37 306 berechnungsfähig.

Die GOP 03 360 ist im Behandlungsfall nicht neben der GOP 03 242 berechnungsfähig.

| 03 362 | **Hausärztlich-geriatrisches Betreuungskomplex** | |

Obligater Leistungsinhalt
– Persönlicher Arzt-Patienten-Kontakt,
– Einleitung und/oder Koordination der Behandlung, ggf. Durchführung therapeutischer Maßnahmen zu Behandlung von geriatrischen Syndromen, z.B.
   – Stuhl- und/oder Harninkontinenz
   – Sturz, lokomotorische Probleme (z.B. Schwindel, Gangunsicherheit)
   – Frailty-Syndrom
   – Immobilität und verzögerte Remobiltiät
   – Hemiplegiesyndrom
   – Kognitive und neuropsychologische Störungen einschließlich Depression und Demenz
   – Metabolische Instabilität,
– Überprüfung, ggf. Priorisierung und Anpassung aller verordneten Arzneimittel und Selbstmedikation sowie ggf. Überprüfung der Arzneimittelhandhabung,
– Erstellung und/oder Aktualisierung eines Medikamentenplans,

Fakultativer Leistungsinhalt
– Verordnung und/oder Einleitung von physio- und/oder ergotherapeutischen und/oder logopädischen Maßnahmen
– Koordination der pflegerischen Maßnahmen

einmal im Behandlungsfall   159

Für die Berechnung der GOP 03 362 neben der Versichertenpauschale nach den GOP 03 000 oder 03 030 ist in demselben Behandlungsfall mindestens ein weiterer persönlicher Arzt-Patienten-Kontakt notwendig.

Die Berechnung der GOP 03 362 setzt das Vorliegen der Ergebnisse eines hausärztlich-geriatrischen Basisassessment nach der GOP 03 360 und/oder eines weiterführenden geriatrischen Assessments nach GOP 30 984 voraus.
Die Durchführung des hausärztlich-geriatrischen Bassisassessments und/oder des weiterführenden Assessments darf nicht länger als vier Quartale zurückliegen.

Die GOP 03 362 ist nicht neben den GOP 03 370 bis 03 373, 30 984, 37 300, 37 302, 37 305, 37 306 berechnungsfähig.

Die GOP 03 362 ist im Behandlungsfall nicht neben den GOP 01 630 und 03 222 berechnungsfähig.

Für die **allgemeine Palliativversorgung** von schwerstkranken und sterbenden Patienten können die Gebührenordnungspositionen 03 370 bis 03 373 abgerechnet werden. Sie sind berechnungsfähig bei Patienten jeden Alters, die an einer nicht heilbaren, fortschreitenden Erkrankung leiden.

Ausgenommen von der Berechnungsfähigkeit der Gebührenordnungspositionen 03 370 bis 03 373 sind Patienten, die eine Vollversorgung nach den Richtlinien zur spezialisierten Palliativversorgung (SAPV) erhalten. Deshalb dürfen auch behandelnde Ärzte diese Leistungen nicht abrechnen, wenn sie äquivalente Maßnahmen im Rahmen der spezialisierten Palliativversorgung erbringen.

Die palliativen Maßnahmen umfassen eine **Eingangsdiagnostik** (GOP 03 370) und **Zuschläge** zu unterschiedlichen GOP für die palliativmedizinische Betreuung. Die Abrechnung der Betreuungszuschläge richtet sich danach, ob der Patient in der Arztpraxis betreut werden kann oder ob Hausbesuche notwendig sind. Im Einzelnen handelt es sich um folgende Betreuungszuschläge:

- **GOP 03 371: Zuschlag zur Versichertenpauschale nach GOP 03 000** bei Betreuung in der Arztpraxis
- **GOP 03 372: Zuschlag zur Besuchsgebühr beim planbaren Hausbesuch** nach GOP 01 410 oder 01 413
- **GOP 03 373: Zuschlag zur Besuchsgebühr in dringenden Fällen** nach GOP 01 411, 01 412 und 01 415

▶ Text der Gebührenordnung (Auszug)

GOP	Leistungsbeschreibung	Punkte
03 370	**Palliativmedizinische Ersterhebung des Patientenstatus inkl. Behandlungsplan** *Obligater Leistungsinhalt* – Untersuchung des körperlichen und psychischen Zustandes des Patienten, – Beratung und Aufklärung des Patienten und/oder der betreuenden Person zur Ermittlung des Patientenwillens und ggf. Erfassung des Patientenwillens, – Erstellung und Dokumentation eines palliativmedizinischen Behandlungsplans unter Berücksichtigung des Patientenwillens, einmal im Krankheitsfall *Die GOP 03 370 ist nicht neben der GOP 03 220, 03 230, 03 360, 03 362 berechnungsfähig.* *Die GOP 03 370 ist im Krankheitsfall nicht neben der GOP 37 300 berechnungsfähig.*	341
03 371	**Zuschlag zu der Versichertenpauschale 03 000 für die palliativmedizinische Betreuung des Patienten in der Arztpraxis** *Obligater Leistungsinhalt* – Persönlicher Arzt-Patienten-Kontakt, – Dauer mindestens 15 Minuten, – Palliativmedizinische Betreuung des Patienten (z.B. Schmerztherapie, Symptomkontrolle), *Fakultativer Leistungsinhalt* – Koordinierung der palliativmedizinischen und pflegerischen Versorgung in Zusammenarbeit mit anderen spezialisierten Leistungserbringern wie z.B. Vertragsärzten, Psychotherapeuten, Pflegediensten, psychosozialen Betreuungsdiensten, Hospizen, – Anleitung und Beratung der Betreuungs- und Bezugspersonen einmal im Behandlungsfall *Die GOP 03 371 ist nicht neben den GOP 03 220, 03 360, 03 362, 03 372, 03 373 , 37 305, 37 306 und 37 400 berechnungsfähig.* *Die GOP 03 371 ist im Krankheitsfall nicht neben der GOP 37 302 berechnungsfähig.*	159
03 372	**Zuschlag zu den Gebührenordnungspositionen 01 410 oder 01 413 für die palliativmedizinische Betreuung in der Häuslichkeit** *Obligater Leistungsinhalt* – Persönlicher Arzt-Patienten-Kontakt, – Dauer mindestens 15 Minuten, – Palliativmedizinische Betreuung des Patienten (z.B. Schmerztherapie, Symptomkontrolle),	

© Verlag Europa-Lehrmittel

▶ Text der Gebührenordnung (Auszug)

GOP	Leistungsbeschreibung	Punkte
	Fakultativer Leistungsinhalt – Koordinierung der palliativmedizinischen und pflegerischen Versorgung in Zusammenarbeit mit anderen spezialisierten Leistungserbringern wie z.B. Vertragsärzten, Psychotherapeuten, Pflegediensten, psychosozialen Betreuungsdiensten, Hospizen, – Anleitung und Beratung der Betreuungs- und Bezugspersonen je vollendete 15 Minuten *Der Höchstwert für die GOP 03 372 beträgt am Behandlungstag 620 Punkte.* *Die GOP 03 372 ist nicht neben den GOP 03 220, 03 230, 03 360, 03 362, 03 371, 03 373, 37 305, 37 306, 37 400 berechnungsfähig.*	124
03 373	**Zuschlag zu den Gebührenordnungspositionen 01 411, 01 412 oder 01 415 für die palliativmedizinische Betreuung in der Häuslichkeit** *Obligater Leistungsinhalt* – Persönlicher Arzt-Patienten-Kontakt, – Palliativmedizinische Betreuung des Patienten (z.B. Schmerztherapie, Symptomkontrolle), je Besuch *Die GOP 03 373 ist nicht neben den GOP 01 100 bis 01 102, 01 205, 01 207, 01 210, 01 212, 01 214, 01 216, 01 218, 03 220, 03 230, 03 360, 03 362, 03 371, 03 372, 37 305, 37 306, 37 400 berechnungsfähig.* *Die GOP 03 373 ist für Besuche im Rahmen des organisierten Notdienstes, für Besuche im Rahmen der Notfallversorgung durch nicht an der vertragsärztlichen Versorgung teilnehmende Ärzte, Institute und Krankenhäuser sowie für dringende Visiten auf der Belegstation nicht berechnungsfähig.*	124

Lernfeld
4

Seite
189

▶ *Beispiele:*

(Arbeitshinweis: Die Vorhaltepauschale GOP 03 040 und andere Zuschläge, die von der zuständigen KV automatisch zugesetzt werden, werden ab hier nicht mehr aufgeführt, da diese GOP von der Praxis nicht eingegeben werden müssen.)

14.10. (Mo.)	*Herr Thaddäus Tartarus, 79 Jahre, seit drei Jahren wegen zunehmender Demenz (F01.1) in ärztlicher Behandlung, erscheint in Begleitung seiner Ehefrau das erste Mal im Quartal bei Dr. Gütlich. Herr Tartarus hatte vor ein paar Tagen einen leichten Schlaganfall und ist gerade aus dem Krankenhaus entlassen worden. Die Ehefrau berichtet, dass ihr Mann seit dem Schlaganfall deutlich passiver geworden sei und sich schlechter auf den Beinen halten könne. Dr. Gütlich führt ein hausärztlich-geriatrisches Basisassessment durch und bespricht mit Frau Tartarus mögliche Veränderung des Wohnraumes, um die Sturzgefahr für ihren Mann zu verringern. Das Gespräch dauert 15 Minuten.* **Abrechnung nach EBM: GOP 03 000, 03 220, 03 230, 03 360**
04.11. (Mo.)	*Herr Tartarus kommt erneut mit seiner Ehefrau in die Praxis. Dr. Gütlich führt Maßnahmen gemäß des hausärztlich-geriatrischen Betreuungskomplexes durch, ändert den Medikationsplan und verordnet Ergotherapie.* **Abrechnung nach EBM: GOP 03 221, 03 362 (Hinweis: Medikationsplan wird über** **GOP 03 222 von der KV automatisch zugesetzt.)**
05.11. (Di.)	*Frau Dörthe Ditter, 64 Jahre, erscheint mit ihrem Ehemann das erste Mal im Quartal bei Dr. Gütlich. Bei ihr wurde vor ein paar Wochen ein nicht operabler maligner Hirntumor festgestellt. Frau Ditter hat gemeinsam mit Dr. Gütlich eine Patientenverfügung verfasst, in der sie erklärt, dass sie keine lebensverlängernden Maßnahmen wünscht und in Würde sterben möchte. Ihr Ehemann ist bereit, sie so lange, wie er kann, zu Hause zu betreuen. Dr. Gütlich untersucht und berät Frau Ditter und erstellt einen palliativmedizinischen Behandlungsplan. Das Gespräch dauert 30 Minuten.* **Abrechnung nach EBM: GOP 03 000, 03 370, 03 371** **(Gespräch nicht gesondert berechnungsfähig)**

06.12. (Fr.)	*Herr Ditter bittet Dr. Gütlich um einen Hausbesuch, da seine Frau über starke Kopfschmerzen klagt und zunehmend bettlägerig geworden sei. Dr. Gütlich besucht die Patientin nach Praxisschluss, untersucht sie und passt die Schmerztherapie an. Er erläutert dem Ehemann, wie er mit der Situation umgehen kann. Insgesamt dauert der Besuch 35 Minuten.* *Abrechnung nach EBM: GOP 01 410, 03 372 x 2*
24.12. (Di.)	*Herr Ditter bittet Dr. Gütlich um 15.00 Uhr um einen dringenden Hausbesuch, da seine Frau einen Krampfanfall hatte und nun bewusstlos sei. Dr. Gütlich fährt sofort los. Er untersucht die Patientin und berät den Ehemann.* *Abrechnung nach EBM: GOP 01 411, 03 373*

4.1.5 Kap. 4: Versorgungsbereich der Kinder- und Jugendmedizin (GOP 04 000 – 04 580)

Im EBM wird innerhalb des hausärztlichen Versorgungsbereiches unterschieden zwischen der Versorgung von Erwachsenen und der Versorgung von Kindern und Jugendlichen. Damit wird anerkannt, dass auch in der hausärztlichen Versorgung die Patientenprobleme von Kindern nicht einfach als die „kleiner Erwachsener" angesehen werden.

Auch wenn prinzipiell der Aufbau dieses EBM-Kapitels dem des hausärztlichen Versorgungsbereichs von Erwachsenen folgt, sind dennoch die Leistungspositionen den spezifischen Erfordernissen der Versorgung von Kindern angepasst. Es ist deshalb folgerichtig, dass in der hausärztlichen Versorgung von Kindern und Jugendlichen nur Fachärzte der Kinder- und Jugendmedizin tätig werden und die entsprechenden Leistungen abrechnen können.

Sollten andere Vertragsärzte, die an der hausärztlichen Versorgung teilnehmen, Kinder und Jugendliche behandeln, stehen diesen dafür nicht die GOP des Kapitels 4, sondern die GOP des Kapitels 3 zur Verfügung.

Entscheiden sich Ärzte für Kinder- und Jugendmedizin nicht für die ärztliche Tätigkeit im hausärztlichen Versorgungsbereich, stehen diesen die fachspezifischen GOP der Kapitel 4.4 der schwerpunktorientierten Kinder- und Jugendmedizin und 4.5 Pädiatrische GOP mit Zusatzweiterbildung zur Verfügung.

4.1.6 GOP aus der gebietsspezifischen Präambel

Wie bereits unter Gliederungspunkt 4.1.1 dargestellt, darf der Hausarzt über die bisher genannten GOP auch aus dem Bereich II Arztgruppenübergreifende allgemeine Leistungen die in seiner Präambel genannten GOP erbringen und abrechnen.

Für Erkrankungen des Bewegungsapparates sind hier insbesondere zu nennen GOP aus dem Kapitel

- **2.5 Physikalisch-therapeutische Leistungen.**

Um die Abrechnung des Hausarztes für einen lernfeldorientierten Fall vollständig durchführen zu können, wird das **EBM-Kapitel 2.5** im Folgenden erläutert.

Kap. 2.5   Physikalisch-therapeutische GOP (GOP 02 500 – 02 520)

Die hier genannten physikalisch-therapeutischen Maßnahmen fallen unter die allgemeinen diagnostischen und therapeutischen Leistungen und können demgemäß von allen Ärzten erbracht und berechnet werden, bei denen diese Leistungen in der Präambel zu ihrem Gebührenordnungskapitel aufgeführt sind.

Hausärztlich tätige Vertragsärzte dürfen entsprechend ihrer Präambel die GOP 02 500, 02 501, 02 510 bis 02 512 und 02 520 erbringen und abrechnen.

In den GOP sind alle Kosten enthalten mit Ausnahme der Arzneimittel und wirksamen Substanzen, die für Inhalationen, für die Thermotherapie, für die Iontophorese sowie für die Photochemotherapie erforderlich sind. Diese werden als Sprechstundenbedarf z.B. aus der Apotheke beschafft.

▶ Text der Gebührenordnung (Auszug)

GOP	Leistungsbeschreibung	Punkte
02 500	**Einzelinhalationstherapie**	

Obligater Leistungsinhalt
– Intermittierende Überdruckbeatmung und/oder
– Inhalation mittels alveolengängiger Teilchen (z.B. Ultraschallvernebelung)

je Sitzung 14

Die GOP 02 500 ist nicht neben der Leistung nach der GOP 02 501 berechnungsfähig.

02 501	**Einzelinhalationstherapie mit speziellem Verneblersystem zur Pneumocystis carinii Prophylaxe**	

Obligater Leistungsinhalt
– Einzelinhalationstherapie mit speziellem Verneblersystem zur Pneumocystis carinii Prophylaxe 44

Die GOP 02 501 ist nicht neben der GOP 02 500 berechnungsfähig.

Lernfeld
4

Seite
191

02 510	**Wärmetherapie**	

Obligater Leistungsinhalt
– Mittels Packungen mit Paraffinen und/oder
– Mittels Peloiden und/oder
– Mittels Heißluft und/oder
– Mittels Kurz-, Dezimeterwelle und/oder
– Mittels Mikrowelle und/oder
– Mittels Hochfrequenzstrom und/oder
– Mittels Infrarotbestrahlung und/oder
– Mittels Ultraschall mit einer Leistungsdichte von weniger als
  3 Watt pro cm^2

je Sitzung 19

02 511	**Elektrotherapie unter Anwendung niederfrequenter und/oder mittelfrequenter Ströme**	

Obligater Leistungsinhalt
– Galvanisation und/oder
– Reizstrom und/oder
– Neofaradischer Schwellstrom und/oder
– Iontophorese und/oder
– Amplituden-modulierte Mittelfrequenztherapie und/oder
– Schwellstromtherapie und/oder
– Interferenzstromtherapie,

je Sitzung 11

Die GOP 02 511 ist im Behandlungsfall höchstens achtmal berechnungsfähig.

Die GOP 02 511 ist nicht neben den GOP 07 310, 07 311, 16 232, 18 310 und 18 311 berechnungsfähig.

02 512	**Gezielte Elektrostimulation bei spastischen und/oder schlaffen Lähmungen**	

Obligater Leistungsinhalt
– Elektrostimulation,
– Festlegung der Reizparameter,

je Sitzung 19

02 520	**Phototherapie eines Neugeborenen** je Tag	99

4.1.7　Abrechnung des Hausarztes (Fall 2) (siehe Seite 173)

▶ **Fall 2 – Hausarzt:**

Hinweis: Von der KV automatisch zugesetzte GOP, werden nicht mehr aufgeführt.

Lernfeld
4
Seite
192

2. Jan.　　**Abrechnung nach EBM:**
03 000　　Versichertenpauschale
03 220　　Chronikerzuschlag bei chronischer Polyathritis (M06-90) bei 1. APK
--------　　Klinisch-neurologische Basisdiagnostik
　　　　　　in Versichertenpauschale enthalten
--------　　Injektion in Versichertenpauschale enthalten
　　　　　　Medikament Sprechstundenbedarf
--------　　Ausstellung Rezept (Muster 16) in Versichertenpauschale enthalten
--------　　Ausstellung AU (Muster 1) in Versichertenpauschale enthalten

3. Jan.　　Herr Aufrecht erscheint wie vereinbart in der Praxis. Er klagt weiter über Schmerzen und erhebliche Bewegungseinschränkungen. Dr. Gütlich bittet die MFA Clever, die Infusion vorzubereiten und legt diese an, anschließend erfolgt die Mikrowellenbestrahlung.

　　　　　　Abrechnung nach EBM:
03 221　　Chronikerzuschlag bei mind. 2 APK,
--------　　Infusion in Versichertenpauschale enthalten
02 510　　Wärmetherapie mittels Mikrowelle

5. Jan.　　an allen vier Terminen:
8. Jan.　　Infusion durch den Arzt und Mikrowellenbestrahlung
10. Jan.
13. Jan.

　　　　　　Abrechnung nach EBM:
　　　　　　an allen vier Terminen:
--------　　Infusion in Versichertenpauschale enthalten
02 510　　Wärmetherapie mittels Mikrowelle

15. Jan.　　Herr Aufrecht erscheint wie vereinbart zum ärztlichen Untersuchungstermin in der Praxis. Er klagt weiterhin über Bewegungseinschränkungen und je nach Bewegung auch noch über Schmerzen.
Dr. Gütlich untersucht den Patienten vollständig.
Dr. Gütlich erklärt dem Patienten, dass er ihn zur endgültigen Abklärung der Diagnose zu einem Facharzt für Orthopädie überweisen möchte. Nach dem Einverständnis des Patienten stellt Dr. Gütlich eine entsprechende Überweisung aus.
Das Gespräch dauert 13 Minuten.

　　　　　　Abrechnung nach EBM:
03 230　　Problemorientiertes Gespräch
--------　　Behandlung und Betreuung eines Patienten mit einer Erkrankung
　　　　　　des Bewegungsapparates
　　　　　　in Versichertenpauschale enthalten
--------　　Ganzkörperstatus in Versichertenpauschale enthalten
--------　　Ausstellung Überweisung (Muster 6) in Versichertenpauschale enthalten

4.1.8 ✎Wie war das noch?

1. Nennen Sie die EBM-Bereiche und deren Namen, aus denen Leistungen neben den arztgruppenspezifischen Leistungen abgerechnet werden können.

→ ....

→ ....

→ ....

2. Welche Ärzte dürfen ausschließlich an der hausärztlichen Versorgung teilnehmen?

→ ....

→ ....

→ ....

→ ....

→ ....

3. Welche besonderen Aufgaben werden dem Hausarzt im Hausarztmodell vom Gesetzgeber zugeordnet?

→ ....

→ ....

→ ....

→ ....

4. Nennen Sie die zwei verschiedenen Hausärztlichen Versichertenpauschalen des EBM.

→ ....

→ ....

5. a) Nach welchem Arzt-Patienten-Kontakt ist die Hausärztliche Versichertenpauschale nach GOP 03 000 berechnungsfähig?
   b) Wie häufig in einem Quartal ist die Versichertenpauschale nach GOP 03 000 berechnungsfähig?

→ a) ....

→ b) ....

6. Zu welchen Zeiten muss der persönliche A-P-K stattfinden, damit die Versichertenpauschale bei unvorhergesehener Inanspruchnahme berechnungsfähig ist?

→ ....

→ ....

→ ....

→ ....

→ ....

Lernfeld
4
Seite
193

7. Wofür erhält der Hausarzt die Vorhaltepauschale nach GOP 03040?

→ ....

8. Bestimmte Leistungen führen zum Ausschluss der Vorhaltepauschale nach GOP 03 040. Nennen Sie Beispiele für solche Leistungen.

→ ....

→ ....

→ ....

→ ....

9. Nennen Sie zwei GOP, die nicht abgerechnet werden dürfen, wenn die Vorhaltepauschale nicht abgerechnet werden darf.

→ ....   → ....

10. Nennen Sie die EBM-GOP, die bei folgenden Patienten abgerechnet werden können:

a) Der 67-jährige Herr Peters ist aufgrund seines Diabetes in ständiger Behandlung bei Herrn Dr. Gütlich. Er erscheint am 12.1. das erste Mal im Quartal zur Untersuchung. Am 14.1. führt Herr Dr. Gütlich ein Langzeit-EKG bei ihm durch.

12.1. → ....   → ....

14.1. → ....   → ....

b) Die 50-jährige Frau Meier erscheint am 3.4. zum ersten Mal im Quartal bei Dr. Gütlich. Sie klagt über Herzstolpern. Dr. Gütlich führt ein Ruhe- und ein Belastungs-EKG durch und berät Frau Meier über 20 Minuten.

3.4. → ....   → ....   → ....

11. Rechnen Sie den folgenden Fall nach den im Kap. 4.1 genannten EBM-GOP ab.

14. Feb. Patient Benni Blümchen (67 Jahre; Mitglied der AOK; erster Arztbesuch im Quartal) erscheint in der Praxis seines Hausarztes. Er hat beim Umtopfen von Zimmerpflanzen nach dem Heben eines schweren Sackes mit Blumenerde plötzlich starke Schmerzen in der Schulter, die er kaum noch bewegen kann. Dabei klagt er über Taubheitsgefühle in den Fingern und, dass er die Faust kaum schließen kann.

Der Hausarzt äußert nach eingehender funktionaler und orientierender neurologischer Untersuchung den Verdacht auf eine Verletzung der Schultergelenkskapsel. Er überweist Herrn Blümchen zu einem Facharzt für Orthopädie und Unfallchirurgie.

→ ....

12. Rechnen Sie den folgenden Fall nach den im Kap. 4.1 genannten EBM-GOP ab.

18. Feb. Frau Wanda Walker, (34 Jahre, Mitglied der DAK Gesundheit) bemerkte bei ihren Nordic Walking Trainingseinheiten in der letzten Woche Atemprobleme. Da ihr Hausarzt zurzeit in Urlaub ist, erscheint sie bei dessen Vertreter, Herrn Dr. Gütlich.

Dr. Gütlich lässt sich die Beschwerden schildern und führt nach eingehender Untersuchung (Ganzkörperstatus) zusätzlich noch eine spirographische Untersuchung durch. Da er eine kardiale Ursache der Atemprobleme nicht ausschließen kann, überweist er Frau Walker zum Kardiologen.

→ ....   → ....

4.2　Bereich III.b EBM: Fachärztlicher Versorgungsbereich Kap. 18: Orthopädische Gebührenordnungspositionen (Fall 2 – Fortsetzung)

▶ **Fall 2 – Fortsetzung:**

22. Jan. Patient August Aufrecht erscheint mit der Überweisung seines Hausarztes Dr. Gütlich zum telefonisch vereinbarten Termin in der Praxis des Facharztes für Orthopädie Dr. Renk.
Dr. Renk nimmt die Anamnese ausführlich auf, führt eine Funktions- und Diffentialdiagnostik durch und dokumentiert die Bewegungseinschränkungen.
Zur weiteren Diagnostik wird eine Röntgenaufnahme der Lendenwirbelsäule angefertigt.
Dr. Renk diagnostiziert einen erheblichen Bandscheibenvorfall mit Einquetschung der Nervenwurzel. Zur Vermeidung einer Operation schlägt er Herrn Aufrecht zunächst eine Injektionstherapie intramuskulär und physikalische Therapie vor.
Nach dem Einverständnis von Herrn Aufrecht beginnt Dr. Renk mit der ersten Injektion und verordnet 5 x Krankengymnastik (Einzelbehandlung). Herr Aufrecht will diese Rückengymnastik bei dem in der Praxis Dr. Renk angestellten Krankengymnasten nehmen.

Lernfeld
4
Seite
195

4.2.1　Kap. 18.1: Präambel

Die Präambel dieses Kapitels bestimmt, dass die hier genannten GOP ausschließlich von

- **Fachärzten für Orthopädie**
- **Fachärzten für Orthopädie und Unfallchirurgie**

berechnet werden können. Weiterhin ist in der Präambel bestimmt, dass für die dort genannten Vertragsärzte außer den in diesem Kapitel genannten GOP die folgenden GOP berechnungsfähig sind:

aus Bereich II Arztgruppenübergreifende allgemeine GOP

EBM-GOP	Abschnitt	Leistungsbeschreibung (Kurzfassung)
001 100–01 102	1.1	Aufwandserstattung für die besondere Inanspruchnahme des Vertragsarztes durch einen Patienten
01 205, 01 207, 01 210, 01 212, 01 214, 01 216, 01 218, 01220–01 224, 01 226	1.2	GOP für die Versorgung im Notfall und im organisierten ärztlichen Not(-fall)dienst
01 320–01 321	1.3	Grundpauschalen für ermächtigte Ärzte, Krankenhäuser bzw. Institute
01 410–01 416, 01 418, 01 420, 01 422, 01 424–01 426, 01 430, 01 435, 01 436, 01 439, 01 440, 01 450, 01 460, 01 461	1.4	Besuche, Visiten, Prüfung der häuslichen Krankenpflege, Verwaltungskomplex, telefonische Beratung, Konsultationspauschale, Verweilen, Videosprechstunde, Cannabisbehandlung
01 510–01 512	1.5	Ambulante praxisklinische Betreuung und Nachsorge
01 600–01 602, 01 610–01 612, 01 620–01 624, 01 626, 01 630, 01 640–01 642	1.6	Schriftliche Mitteilungen, Gutachten, Medikationsplan
01 722	1.7.1	Früherkennung von Krankheiten bei Kindern
01 783, 01 800, 018 02–01 808, 01 810–01 811	1.7.4	Mutterschaftsvorsorge
01 949–01 952, 01 955, 01 956, 01 960	1.8	GOP bei Substitutionsbehandlung der Drogenabhängigkeit
02 100, 02 101, 02 110–02 112, 02 120	2.1	Infusionen, Transfusionen, Reinfusionen, Programmierung von Medikamentenpumpen
02 200	2.2	Tuberkulintestung
02 300–02 302, 02 310–02 313, 02 320, 02 323, 02 330, 02 331, 02 340, 02 341, 02 350, 02 360	2.3	Kleinchirurgische Eingriffe, Allgemeine therapeutische Leistungen
02 510–02 512	2.5	Physikalisch-therapeutische GOP

aus Bereich IV Arztgruppenübergreifende spezielle GOP

EBM-GOP	Abschnitt	Leistungsbeschreibung (Kurzfassung)
30 400 – 30 402, 30 410, 30 411, 30 420, 30 421	30.4	Physikalische Therapie
30 800	30.8	Soziotherapie
36 884	36.6	Belegärztlich konservativer Bereich
37 100, 37 102, 37 113, 37 120	37	Kooperations- und Koordinationsleistungen im Pflegeheim

Außerdem alle EBM-GOP aus den Kapiteln/Abschnitten:

Lernfeld 4 Seite 196

30.1	Allergologie	33	Ultraschalldiagnostik
30.2	Chirotherapie	34	Diagnostische und interventionelle
30.3	Neurophysiologische Übungsbehandlung		Radiologie, Computertomographie
30.7	Schmerztherapie		und Magnetfeld-Resonanz-Tomographie
30.12	Spezielle Diagnostik und Eradikations-therapie bei Trägern mit MRSA	35	Leistungen gemäß den Psychotherapie-Richtlinien
30.13	Spezialisierte geriatrische Diagnostik und Versorgung	36.2	Belegärztliche Operationen
31.2	Ambulante Operationen	36.3	Postoperative Überwachungskomplexe
31.3	Postoperative Überwachungskomplexe	36.5	Anästhesien im Zusammenhang mit
31.4.3	Postoperative Behandlungskomplexe im Fachärztlichen Versorgungsbereich		… Abschn. 36.2
31.5	Anästhesien im Zusammenhang mit der Erbringung von Leistungen des Abschnitts 31.2	36.6.2	Konservativ-belegärztliche Strukturpauschalen
		37.3	Besonders qualifizierte und koordinierte palliativmedizinische Betreuung
31.6	Orthopädisch-chirurgisch konservative GOP	37.4	Versorgungsplanung
		38	Delegationsfähige Leistungen
32	Laboratoriumsmedizin, Molekular-genetik und Molekularpathologie		

Zusätzlich berechnungsfähig sind Kostenpauschalen entsprechend den Regelungen in Bereich V.

4.2.2 Kap. 18.2: Orthopädische Grundpauschalen und Zuschläge (GOP 18 210 – 18 227)

▶ **Text der Gebührenordnung (Auszug)**

GOP	Leistungsbeschreibung	Punkte
	Grundpauschale	
	Obligater Leistungsinhalt – Persönlicher Arzt-Patienten-Kontakt	
	Fakultativer Leistungsinhalt – Weitere persönliche oder andere Arzt-Patienten-Kontakte gemäß 4.3.1 und der Allgemeinen Bestimmungen, – Ärztlicher Bericht entspr. der GOP 01 600 – Individueller Arztbrief entspr. der GOP 01 601 – In Anhang 1 aufgeführte Leistungen	
	einmal im Behandlungsfall	
18 210	für Versicherte bis zum vollendeten 5. Lebensjahr	175
18 211	für Versicherte ab Beginn des 6. bis zum vollendeten 59. Lebensjahr	182
18 212	für Versicherte ab Beginn des 60. Lebensjahr	210
	Die GOP 18 210 bis 18 212 sind nicht neben der GOP 01 436 berechnungsfähig.	

▶ **Text der Gebührenordnung (Auszug)**

GOP	Leistungsbeschreibung	Punkte
18 220	**Zuschlag für die orthopädische Grundversorgung gemäß Allgemeiner Bestimmung 4.3.8 zu den Gebührenordnungspositionen 18 210 bis 18 212** einmal im Behandlungsfall *Der Zuschlag nach der Gebührenordnungsposition 18 220 kann gemäß Allgemeiner Bestimmung 4.3.8 ausschließlich in Behandlungsfällen abgerechnet werden, in denen nur Leistungen der fachärztlichen Grundversorgung gemäß Anhang 3 und/oder regionaler Vereinbarungen erbracht und berechnet werden.*	31
18 222	**Zuschlag zur GOP 18 220** einmal im Behandlungsfall	8
18 227	**Zuschlag zu den GOP 18 210 – 18 212 (für das Erstellen eines Medikationsplans)** einmal im Behandlungsfall *Die GOP 18 227 ist nicht berechnungsfähig, wenn im Krankheitsfall bereits die GOP 01 630 berechnet wurde.*	2

Hinweis: *Der Zuschlag nach GOP 18 220 wird von den meisten KV'en automatisch zugesetzt, die Zuschläge nach GOP 18 222 und 18 227 werden grundsätzlich automatisch zugesetzt! Der Zuschlag nach GOP 18 227 wird für das Erstellen eines Medikationsplans zugesetzt, unabhängig davon, ob ein Medikationsplan ausgehändigt wird oder nicht.*

4.2.3 Kap. 18.3: Diagnostische und therapeutische GOP (GOP 18 310 – 18 700)

▶ **Text der Gebührenordnung (Auszug)**

GOP	Leistungsbeschreibung	Punkte
18 311	**Zusatzpauschale Behandlung und ggf. Diagnostik von Erkrankungen des Stütz- und Bewegungsapparates (angeboren, erworben, degenerativ, posttraumatisch, perioperativ) und/oder einer entzündlichen Erkrankung des Stütz- und Bewegungsapparates bei Jugendlichen und bei Erwachsenen (außer degenerativen und funktionellen Erkrankungen der Wirbelsäule)** *Obligater Leistungsinhalt* – Funktionsdiagnostik (ggf. segmental) und Differentialdiagnostik, – Dokumentation von Bewegungseinschränkungen (z.B. Neutral-Null-Methode), – Weiterführende neurologische Diagnostik, – Mindestens 3 Arzt-Patienten-Kontakte im Behandlungsfall *Fakultativer Leistungsinhalt* – Anlage und/oder Wiederanlage eines immobilisierenden Verbandes unter Einschluss mindestens eines großen Gelenkes und/oder einer/mehrerer Fraktur(en), – Anlage und/oder Wiederanlage eines Schienenverbandes, – Anlage und/oder Wiederanlage einer Orthese, – Mobilisation(en) nach Funktionsdiagnostik, – Anleitung zur Durchführung von Bewegungsübungen, – Durchführung einer Thromboseprophylaxe, – Gelenkpunktion(en) und/oder intraarticuläre Injektionen, einmal im Behandlungsfall *Die GOP 18 311 ist nicht neben den GOP 02 300 bis 02 302 und 02 511 berechnungsfähig.* *Die GOP 18 311 ist am Behandlungstag nicht neben den GOP 31 614 bis 31 621 berechnungsfähig.* *Die GOP 18 311 ist im Behandlungsfall nicht neben den GOP 02 311, 02 312, 02 340, 02 341, 02 350, 02 360, 07 311, 18 310, 18 320, 18 330, 18 340, 18 700 und 30 214 berechnungsfähig.* *Die GOP 18 311 ist im Zeitraum von 21 Tagen nach der Erbringung einer Leistung des Abschnitts 31.2 nicht neben den GOP 31 601, 31 602 und 31 608 bis 31 637 berechnungsfähig.*	217

► **Text der Gebührenordnung (Auszug)**

GOP	Leistungsbeschreibung	Punkte
18 320	**Zusatzpauschale Orthopädische oder orthopädisch-rheumatologische Funktionsdiagnostik bzw. Assessment mittels Untersuchungsinventaren**	
	Obligater Leistungsinhalt	
	– Rheumatologische Untersuchung von Funktions- und Fähigkeitsstörungen mit Quantifizierung der Funktionseinschränkung mittels standardisierter Fragebögen (…)　　　　und/oder	
	– Erhebung des Disease-Activity-Scores (DAS) bei rheumatoider Arthritis　　　　und/oder	
	– Erhebung des BASDAI bei M. Bechterew und/oder seronegativen Spondylarthritiden　　　　und/oder	
	– Erhebung des SLEDAI bei systemischem Lupus erythematodes　　und/oder	
	– Erhebung des BIVAS bei Vaskulitiden	
	einmal im Behandlungsfall	161
	…	
18331	**Zusatzpauschale Diagnostik und/oder Behandlung von degenerativen Erkrankungen der Wirbelsäule bei Jugendlichen und bei Erwachsenen**	
	Obligater Leistungsinhalt	
	– Diagnostik und/oder Therapie von Erkrankungen der Wirbelsäule und/oder	
	– Segmentale Funktionsdiagnostik und Differentialdiagnostik und/oder	
	– Weiterführende neurologische Diagnostik,	
	– Mindestens 2 Arzt-Patienten-Kontakte im Behandlungsfall	
	Fakultativer Leistungsinhalt	
	– Anlage und/oder Wiederanlage einer Orthese,	
	– Mobilisation nach Funktionsdiagnostik,	
	– Anleitung zur Durchführung von Bewegungsübungen,	168
	– Behandlung mit Lokalanästhetika,	
	– Haltungsschulung.	
	einmal im Behandlungsfall	
	Die Gebührenordnungsposition 18331 ist nicht neben den Gebührenordnungspositionen 02300 und 02301 berechnungsfähig.	
	Die Gebührenordnungsposition 18331 ist am Behandlungstag nicht neben den Gebührenordnungspositionen 31614 bis 31621 berechnungsfähig.	
	Die Gebührenordnungsposition 18331 ist im Behandlungsfall nicht neben den Gebührenordnungspositionen 02360 und 18700 berechnungsfähig.	

Wie bereits unter Gliederungspunkt 4.2.1 dargestellt, darf der Facharzt für Orthopädie über die bisher genannten GOP auch aus dem **Bereich II Arztgruppenübergreifende allgemeine GOP und aus anderen EBM Abschnitten** die in seiner Präambel genannten EBM-GOP erbringen und abrechnen.

Für den Orthopäden sind hier insbesondere zu nennen Leistungen aus den Kapiteln

● **2.1　　Infusionen, Transfusionen, Reinfusionen, Programmierung von Medikamentenpumpen**

● **30.4　　Physikalische Therapie**

● **34.2　　Diagnostische Radiologie**

Um die Abrechnung des Orthopäden für den lernfeldorientierten Fall vollständig durchführen zu können, werden die EBM-Kapitel 2.1, 30.4 und 34.2 im Folgenden erläutert.

4.2.4   GOP aus der gebietsspezifischen Präambel

Kap. 2.1   Infusionen, Transfusionen, Reinfusionen, Programmierung von Medikamentenpumpen (GOP 02 100 – 02 120)

Die hier aufgelisteten Leistungen können fachübergreifend von den Ärzten erbracht werden, die diese Leistungen nach dem Berufsrecht erbringen dürfen.

Orthopäden dürfen entsprechend ihrer Präambel die GOP 02 100, 02 101 und 02 110 bis 02 112 und 02 120 erbringen und abrechnen.

▶ **Text der Gebührenordnung (Auszug)**

GOP	Leistungsbeschreibung		Punkte
02 100	**Infusion**		
	Obligater Leistungsinhalt		
	– Infusion		
	– intravenös	und/oder	
	– in das Knochenmark	und/oder	
	– mittels Portsystem	und/oder	
	– intraarteriell		
	– Dauer mindestens 10 Minuten		57
02 101	**Infusionstherapie**		
	Obligater Leistungsinhalt		
	– Intravasale Infusionstherapie mit Zytostatika, monoklonalen Antikörperpräparaten, Virustatika und/oder Antibiotika bei einem Kranken mit konsumierender Erkrankung (z.B. fortgeschrittenes Malignom, HIV-Erkrankung im Stadium AIDS)	und/oder	
	– Interperitoneale bzw. intrapleurale Infusionstherapie bei einem Kranken mit konsumierender Erkrankung (z.B. fortgeschrittenes Malignom)		
	– Dauer mindestens 60 Minuten		157
02 110	**Erste Transfusion**		
	Obligater Leistungsinhalt		
	– ABO-Identitätstest (Bedside-Test)		
	– Transfusion der ersten Blutkonserve	und/oder	
	– Transfusion der ersten Blutpräparation	und/oder	
	– Transfusion von Frischblut		212
02 111	**Jede weitere Transfusion** im Anschluss an die Leistung nach GOP 02 110 … je Konserve bzw. Blutpräparation (auch Frischblut)		85
02 112	**Eigenblut-Reinfusion**		
	Obligater Leistungsinhalt		
	– Mindestens 200 ml Eigenblut oder Eigenplasma,		
	– ABO-Identitätstest (Bedside-Test)		67
02 120	**Erstprogrammierung** einer externen elektronisch programmierbaren **Medikamentenpumpe** zur Applikation von Zytostatika		117

Lernfeld
4
Seite
199

Kap. 30.4   Physikalische Therapie (GOP 30 400 – 30 431)

Entsprend der Präambel zu diesem Abschnitt können die hier aufgeführten Leistungen nur erbracht und abgerechnet werden von Fachärzten für:

- **Haut- und Geschlechtskrankheiten,**
- **Orthopädie,**
- **Neurologie,**

- **Nervenheilkunde,**
- **Chirurgie,**
- **Physikalische u. Rehabilitative Medizin.**

Genau benannte GOP gelten für Fachärzte für

- **Kinder- und Jugendmedizin,**
- **Innere Medizin und Angiologie sowie Ärzten mit Zusatzbezeichnung Phlebologe,**
- **Innere Medizin und Pneumologie.**

Zusätzlich können diese Leistungen abgerechnet werden von Ärzten mit der (den) Zusatzbezeichnung(en) Physikalische Therapie und/oder Chirotherapie sowie von Ärzten, die einen entsprechend qualifizierten nichtärztlichen Mitarbeiter, z.B. Krankengymnast, angestellt und dessen Qualifikation gegenüber der Kassenärztlichen Vereinigung nachgewiesen haben.

Lernfeld
4
Seite
200

▶ **Text der Gebührenordnung (Auszug)**

GOP	Leistungsbeschreibung		Punkte
30 400	**Massagetherapie**		
	Obligater Leistungsinhalt		
	– Massagetherapie lokaler Gewebeveränderungen eines oder mehrerer Körperteile	und/oder	
	– Manuelle Bindegewebsmassage	und/oder	
	– Periostmassage,	und/oder	
	– Kolonmassage,	und/oder	
	– Manuelle Lymphdrainage		
	je Sitzung		74
	Die Leistung nach GOP 30 400 ist am Tag nur einmal berechnungsfähig.		
30 401	**Intermittierende apparative Kompressionstherapie**		
	je Bein, je Sitzung		34
30 402	**Unterwasserdruckstrahlmassage**		
	Obligater Leistungsinhalt		
	– Unterwasserdruckstrahlmassage,		
	– Wanneninhalt mindestens 400 l,		
	– Leistung der Apparatur mindestens 400 kPa (4 bar)		
	Fakultativer Leistungsinhalt		
	– Hydroelektrisches Vollbad („Stangerbad")		97
30 410	**Atemgymnastik** (Einzelbehandlung)		74
30 411	**Atemgymnastik** (Gruppenbehandlung); je Teilnehmer und Sitzung		34
30 420	**Krankengymnastik** (Einzelbehandlung)		94
30 421	**Krankengymnastik** (Gruppenbehandlung); je Teilnehmer und Sitzung		48
30 430	**Selektive Phototherapie** mittels indikationsbezogen optimierten UV-Spektrums, je Sitzung		55
30 431	**Zuschlag** zu der Leistung nach der Nr. 30 430 bei Durchführung der Phototherapie als Photochemotherapie (z.B. PUVA)		35

▶ Text der Gebührenordnung (Auszug)

GOP	Leistungsbeschreibung	Punkte
30440	**Extrakorporale Stoßwellentherapie beim Fersenschmerz bei Fasciitis plantaris**	
	Obligater Leistungsinhalt	
	– Persönlicher Arzt-Patienten-Kontakt,	
	– Extrakorporale Stoßwellentherapie,	
	dreimal im Krankheitsfall	247
	Die Gebührenordnungsposition 30440 ist nur bei Patienten mit der Diagnose Fasciitis plantaris (ICD-10-GM: M72.2) berechnungsfähig. Die Berechnung setzt die Kodierung nach ICD-10-GM: M72.2 unter Angabe des Zusatzkennzeichens für die Diagnosesicherheit voraus.	
	Die Gebührenordnungsposition 30440 ist je Fuß in höchstens zwei aufeinanderfolgenden Quartalen höchstens dreimal im Krankheitsfall berechnungsfähig.	

▶ Erläuterungen

1. Die Einzelbehandlungen nach den **GOP 30 410 und 30 420** setzen jeweils eine **Mindesttherapiezeit von 15 Minuten** voraus.

2. Die Gruppenbehandlung nach den **GOP 30 411 und 30 421** setzen jeweils eine **Mindesttherapiezeit von 20 Minuten** sowie eine Teilnehmerzahl von **mind. 3 und höchstens 5 Teilnehmern** voraus.

Kap. 34.2   Diagnostische Radiologie

Kap. 34.2.2   Thorax, Wirbelsäule, Myelographie (GOP 34 220 – 34 223)

▶ Text der Gebührenordnung (Auszug)

GOP	Leistungsbeschreibung	Punkte
34 220	**Röntgenaufnahmen des knöchernen Thorax und/oder seiner Teile**	
	Obligater Leistungsinhalt	
	– Aufnahmen des knöchernen Thorax in mindestens 2 Ebenen und/oder	
	– Aufnahmen seiner Teile in mindestens 2 Ebenen	
	je Körperseite	95
34 221	**Röntgenaufnahmen von Teilen der Wirbelsäule**	
	Obligater Leistungsinhalt	
	– Aufnahmen in mindestens 2 Ebenen	
	– Vollständige Darstellung mindestens eines Wirbelsäulenabschnittes	
	je Wirbelsäulenabschnitt	152
34 222	**Röntgenaufnahme(n) der gesamten Wirbelsäule**	
	Obligater Leistungsinhalt	
	– Aufnahme(n) im Stehen	
	– Anterior-posterior Strahlengang und/oder	
	– Seitlicher Strahlengang	187
34 223	**Myelographie(n)**	
	Obligater Leistungsinhalt	
	– Aufnahmen in mindestens 2 Ebenen	
	– Einbringung des Kontrastmittels	
	– Vollständige Darstellung mindestens eines Wirbelkanals-Abschnittes	
	– Mindestens zweistündige Nachbetreuung mit ärztlicher Abschlussuntersuchung	
	Fakultativer Leistungsinhalt	
	– Lumbalpunktion(en)	753

4.2.5   Abrechnung des Orthopäden (Fall 2 – Fortsetzung) (siehe Seite 195)

▶ **Fall 2 – Fortsetzung – Orthopäde:**

22. Jan.   **Abrechnung nach EBM:**
18 211   Grundpauschale
34 221   Röntgenaufnahmen von Teilen der Wirbelsäule
--------   Injektion in der Grundpauschale enthalten, Medikament Sprechstundenbedarf
--------   Verordnung Physikalische Therapie (Muster 13)
in Grundpauschale enthalten

25. Jan.   Injektion durch Dr. Renk und Krankengymnastik.

Abrechnung nach EBM:
18 331   Zusatzpauschale Diagnostik und/oder Behandlung von degenerativen Erkrankungen der Wirbelsäule bei Jugendlichen und bei Erwachsenen (2. A-P-K)
--------   Injektion in Grundpauschale enthalten, Medikament Sprechstundenbedarf
30 420   Krankengymnastik (Einzelbehandlung)

30. Jan.   Injektion durch Dr. Renk und Krankengymnastik.

Abrechnung nach EBM:
--------   Injektion in Grundpauschale enthalten, Medikament Sprechstundenbedarf
30 420   Krankengymnastik (Einzelbehandlung)

4. Feb.   Injektion durch Dr. Renk und Krankengymnastik.

Abrechnung nach EBM:
--------   Injektion in Grundpauschale enthalten, Medikament Sprechstundenbedarf
30 420   Krankengymnastik (Einzelbehandlung)

7. Feb.   Herr Aufrecht wird von seiner Frau schmerzgekrümmt in die Praxis geführt. Dr. Renk kümmert sich sofort um den Patienten. Nach eingehender Untersuchung diagnostiziert er einen
weiteren, jetzt schwereren Bandscheibenvorfall.
Dr. Renk infundiert ein Schmerzmittel. In einem 25-minütigen Beratungsgespräch erklärt
er den Eheleuten Aufrecht die Notwendigkeit einer möglichst sofortigen Operation sowie
deren Ablauf und Möglichkeiten der anschließenden Rehabilitation.
Nachdem sich Herr Aufrecht zur Operation entschlossen hat, stellt Dr. Renk eine
Krankenhauseinweisung und eine Verordnung einer Krankenbeförderung aus.

Abrechnung nach EBM:
--------   Beratung, Erörterung in Grundpauschale enthalten
--------   Untersuchung in Grundpauschale enthalten
02 100   Infusion
--------   Ausstellung Krankenhauseinweisung (Muster 2)
in Grundpauschale enthalten
--------   Ausstellung Krankenbeförderung (Muster 4)
in Grundpauschale enthalten

4.2.6 ✎Wie war das noch?

1. Welche Ärzte dürfen nach der Präambel von EBM-Kapitel 18 Orthopädische GOP erbringen und abrechnen?

→ ....

→ ....

2. Nennen Sie die EBM-Bereiche und deren Namen, aus denen der Orthopäde GOP neben den arztgruppenspezifischen GOP abrechnen kann.

→ ....

→ ....

→ ....

3. Die Grundpauschale beinhaltet ein Vielzahl von Leistungen.
Wo findet man solche Leistungen, welche in dieser Pauschale enthalten und mit ihr abgegolten sind?

→ ....

....

4. a) Nach welchem Arzt-Patienten-Kontakt ist die Grundpauschale berechnungsfähig?
b) Wie häufig in einem Quartal ist die Grundpauschale berechnungsfähig?
c) Wonach richtet sich die Auswahl der richtigen EBM-GOP?

→ a) ....

→ b) ....

→ c) ....

5. Nennen Sie die beiden GOP, die als Zuschläge für die orthopädische Grundversorgung abgerechnet werden
können.

→ ....   → ....

6. Nennen Sie Beispiele für Leistungen, die die Abrechnung der Zuschläge zur Grundversorgung ausschließen.

→ ....

→ ....

→ ....

7. Welche GOP wird für das Erstellen eines Medikationsplans neben den GOP 18 210 – 18 212 von der KV automatisch zugesetzt?

→ ....

8. Wie viele Minuten muss eine Infusion im Rahmen einer Infusionstherapie mindestens dauern, damit die
EBM-GOP 02 101 abgerechnet werden kann?

→ ....

Rechnen Sie die folgenden Fälle nach den im Kap. 4.2 genannten Gebührennummer(n) ab.

Arbeitshinweis: Auf die Angabe der Zuschläge nach GOP 18 220, 18 222 und 18 227 kann verzichtet werden, da sie von der KV automatisch zugesetzt werden.

9. 18. Feb. Patient Benni Blümchen, 67 Jahre, erscheint mit der Überweisung seines Hausarztes in der Praxis des Facharztes für Orthopädie und Unfallchirurgie. Er beschreibt seine Beschwerden und klagt zusätzlich über Kopfschmerzen.

Der Arzt bittet seine Röntgenassistentin, zum Ausschluss einer Halswirbelsäulenbeteiligung, eine entsprechende Röntgenaufnahme anzufertigen. Anschließend untersucht er den Patienten eingehend und berät ihn. Er verordnet ein schmerzstillendes Präparat und bestellt den Patienten nach Vorliegen der radiologischen Befunde wieder ein.

20. Feb. Patient Blümchen beschreibt, dass das Präparat geholfen hat und er den Arm besser bewegen könne. Da sich kein gravierender radiologischer Befund ergeben hat, stellt der Orthopäde ein Wiederholungsrezept aus und verordnet Maßnahmen der physikalischen Therapie des Schultergelenks.

18. Feb. → .... → ....

20. Feb. → ....

10. 22. Nov. Frau Nora Naddel, 72 Jahre, versichert bei der DAK, stellte beim Stricken von Weihnachtsgeschenken für ihre Enkel zunehmend Schmerzen in ihren Händen fest. Dabei beobachtete sie auch Schwellungen der Gelenke, die ganz besonders nach längerer Handarbeit auftraten und stark schmerzten. Der Orthopäde führt eine sorgfältige Funktionsdiagnostik durch, entnimmt Blut zur Labordiagnostik und veranlasst die notwendigen labormedizinischen und radiologischen Untersuchungen. Er verordnet ein Medikament gegen die Schmerzen und bestellt die Patientin zu einem späteren Termin wieder ein. Der Arzt-Patienten-Kontakt mit allen Untersuchungen und Informationsgesprächen dauert 35 Minuten.

30. Nov. Frau Nora Naddel erscheint wie bestellt beim Orthopäden. Aufgrund der dokumentierten Befunde vom 22.11. und einer sorgfältigen Wiederholung der Funktionsdiagnostik erörtert der Arzt das weitere Vorgehen mit seiner Patientin. Dabei werden auch die Laborergebnisse und die Ergebnisse der Röntgenuntersuchung genau besprochen. Es schließt sich eine sorgfältige neurologische Untersuchung an. Die Medikamente werden neu verordnet und ein weiterer Termin festgelegt. Der Arzt-Patienten-Kontakt dauert 28 Minuten.

13. Dez. Frau Nora Naddel kommt erneut zur Untersuchung. Die Schmerzen haben nachgelassen und auch die Schwellungen sind zurückgegangen. Der Orthopäde empfiehlt besondere Bewegungsübungen und spricht noch einmal die Medikamentendosierung durch. Ein neuer Termin wird für das nächste Jahr vereinbart. Der Arzt-Patienten-Kontakt dauert 17 Minuten.

22. Nov. → ....

30. Nov. → ....

13. Dez. → ....

4.3   Abrechnung von Verletzungen

Neben entzündlichen und degenerativen Erkrankungen gehören auch Verletzungen zu den Erkrankungen des Bewegungsapparates.

4.3.1   Abrechnung des Hausarztes (Fall 3)

▶ **Fall 3:**

3. Apr.   Der 11-jährige Rudi, familienversichert bei der AOK Bayern, ist mit seinem Fahrrad auf einem Splitbelag ausgerutscht und gestürzt. Da er am linken Arm und am linken Knie stark blutet und über Schmerzen im Bereich des Unterarms klagt, wird er von seinen Freunden in die Praxis von Dr. Gütlich gebracht.

Dr. Gütlich untersucht die Verletzungen und reinigt zunächst die beiden Wunden. Die Verletzung am Knie stellt sich als Fleischwunde heraus, aus der Splitkörner entfernt werden müssen. Die Wunde wird in Lokalanästhesie ausgeschnitten, mit einer Naht verschlossen und verbunden. Beim Abtasten der Unterarmverletzung stellt Dr. Gütlich die Verdachtsdiagnose einer Fraktur. Da er als Hausarzt keine Röntgenleistungen erbringen darf und demzufolge auch über keine entsprechende Einrichtung verfügt, verbindet er die Wunde, versorgt den Unterarm mit einem stabilisierenden Verband und überweist Rudi an einen Facharzt für Chirurgie.

Lernfeld
4
Seite
205

Der Hausarzt kann auch hier Leistungen im Rahmen der in Gliederungspunkt 4.1 genannten EBM-Kapitel erbringen und abrechnen. Insbesondere darf der Hausarzt hier GOP erbringen aus Kapitel

●   **2.3   Kleinchirurgische Eingriffe, Allgemeine therapeutische Leistungen**

Um die Abrechnung des Hausarztes für den lernfeldorientierten Fall vollständig durchführen zu können, wird das EBM-Kapitel 2.3 im Folgenden erläutert.

GOP aus der gebietsspezifischen Präambel

**Kap. 2.3   Kleinchirurgische Eingriffe,
Allgemeine therapeutische Leistungen (GOP 02 300 – 02 360)**

Hierbei handelt es sich um GOP, die der allgemeinen chirurgischen Versorgung zuzurechnen sind und deshalb von allen Ärzten erbracht und abgerechnet werden können, die dazu nach dem Berufsrecht befugt sind.

Lokalanästhesie oder Leitungsanästhesien sind, soweit erforderlich, Bestandteil der Leistungen.

▶ **Text der Gebührenordnung (Auszug)**

GOP	Leistungsbeschreibung	Punkte
02 300	**Kleinchirurgischer Eingriff I und/oder primäre Wundversorgung und/oder Epilation**	
	Obligater Leistungsinhalt	
	– Operativer Eingriff mit einer Dauer von bis zu 5 Minuten und/oder	
	– Primäre Wundversorgung und/oder	
	– Epilation durch Elektrokoagulation im Gesicht und/oder an den Händen bei krankhaftem und entstellendem Haarwuchs	
	einmal am Behandlungstag	57

▶ Text der Gebührenordnung (Auszug)

GOP	Leistungsbeschreibung	Punkte
02 300 Fortsetzung	*Die GOP 02 300 ist bei Neugeborenen, Säuglingen, Kleinkindern und Kindern bis zum vollendeten 12. Lebensjahr nach der GOP 31 101 oder 36 101 (Dermato-chirurgischer Eingriff der Kategorie A1) berechnungsfähig, sofern der Eingriff in Narkose erfolgt.* (Anm.: gilt entsprechend so auch für GOP 02 301 und 02 302) *Die GOP 02 300 ist nicht neben den GOP 01 741, 02 301, 02 302, 02 311, 02 321 bis 02 323, ... berechnungsfähig.* *Die GOP 02 300 ist im Behandlungsfall nicht neben den GOP 02 310, 02 312 ... berechnungsfähig.*	
02 301	**Kleinchirurgischer Eingriff II und/oder primäre Wundversorgung mittels Naht** *Obligater Leistungsinhalt* – Primäre Wundversorgung bei Säuglingen, Kleinkindern und Kindern *und/oder* – Primäre Wundversorgung mittels Naht und/oder Gewebekleber *und/oder* – Koagulation und/oder Kauterisation krankhafter Haut- und/oder Schleimhautveränderungen mittels Infrarot-, Elektro- und/oder Lasertechnik *und/oder* – Operative Entfernung einer oder mehrerer Geschwülste an der Harnröhrenmündung *und/oder* – Operative Entfernung eines unter der Oberfläche von Haut oder Schleimhaut gelegenen Fremdkörpers nach Aufsuchen durch Schnitt *und/oder* – Öffnung eines Körperkanalverschlusses an der Körperoberfläche oder Eröffnung eines Abszesses oder Exzision eines Furunkels *und/oder* – Verschiebeplastik zur Deckung eines Hautdefektes *und/oder* – Eröffnung eines subcutanen Panaritiums oder einer Paronychie einmal am Behandlungstag *Die GOP 02 301 ist nicht neben den GOP 01 741, 02 300, 02 302, 02 311, 02 321, 02 322, 02 331, 02 340 bis 02 343, ... berechnungsfähig.* *Die GOP 02 301 ist im Behandlungsfall nicht neben den GOP 02 310, 02 312 ... berechnungsfähig*	129
02 302	**Kleinchirurgischer Eingriff III und/oder primäre Wundversorgung bei Säuglingen, Kleinkindern und Kindern** *Obligater Leistungsinhalt* – Primäre Wundversorgung mittels Naht bei Säuglingen, Kleinkindern und Kindern *und/oder* – Exzision eines Bezirkes oder einer intradermalen Geschwulst aus der Haut des Gesichts mit Wundverschluss *und/oder* – Hochtouriges Schleifen von Bezirken der Haut bei schweren Entstellungen durch Naevi oder Narben, *und/oder* – Exzision eines großen Bezirkes aus Haut und/oder Schleimhaut oder einer kleinen unter der Haut und/oder Schleimhaut gelegenen Geschwulst *und/oder* – Exzision und/oder Probeexzision von tiefliegendem Körpergewebe (z.B. Fettgewebe) und/oder aus Organ ohne Öffnung einer Körperhöhle (z.B. Zunge) *und/oder* – Emmert-Plastik *und/oder* – Venae sectio, *und/oder* einmal am Behandlungstag	239

Lernfeld **4**

Seite **206**

© Verlag Europa-Lehrmittel

▶ Text der Gebührenordnung (Auszug)

GOP	Leistungsbeschreibung			Punkte
02 302 Fortsetzung	*Die GOP 02 302 ist nicht neben den GOP 01 741, 02 300, 02 301, 02 311, 02 321, 02 322, 02 331, 02 340 bis 02 343, ...berechnungsfähig.*			
	Die GOP 02 302 ist im Behandlungsfall nicht neben den GOP. 02 310, 02 312 ... berechnungsfähig.			
02 310	**Behandlung einer/eines/von sekundär heilenden Wunde(n), und/oder Decubitalulcus (-ulcera)**			
	Obligater Leistungsinhalt			
	– Abtragung von Nekrose		und/oder	
	– Wunddebridement		und/oder	
	– Anlage und/oder Wechsel eines Kompressionsverbandes		und/oder	
	– Einbringung und/oder Wechsel einer Wundtamponade,			
	– Mindestens 3 Arzt-Patienten-Kontakte im Behandlungsfall,			
	Fakultativer Leistungsinhalt			
	– Einbringung, Wechsel oder Entfernung von Antibiotikaketten,			
	– Anlage/Wechsel von Schienenverbänden,			
	einmal im Behandlungsfall			205
	Die GOP 02 310 ist nicht neben den GOP 02 312, 02 313, 02 350 (Fixierender Verband) und 15 323 (Kleinchirurgischer Eingriff III im Mund-Kiefer-Gesichts-Bereich ...) berechnungsfähig.			
	Die GOP 02 310 ist im Behandlungsfall nicht neben den GOP 02 300 bis 02 302, 02 311, 02 340, 02 341, 02 360, ...berechnungsfähig.			
02 311	**Behandlung des diabetischen Fußes**			
	Obligater Leistungsinhalt			
	– Abtragung ausgedehnter Nekrosen der unteren Extremität beim diabetischen Fuß,			
	– Überprüfung und/oder Verordnung von geeignetem Schuhwerk,			
	Fakultativer Leistungsinhalt			
	– Verband,			
	je Bein, je Sitzung			140
	Die GOP 02 311 ist nicht neben den GOP 02 300 bis 02 302, 02 313, 02 350, 02 360 ...berechnungsfähig.			
	Die GOP 02 311 ist im Behandlungsfall nicht neben den GOP 02 310, 02 312, ... berechnungsfähig.			

Lernfeld
4
Seite
207

▶ Erläuterungen

1.	**Operative Eingriffe setzen die Öffnung von Haut und/oder Schleimhaut bzw. eine primäre Wundversorgung voraus.**
2.	Die **Wundabdeckung** (der Verband) **nach einem operativen Eingriff** gehört mit zur Leistung und kann deshalb **nicht gesondert** berechnet werden.
3.	**Erfolgen mehrere Eingriffe in derselben Sitzung, kann von den GOP 02 300, 02 301 und 02 302 nur eine EBM-GOP einmal abgerechnet werden.**
	Ausnahme: Bis zu fünfmal je Sitzung ist die Abrechnung möglich bei der Versorgung von **offenen Wunden** und der **Entfernung von Muttermalen.**

► **Fall 3 – Hausarzt:** (siehe Seite 205)

3. Apr. **Abrechnung nach EBM:**
03 000 Versichertenpauschale
02 302 Kleinchirurgischer Eingriff III, primäre Wundversorgung mittels Naht bei Säuglingen, Kleinkindern und Kindern (Knie links)
-------- Lokalanästhesie im kleinchirurgischen Eingriff enthalten
02 301 Versorgung Unterarm links
-------- Überweisung (Muster 6) in Versichertenpauschale enthalten

4.3.2 Abrechnung des Chirurgen (GOP 07 210 – 07 345) (Fall 3 – Fortsetzung)

► **Fall 3 – Fortsetzung:**

3. Apr. Rudi begibt sich, jetzt mit seiner besorgten Mutter, umgehend mit der Überweisung von Dr. Gütlich zum Chirurgen Dr. Knoche.

Nach Funktions- und Differentialdiagnostik dokumentiert Dr. Knoche die Bewegungseinschränkung und lässt eine Röntgenaufnahme des linken Unterarms anfertigen.

Danach erklärt er Rudi und seiner Mutter, dass tatsächlich eine Fraktur vorliegt und er den Unterarm mit einem zirkulären Gipsverband versorgen müsse. Dr. Knoche bestellt Rudi zur Überprüfung des Verbandes nächste Woche ein.

Lernfeld 4 Seite 208

Präambel

Die Präambel dieses Kapitel bestimmt, dass die hier genannten GOP ausschließlich von

- **Fachärzten für Chirurgie,**
- **Fachärzten für Kinderchirurgie,**
- **Fachärzten für Plastische und Ästhetische Chirurgie**

berechnet werden können.

Weiterhin ist in der Präambel bestimmt, dass für die oben genannten Vertragsärzte außer den in diesem Kapitel genannten GOP die folgenden GOP berechnungsfähig sind:

aus Bereich II Arztgruppenübergreifende allgemeine GOP und Bereich III, Kapitel 13 und 26

EBM-GOP	Kapitel Abschnitt	Leistungsbeschreibung (Kurzfassung)
01 100 – 01 102	1.1	Aufwandserstattung für die besondere Inanspruchnahme des Vertragsarztes durch einen Patienten
01 205, 01 207, 01 210, 01 212, 01 214, 01 216, 01 218, 01 220 – 01 224, 01 226	1.2	GOP für die Versorgung im Notfall und im organisierten ärztlichen Not(-fall)dienst
01 320 – 01 321	1.3	Grundpauschalen für ermächtigte Ärzte, Krankenhäuser bzw. Institute
01 410 – 01 416, 01 418, 01 420, 01 422, 01 424 – 01 426, 01 430, 01 435, 01 436, 01 439, 01 440, 01 450, 01 460, 01 461	1.4	Besuche, Visiten, Prüfung der häuslichen Krankenpflege, Verwaltungskomplex, telefonische Beratung, Konsultationspauschale, Verweilen, Videosprechstunde, Cannabisbehandlung
01 510 – 01 512, 01 520, 01 521, 01 530, 01 531	1.5	Ambulante praxisklinische Betreuung und Nachsorge
01 600 – 01 602, 01 610 – 01 612, 01 620 – 01 624, 01 626, 01 630, 01 640 – 01 642	1.6	Schriftliche Mitteilungen, Gutachten, Medikationsplan
01 701	1.7.1	Früherkennung von Krankheiten bei Kindern
01 731, 01 737, 01 740 – 01 742, 01 747, 01 748	1.7.2	Früherkennung von Krankheiten bei Erwachsenen
01 758	1.7.3	Früherkennung von Brustkrebs durch Mammographie-Screening

EBM-GOP	Kapitel Abschnitt	Leistungsbeschreibung (Kurzfassung)
01 783, 01 800, 01 802–01 811	1.7.4	Mutterschaftsvorsorge
01 850, 01 851, 01 853–01 855, 01 857	1.7.6	Sterilisation
01 904, 01 905	1.7.7	Schwangerschaftsabbruch
01 949–01 952, 01 955, 01 956, 01 960	1.8	GOP bei Substitutionsbehandlung der Drogenabhängigkeit
02 100, 02 101, 02 110–02 112, 02 120	2.1	Infusionen, Transfusionen, Reinfusionen Programmierung von Medikamentenpumpen
02 200	2.2	Tuberkulintestung
02 300–02 302, 02 310–02 313, 02 320–02 323, 02 325–02 328, 02 330, 02 331, 02 340, 02 341, 02 343, 02 350, 02 360	2.3	Kleinchirurgische Eingriffe, Allgemeine therapeutische Leistungen
02 400, 02 401	2.4	Diagnostische Verfahren, Tests
02 500, 02 510–02 512	2.5	Physikalisch-therapeutische GOP
13 310	13 / 13.3.1	GOP der Inneren Medizin / Angiologische GOP
13 400, 13 401, 13 402, 13 410, 13 411, 13 412, 13 420, 13 421, 13 422, 13 423, 13 424	13.3.3	Gastroenterologische GOP
13 662, 13 663, 13 664, 13 670	13.3.7	Pneumologische GOP
Fachärzte für Kinderchirurgie:		
26 310, 26 311, 26 313, 26 320	26	Urologische GOP

aus Bereich IV Arztgruppenübergreifende spezielle GOP

EBM-GOP	Abschnitt	Leistungsbeschreibung (Kurzfassung)
30 400–30 402, 30 410, 30 411, 30 420, 30 421, 30 440	30.4	Physikalische Therapie
30 800	30.8	Soziotherapie
36 884	36.6	Belegärztlich konservativer Bereich
37 100, 37 102, 37 113, 37 120	37	Versorgung gemäß Anlage 27 und 30 BMV-Ä und Versorgungsplanung

Außerdem alle EBM-GOP aus den Kapiteln/Abschnitten:

30.1	Allergologie	32	Laboratoriumsmedizin, Molekulargenetik und Molekularpathologie
30.2	Chirotherapie		
30.3	Neurophysiologische Übungsbehandlung	33	Ultraschalldiagnostik
30.5	Phlebologie	34	Diagnostische und interventionelle
30.6	Proktologie		Radiologie, Computertomographie
30.7	Schmerztherapie		und
30.12	Spezielle Diagnostik und Eradikationstherapie bei Trägern mit MRSA		Magnetfeld-Resonanz-Tomographie
30.13	Spezialisierte geriatrische Diagnostik und Versorgung	35	Leistungen gemäß den Psychotherapie-Richtlinien
31.2	Ambulante Operationen	36.2	Belegärztliche Operationen
31.3	Postoperative Überwachungskomplexe	36.3	Postoperative Überwachungskomplexe
31.4.3	Postoperative Behandlungskomplexe im Fachärztlichen Versorgungsbereich	36.5	Anästhesien im Zusammenhang mit … Abschn. 36.2
31.5	Anästhesien im Zusammenhang mit der Erbringung von Leistungen des Abschnitts 31.2	36.6.2	Konservativ-belegärztliche Strukturpauschalen
		37.3	besonders qualifizierte und koordinierte palliativmedizinische Versorgung
31.6	Orthopädisch-chirurgisch konservative GOP	37.4	Versorgungsplanung
		38	Delegationsfähige Leistungen

Zusätzlich berechnungsfähig sind Kostenpauschalen entsprechend den Regelungen in Bereich V.

Lernfeld 4 Seite 209

▶ Text der Gebührenordnung (Auszug)

GOP	Leistungsbeschreibung	Punkte

Chirurgische Grundpauschalen (GOP 07 210 – 07 212) und Zuschläge

Grundpauschale

Obligater Leistungsinhalt
– Persönlicher Arzt-Patienten-Kontakt

Fakultativer Leistungsinhalt
– Weitere persönliche oder andere Arzt-Patienten-Kontakte gemäß 4.3.1 und der Allgemeinen Bestimmungen,
– Ärztlicher Bericht entspr. der GOP 01 600
– Individueller Arztbrief entspr. der GOP 01 601
– In Anhang 1 aufgeführte Leistungen

einmal im Behandlungsfall

GOP	Leistungsbeschreibung	Punkte
07 210	für Versicherte bis zum vollendeten 5. Lebensjahr	210
07 211	für Versicherte ab Beginn des 6. bis zum vollendeten 59. Lebensjahr	221
07 212	für Versicherte ab Beginn des 60. Lebensjahr	255

Die GOP 07 210 bis 07 212 sind nicht neben der GOP 01 436 berechnungsfähig.

07 220 **Zuschlag für die chirurgische Grundversorgung gemäß Allgemeiner Bestimmung 4.3.8 zu den Gebührenordnungspositionen 07 210 bis 07 212**

einmal im Behandlungsfall — **32**

Der Zuschlag nach der Gebührenordnungsposition 18 220 kann gemäß Allgemeiner Bestimmung 4.3.8 ausschließlich in Behandlungsfällen abgerechnet werden, in denen nur Leistungen der fachärztlichen Grundversorgung gemäß Anhang 3 und/oder regionaler Vereinbarungen erbracht und berechnet werden.

07 222 **Zuschlag zu den Gebührenordnungspositionen 07 220**
einmal im Behandlungsfall — **9**

07 227 **Zuschlag zu den GOP 07 210 – 07 212** (für das Erstellen eines Medikationsplans)
einmal im Behandlungsfall — **2**

Die GOP 07 227 ist nicht berechnungsfähig, wenn im Krankheitsfall bereits die GOP 01 630 berechnet wurde.

Hinweis: *Der Zuschlag nach GOP 07 220 wird von den meisten KV'en automatisch zugesetzt, die Zuschläge nach GOP 07 222 und 07 227 werden grundsätzlich automatisch zugesetzt!*

▶ **Text der Gebührenordnung (Auszug)**

GOP	Leistungsbeschreibung	Punkte

Diagnostische und therapeutisch GOP (GOP 07 310–07 345)

07 310	**Zusatzpauschale Behandlung und ggf. Diagnostik von Erkrankungen des Stütz- und Bewegungsapparates (angeboren, traumatisch, post-traumatisch, perioperativ), entzündlichen Erkrankung(en) des Stütz- und Bewegungsapparates, Skelettanomalie(n) bei Neugeborenen, Säuglingen, Kleinkindern oder Kindern**	

Obligater Leistungsinhalt
– Funktionsdiagnostik (ggf. segmental) und Differentialdiagnostik,
– Dokumentation von Bewegungseinschränkungen (z.B. Neutral-Null-Methode)
– Weiterführende neurologische Diagnostik,
– Mindestens 3 Arzt-Patienten-Kontakte im Behandlungsfall,

Fakultativer Leistungsinhalt
– Anlage und/oder Wiederanlage eines immobilisierenden Verbandes unter Einschluss mindestens eines großen Gelenkes und/oder Frakturen,
– Anlage und/oder Wiederanlage eines Schienenverbandes,
– Anlage und/oder Wiederanlage einer Orthese,
– Anleitung zur Durchführung von Bewegungsübungen,
– Gelenkpunktion(en) und/oder intraarticuläre Injektionen,

einmal im Behandlungsfall   216

Die GOP 07 310 ist nicht neben den GOP 02 300 bis 02 302 und 02 511 berechnungsfähig.

Die GOP 07 310 ist am Behandlungstag nicht neben den GOP 31 614 bis 31 621 berechnungsfähig.

Die GOP 07 310 ist im Behandlungsfall nicht neben den GOP 02 311, 02 312, 02 340, 02 341, 02 350, 02 360, ... berechnungsfähig.

Die GOP 07 310 ist im Zeitraum von 21 Tagen nach Erbringung einer Leistung des Abschnitts 31.2 nicht neben den GOP 31 601, 31 602 und 31 608 bis 31 637 berechnungsfähig.

07 311	wie 07 310 ... **bei Jugendlichen und Erwachsenen**	
	einmal im Behandlungsfall	217

© Verlag Europa-Lehrmittel

Lernfeld
4
Seite
211

▶ Text der Gebührenordnung (Auszug)

GOP	Leistungsbeschreibung	Punkte
07 340	**Behandlung** einer/eines/von **sekundär heilenden Wunde(n), Verbrennung(en) ab 2. Grades, septischen Wundheilungsstörung(en), Abszesses/n, septischen Knochenprozesses/n und/oder Decubitalulcus (-ulcera)**	

Obligater Leistungsinhalt
– Abtragung von Nekrosen   und/oder
– Wunddebridement   und/oder
– Anlage und/oder Wechsel eines Kompressionsverbandes   und/oder
– Einbringung und/oder Wechsel einer Wundtamponade,
– Mindestens 5 Arzt-Patienten-Kontakte im Behandlungsfall,

Fakultativer Leistungsinhalt
– Einbringung, Wechsel oder Entfernung von Antibiotikaketten,
– Anlage/Wechsel von Schienenverbänden,

einmal im Behandlungsfall   272

Die GOP 07 340 kann nicht berechnet werden beim diabetischen Fuß, beim chronisch venösen Ulcus cruris, bei der chronisch venösen Insuffizienz, beim postthrombotischen Syndrom, beim Lymphödem und bei oberflächlichen sowie tiefen Beinvenenthrombosen.

… (Anm.: Ausschlüsse beachten)

Wie bereits dargestellt, darf der Facharzt für Chirurgie über die bisher genannten GOP auch aus dem **Bereich II Arztgruppenübergreifende allgemeine GOP und aus anderen EBM Abschnitten** die in seiner Präambel genannten EBM-GOP erbringen und abrechnen.
Für den Chirurgen sind hier insbesondere zu nennen GOP aus den Kapiteln

- **31.2 Ambulante Operationen**
- **31.6 Orthopädisch-chirurgisch konservative GOP**
- **34.2 Diagnostische Radiologie**

Um die Abrechnung des Chirurgen für den lernfeldorientierten Fall vollständig durchführen zu können, wird das EBM-Kapitel 34.2 im Folgenden weiter erläutert (siehe bereits Buchkapitel 4.2 Kap. 18 Orthopädische Leistungen).

GOP aus der gebietsspezifischen Präambel

Kap. 34.2.3	Röntgenaufnahmen von Teilen des Skeletts, Kopf, Schultergürtel, Extremitäten, Becken, Weichteile, Arthrographien (GOP 34 230 – 34 238)

▶ **Text der Gebührenordnung (Auszug)**

GOP	Leistungsbeschreibung	Punkte

34 231	**Röntgenaufnahmen und/oder Teilaufnahmen der Schulter und/oder des Schultergürtels**
	 Obligater Leistungsinhalt
	 – Aufnahmen in mindestens 2 Ebenen
	 – Aufnahmen und/oder Teilaufnahmen
	   – der Schulter und/oder
	   – des Schultergürtels
	
	 je Teil
		
		 141

34 232	**Röntgenaufnahmen der Hand, des Fußes oder deren Teile** *Obligater Leistungsinhalt* – Aufnahmen in mindestens 2 Ebenen – Aufnahmen und/oder Teilaufnahmen – der Hand, – des Fußes und/oder – deren Teile je Teil	 106
34 233	**Röntgenaufnahmen der Extremitäten oder deren Teile** mit Ausnahme der in der GOP 34 232 genannten Extremitätenteile *Obligater Leistungsinhalt* – Aufnahmen in mindestens 2 Ebenen – Aufnahmen – der Extremitäten und/oder – deren Teile *Fakultativer Leistungsinhalt* – Aufnahmen des distalen Unterarms, – Aufnahmen des distalen Unterschenkels je Teil	 106

Lernfeld 4
Seite 213

▶ **Fall 3 – Fortsetzung – Chirurg:** (siehe Seite 208)

3. Apr. **Abrechnung nach EBM:**

07 211 Grundpauschale

-------- immobilisierender Verband in GOP 07 310 enthalten, siehe 2.5

-------- Beratung in Grundpauschale enthalten

34 233 Röntgenaufnahmen der Extremitäten oder deren Teile

10. Apr. Rudi erscheint termingerecht zur Verbandskontrolle beim Chirurgen Dr. Knoche.
Da Rudi beim Spielen den Verband beschädigt hat, wird dieser durch eine neue Gipslage repariert.
Dr. Knoche bestellt Rudi zur Entfernung des Gipsverbandes in drei Wochen ein.

Abrechnung nach EBM:

-------- Wiederanlegen eines immobilisierender Verbandes in Zusatzpauschale enthalten, die beim 3. A-P-K abgerechnet werden kann.

2. Mai Rudi erscheint wieder termingerecht zur Entfernung seines Gipsverbandes beim Chirurgen Dr. Knoche.
Dr. Knoche entfernt den Verband und unterweist Rudi in der Durchführung verschiedener Bewegungsübungen.

Abrechnung nach EBM:

07 310 Zusatzpauschale Behandlung und Diagnostik […] bei […] Kindern (3. A-P-K)

-------- Anleitung zur Durchführung von Bewegungsübungen in Behandlung enthalten

▶ **Arbeitshinweis:**

An dieser Stelle kann aus **LF 10** eingefügt werden der **für sich selbständige**

Teil 2: **Abrechnung kleiner chirurgischer Behandlungen innerhalb der gesetzlichen Unfallversicherung.**

Lernfeld
4
Seite
214

4.3.3 ✎Wie war das noch?

Fragen zu „Abrechnung des Hausarztes"

1. Wie kann der Verband zur Abdeckung einer Operationswunde abgerechnet werden?

→ ....

2. Welche Abrechnungsregel gilt, wenn mehrere Wunden gleichzeitig nach den GOP 02 300 bis 02 302 versorgt werden?

→ ....

Fragen zu „Abrechnung des Chirurgen"

Lernfeld
4
Seite
215

3. Nennen Sie zwei Gruppen von Fachärzten, die nach der Präambel von EBM-Kapitel 7 Chirurgische GOP erbringen und abrechnen dürfen.

→ ....

→ ....

4. Nennen Sie die EBM-Bereiche und deren Namen, aus denen der Chirurg GOP neben den arztgruppenspezifischen GOP abrechnen kann.

→ ....

→ ....

→ ....

5. Die Grundpauschale beinhaltet eine Vielzahl von Leistungen.
Wo findet man solche Leistungen, welche in dieser Pauschale enthalten und mit ihr abgegolten sind?

→ ....

....

....

6. a) Nach welchem Arzt-Patienten-Kontakt ist die Grundpauschale berechnungsfähig?
b) Wie häufig in einem Quartal ist die Grundpauschale berechnungsfähig?
c) Wonach richtet sich die Auswahl der richtigen EBM-GOP?

→ a) ....

→ b) ....

→ c) ....

7. **Rechnen Sie den folgenden Fall nach den im Kap. 4.1 genannten GOP ab.**

30. Mrz. Frau Petra Pommes, 31 Jahre, familienversichert in der Techniker Krankenkasse, will in der Küche einen Topf mit heißem Frittenfett auf die Spülablage stellen und stolpert dabei über Spielzeug ihrer kleine Tochter Maya. Sie prallt mit dem Oberarm heftig gegen die Kante der Anrichte und lässt den Topf fallen; das heiße Fett läuft über das linke Bein.

Ihre Nachbarin bringt Frau Pommes unverzüglich zu Hausarzt Dr. Gütlich, der sich sofort um die ärztliche Versorgung kümmert. Er diagnostiziert eine massive Schwellung am rechten Oberarm mit Verdacht auf Knochenbruch und ausgedehnte Verbrennungen am linken Bein. Mit Assistenz von Frau Biene verbindet er fachgerecht die Verbrennungen und veranlasst eine Röntgenuntersuchung des rechten Oberarm beim Radiologen.

Zur Schmerzlinderung injiziert Dr. Gütlich ein Schmerzmittel und verschreibt ein schmerzstillendes Medikament. Er bestellt Frau Pommes für den nächsten Tag wieder ein.

1. Apr. Frau Pommes erscheint mit der Röntgenaufnahme des Radiologen termingerecht bei Dr. Gütlich. Bei der Oberarmverletzung handelt es sich nicht um eine Fraktur, sondern um eine Prellung; im Bereich der Verbrennung sind aber deutlich Nekrosen entstanden. Dr. Gütlich legt am Oberarm einen Salbenverband an und verbindet die Verbrennungen neu. Zur Behandlung der Nekrosen überweist er Frau Pommes an einen Chirurgen.

2. Apr. Frau Pommes erscheint mit der Überweisung von Dr. Gütlich in der Praxis des Chirurgen Dr. Knoche. Dieser diagnostiziert, dass die Verbrennungen am Bein tiefer gehen als bisher zu erkennen war. Er säubert die Wunden, trägt Nekrosen ab und legt einen speziellen Verbrennungsverband an. Frau Pommes erhält für den 5. Apr., 8. Apr., 11. Apr. und 14. Apr. neue Termine.

5. Apr. Dr. Knoche trägt Nekrosen ab und legt einen neuen Verbrennungsverband an.
8. Apr.   "
11. Apr.   "

14. Apr. Dr. Knoche erklärt Frau Pommes, dass die Wunden verheilt sind und keine weitere Behandlung erforderlich ist.

<u>Hausarzt</u> 30. März ➜ ....   ➜ ....

　　　　　　1. Apr. ➜ ....

<u>Chirurg</u>　2. Apr. ➜ ....

jeweils 5., 8., 11. Apr. ➜ ....

　　　　　14. Apr. ➜ ....

4.4   Formulare der vertragsärztlichen Versorgung

In den beiden in den Buchkapiteln 4.2 und 4.3 erläuterten lernfeldorientierten Fällen wurden folgende **Formulare der vertragsärztlichen Versorgung** genannt:

- **Arzneiverordnungsblatt**   **Muster 16**
  mit Betäubungsmittelrezept und Medikationsplan

- **Arbeitsunfähigkeitsbescheinigung**   **Muster 1**

- **Überweisungsscheine**   **Muster 6, 7, 10 und 10A**

- **Heilmittelverordnungen**   **Muster 13, 14 und 18**

- **Verordnung von Krankenhausbehandlung**   **Muster 2**

- **Verordnung einer Krankenbeförderung**   **Muster 4**

4.4.1   Arzneiverordnungsblatt (Muster 16)
mit Betäubungsmittelrezept und Medikationsplan

Muster 16

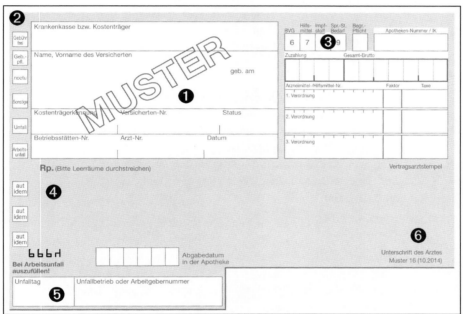

Farbe: rot/weiß

Jeder Vertragsarzt erhält Arzneiverordnungsblätter mit seiner **Betriebsstättennummer.** Deshalb dürfen Arzneiverordnungsblätter **niemals** an andere Betriebsstätten weitergegeben werden. Über die ausgedruckte Arztnummer werden **Verordnungen des Arztes zentral erfasst.**

Die zentrale Erfassung der Verordnungen eines jeden Arztes dient dazu, die **Wirtschaftlichkeit seiner Verordnungen** und die **Einhaltung des für ihn vorgegebenen Arzneimittelbudgets** zu überprüfen. Überschreitet der Arzt sein Budget, werden ihm diese Mehrkosten von seinem Honorar als **Regress** abgezogen.

Als Hilfestellung zur Vermeidung unwirtschaftlicher Verordnungen stellen manche Kassenärztliche Vereinigungen den Ärzten eine sogenannte **„Me-Too-Liste"** (engl. „ich auch", steht für die Nachahmung bei der Herstellung von Arzneimitteln) zur Verfügung. Diese Liste enthält neue, meistens teure patentgeschützte Arzneimittel, die in Konkurrenz treten mit bereits auf dem Markt befindlichen und meistens preisgünstigereren Präparaten. Diese neu erschienenen „Analogpräparate" unterscheiden sich kaum von den auf dem Markt befindlichen Medikamenten und haben deshalb auch keinen therapeutischen Vorteil vor diesen. Diese Liste hilft dem Arzt, die preiswerteren Alternativpräparate zu finden und damit eine unwirtschaftliche Verordnung zu vermeiden.

Die hier abgebildete **Rückseite von Muster 16** enthält verschiedene Informationen:

Neben der **Empfangsbestätigung** für den Erhalt der Hilfsmittel durch den Patienten kann auf der Rückseite die **Krankenkasse** z.B. Hinweise zur Kostenübernahme vermerken.

Die rote Grundfarbe soll das Formular fälschungssicher machen und das Kopieren erschweren.

Lernfeld 4

Seite 218

Für die Verordnung von **Heilmitteln** sind **besondere Vordrucke** zu benutzen.

Beim ordnungsgemäßen Ausfüllen von Muster 16 sind folgende Punkte zu beachten:

❶ Das **Personalienfeld** wird mittels der Gesundheitskarte ausgedruckt.

❷ Am linken Rand, neben dem Personalienfeld, befinden sich **sechs Kästchen**, die die **Gebühren- oder Zuzahlungspflicht** des Patienten regeln.

Gebühr frei   Der Versicherte ist von der **Zuzahlung befreit;** dies sind:
- Versicherte, die das 18. Lebensjahr noch nicht vollendet haben,
- Frauen, wenn Arznei- und Verbandmitteln bei Schwangerschaftsbeschwerden oder im Zusammenhang mit der Entbindung verordnet werden
- bei Verordnungen zu Lasten eines Unfallversicherungsträgers
- Versicherte, die eine Befreiungsbescheinigung der Krankenkasse in der Praxis vorlegen.

Geb.-pfl.   Dieses Feld muss angekreuzt werden, wenn der Versicherte von der Zuzahlung **nicht** befreit ist.

▶ **Hinweis:**

> Daraus ergibt sich, dass immer eines der Felder „Gebühr frei" oder „Geb.-pfl." angekreuzt sein muss.

noctu   Für die Abgabe von Medikamenten außerhalb der **Ladenöffnungszeiten** (20–6 Uhr,
(= nachts)   sonn- und feiertags, am 24.12. bis 6 Uhr und ab 14 Uhr) wird eine Zusatzgebühr **(= Nachttaxe)** von 2,50 EUR erhoben. Verordnet der Arzt während dieser Zeit ein **dringend benötigtes** Medikament, muss er dieses Feld ankreuzen und befreit den Patienten so von dieser Nachttaxe.

Sonstige   Dieses Feld ist anzukreuzen bei Verordnungen zu Lasten von **„Sonstigen Kostenträgern"**; z.B. bei Postbeamten der Mitgliedsgruppe A oder bei Bereitsschaftspolizisten. Diese Personen haben **keine Zuzahlung** zu bezahlen.

Unfall   Dieses Feld ist anzukreuzen, wenn die Verordnung wegen der Behandlung eines **privaten/häuslichen Unfalls** notwendig wird, da möglicherweise ein anderer Kostenträger zuständig sein könnte. Es handelt sich aber nicht um einen Arbeitsunfall. Die Zuzahlungspflicht wird hiervon **nicht** berührt.

❷ Fortsetzung

Arbeitsunfall   Dieses Feld ist anzukreuzen bei Verordnungen zur Behandlung von Arbeitsunfällen zu Lasten von **Unfallversicherungsträgern** der gesetzlichen Unfallversicherung. Für Verordnungen zu Lasten dieser Unfallversicherungsträger darf die **Gesundheitskarte nicht verwendet** werden. Wurde sie dennoch verwendet, ist die **Kostenträgerkennung im Personalienfeld zu streichen.**
Diese Verordnungen lösen **keine Zuzahlung** aus.

▶ **Achtung:**

> **Jede** Arzneiverordnung ist **zuzahlungspflichtig,**
> wenn keine besondere Befreiung gegeben ist!
>
> Die Zuzahlung beträgt: 10 % der Kosten
> mindestens 5 EUR,
> maximal 10 EUR,
>
> jedoch **nicht mehr** als die Kosten des Mittels.
>
> Bei **Verbandmitteln** gilt die gleiche Zuzahlungspflicht.

Lernfeld
4

Seite
219

❸ In der Praxis sind in dem oberen Teil des Verordnungsblattes neben dem Personalienfeld für **besondere Verordnungen** noch die **Felder „6 bis 9"** unter bestimmten Bedingungen zu markieren. Die Felder sollten möglichst nicht angekreuzt, sondern mit der Zahl versehen werden, um Fehlinterpretationen zu vermeiden.

6 – BVG   Bei Verordnungen nach dem **Bundesversorgungsgesetz (BVG)** und nach dem **Bundesentschädigungsgesetz (BEG)** ist **Feld 6** noch **zusätzlich** zu dem Kästchen „Sonstige" zu markieren.

7 – Hilfsmittel   Bei der Verordnung von Bandagen, orthopädischen Schuhen u.a. ist **Feld 7** zu markieren. Bei Hilfsmittelverordnungen muss im Verordnungsteil die Diagnose angegeben werden. Auf einem solchen Verordnungsblatt dürfen gleichzeitig **keine Arzneimittel** verordnet werden. Dafür wäre ein zweites Formular erforderlich.

Für die Verordnung von **Seh- und Hörhilfen sowie für Heilmittel** (Physikalische Therapie, podologische Therapie, Stimm-, Sprech- und Sprachtherapie, Ergotherapie, Ernährungstherapie) gibt es **besondere Verordnungsblätter** (Muster 8, 13, 14, 15 und 18).

8 – Impfstoff   Bei der Verordnung von Impfstoffen ist das **Feld 8** zu markieren. Dies gilt auch für Impfungen, die als Ermessensleistung (freiwillige Leistung) einer Krankenkasse angeboten wird.

9 – Spr.-St.   Wird das Verordnungsblatt für die **Beschaffung des eigenen Sprechstundenbedarfs** genutzt, **Bedarf**   ist **Feld 9** zu markieren; Bei Verordnungen von Arznei- und Verbandmitteln als Sprechstundenbedarf wird nur die Ziffer 9 markiert, bei Verordnungen von Hilfsmitteln Ziffer 9 und 7, bei Verordnung von Impfstoffen Ziffer 9 und 8. Näheres siehe **LF 6** Sprechstundenbedarf.

Begr.-Pflicht   ist zurzeit nicht besetzt und wird vorerst zur Kennzeichnung von zahnärztlichen Verordnungen verwendet.

❹ Das Verordnungsfeld für die **einzelnen Verordnungen** beginnt mit der **Abkürzung „Rp.",** die „recipe" (= nimm) bedeutet.

Bei der Verordnung sind folgende **Vorschriften** zu beachten:
- Es dürfen **nicht mehr als drei Arzneimittel** bzw. **Hilfsmittel auf einem** Verordnungsblatt stehen,
- zwischen den Verordnungen dürfen **keine größeren Freiräume** gelassen werden,
- bei nur ein oder zwei Verordnungen, ist der **untere Freiraum zu entwerten,**

❹ Fortsetzung

■ bei Fertigarzneimitteln sollen folgende Abkürzungen für die **therapiegerechte Packung** hinzugefügt werden:

- ● N1 für die kleinste Packung – bei Test der Verträglichkeit oder bei Behandlung von Krankheiten mit erfahrungsgemäß kuzer Dauer;
- ● N2 für die mittlere Packung – bei Behandlung von Krankheiten mit mittlerer Verlaufdauer; (höchstens 50 Stück)
- ● N3 für die große Packung – bei Dauertherapie (höchstens 150 Stück),

■ **Änderungen und Ergänzungen** von Verordnungen bedürfen einer erneuten Arztunterschrift mit Datumangabe.

■ **„aut idem"** (= oder dasselbe) bedeutet, dass der Apotheker verpflichtet ist, ein Präparat aus dem unteren Preisdrittel abzugeben, auch wenn der Arzt ein teureres Präparat mit dem gewünschten Wirkstoff verordnet hat. Liegt ein Rabattvertrag vor, muss der Apotheker das Rabattarzneimittel abgeben.

Verordnet der Arzt ein Präparat aus dem unteren Drittel der Preisgruppe, ist der Apotheker verpflichtet, dieses auch abzugeben.

Will der Arzt ein bestimmtes Medikament, das nicht im unteren Drittel der Preisgruppe aufgelistet ist, verordnen und will er nicht zulassen, dass der Apotheker die Auswahl zwischen den Präparaten des unteren Preisdrittels trifft, muss er das Kästchen „aut idem" ungültig machen, indem er es durchkreuzt oder mit dem Zusatz „Non" versieht. Dann muss der Apotheker das verordnete Medikament abgeben und darf kein anderes dem Patienten aushändigen.

❺ Erfolgt die Verordnung wegen eines **Arbeitsunfalls**, sind der Unfalltag und der Unfallbetrieb hier einzutragen.

❻ Abschließend sind **Arztstempel** und **Unterschrift** erforderlich. Um zu vermeiden, dass unbefugterweise noch weitere Arzneiverordnungen, insbesondere mit Suchtpotential, hinzugefügt werden, hat der Vertragsarzt seine Unterschrift unmittelbar unter die letzte Verordnung zu setzen. Der Vertragsarztstempel wird an die vorgesehene Stelle gesetzt, eine Überstempelung in darüber oder darunter liegende Felder ist zu vermeiden, da sonst die Maschinenlesbarkeit nicht möglich ist. Auf den Stempel kann verzichtet werden, wenn dieser bereits eingedruckt ist.

▶ **Hinweise:**

- ● Arzneimittel, Hilfsmittel, Impfstoffe und Sprechstundenbedarf müssen **immer auf getrennten Arzneiverordnungsblättern** verordnet werden.
- ● Rezepte müssen grundsätzlich in schwarzer oder blauer Farbe ausgestellt werden.
- ● Das Arzneimittelrezept ist ab Ausstellungsdatum einen Monat gültig.
- ● Eine Diagnose wird nur bei Hilfsmittelverordnungen vermerkt.
- ● Blut- und Harnteststreifen werden nicht als Hilfsmittel sondern als Arzneimittel verordnet.
- ● Auf Muster 16 dürfen nur verschreibungspflichtige Medikamente verordnet werden. Rezeptfreie Medikamente können auf einem grünen Rezept notiert werden, sie werden von den Kassen nicht erstattet.
- ● Verliert der Patient ein nicht eingelöstes Rezept, muss die Zweitausstellung den Vermerk „Original vom Patienten verloren" tragen.

Betäubungsmittelrezept

Im Zusammenhang von Osteoporose und Zustand nach Operation von Frakturen hat häufig der ältere Mensch dauerhaft starke Schmerzen, so dass beispielsweise der betreuende Hausarzt zur Schmerztherapie Opiate verordnen muss. Diese Opiate dürfen aber nicht auf Muster 16 verordnet werden, sondern müssen verordnet werden auf einem **Betäubungsmittelrezept.**
Alle Medikamente, die der Betäubungsmittel-Verschreibungsverordnung unterliegen, dürfen nicht auf einem Arzneiverordnungsblatt verordnet werden; für sie ist immer das Betäubungsmittelrezept (BtM-Rezept) zu verwenden. Für den Umgang mit dem BtM-Rezept gelten besondere, verschärfte Bestimmungen.

Das Personalienfeld wird mittels der Gesundheitskarte ausgedruckt.

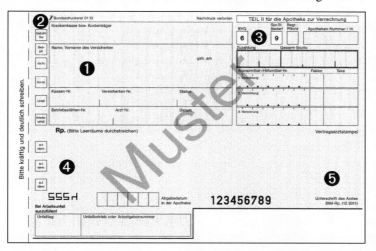

Auslieferung auf Bestellung des Arztes durch die **Bundes-opiumstelle** beim Bundesinstitut für Arzneimittel und Medizin-produkte, Kurt-Georg-Kiesinger-Allee 3, 53175 Bonn.

Jedes BtM-Rezept trägt eine Kodierzeile bestehend aus einer deutlich sichtbaren, fortlaufenden, neunstelligen Rezeptnummer. Durch die Nummer ist eine eindeutige Zuordnung des Rezeptes zum verschreibenden Arzt möglich.

Lernfeld
4
Seite
221

Jeder Arzt ist verpflichtet, die sich in seinem Besitz befindlichen Betäubungsmittel (BtM) gesondert aufzubewahren und gegen unbefugte Entnahme zu sichern. Ein Verlust von BtM-Rezepten ist der Bundesopiumstelle unter Angabe der Rezeptnummer unverzüglich anzuzeigen.

BtM-Rezepte sind dreiteilige Formulare:

- **Teil I**   erhält **Patient** für die Apotheke, die diesen Teil zur Dokumentation 3 Jahre aufbewahrt;
- **Teil II**   erhält **Patient** für die Apotheke, die mit diesem Teil die Kosten für das Medikament bei der Krankenkasse abrechnet;
- **Teil III**   behält der **Arzt**, der ihn auch zur Dokumentation 3 Jahre aufbewahren muss.

Hinweis: *Auch fehlerhaft ausgefüllte Verordnungen dürfen nicht vernichtet sondern müssen ebenfalls 3 Jahre aufbewahrt werden.*

Die Ausstellung von BtM-Rezepten ist möglich für:
- einen Patienten,
- einen Substitenten (z.B. Patienten im Drogenersatzprogramm),
- Einrichtungen des Rettungsdienstes,
- Ausrüstung eines Kauffahrteischiffes (Handelsschiffes),
- den eigenen Praxisbedarf.

Über jede für den Praxisbedarf zugegangene oder abgegangene BtM-Menge sowie den sich daraus ergebenden Bestand müssen Aufzeichnungen in amtlichen Karteikarten oder BtM-Bücher vorgenommen werden; es besteht auch die Möglichkeit der Computererfassung mit entsprechendem Ausdruck.

BtM-Rezepte müssen innerhalb von 7 Tagen, vom Ausstellungsdatum an gerechnet, in der Apotheke eingelöst werden.

▶ Achtung:

> Aufgrund der Betäubungsmittelverschreibungsverordnung ist das BtM-Rezept sowohl bei der Verordnung für Kassenpatienten wie auch bei der Verordnung für **Privatpatienten** zu verwenden.

Beim ordnungsgemäßen Ausfüllen des BtM-Rezeptes sind folgende Punkte zu beachten:

❶ Das **Personalienfeld** wird mittels der Gesundheitskarte ausgedruckt.

❷ Am linken Rand, neben dem Personalienfeld, befinden sich **sechs Kästchen**, die die **Gebühren- oder Zuzahlungspflicht** des Patienten regeln.

Gebühr frei   Der Versicherte ist von der **Zuzahlung befreit**; dies sind:
- Versicherte, die das 18. Lebensjahr noch nicht vollendet haben,
- Frauen, wenn Arznei- und Verbandmitteln bei Schwangerschaftsbeschwerden oder im Zusammenhang mit der Entbindung verordnet werden,
- Versicherte, die einen Befreiungsbescheid der Krankenkasse (Härtefall) in der Praxis vorlegen.

Lernfeld
4

Seite
222

❷ **Fortsetzung**

Geb.-pfl. Dieses Feld muss angekreuzt werden, wenn der Versicherte von der Zuzahlung **nicht** befreit ist. Die Zuzahlung erfolgt in derselben Weise, wie bei der Verordnung von Arzneimitteln nach Muster 16. Auch hier bezahlt der Patient 10 % der Kosten, mindestens 5 EUR und höchstens 10 EUR, jedoch nicht mehr als die Kosten des Mittels.

Daraus ergibt sich, dass immer eins der Felder „Gebühr frei" oder „Geb.-pfl." angekreuzt sein muss.

Noctu
(= nachts) Für die Abgabe von Medikamenten außerhalb der **Ladenöffnungszeiten** (20 – 6 Uhr, sonn- und feiertags, am 24.12. bis 6 Uhr und ab 14 Uhr) wird eine Zusatzgebühr (= Nachttaxe) von 2,50 EUR erhoben. Verordnet der Arzt während dieser Zeit ein **dringend benötigtes Medikament**, muss er dieses Feld ankreuzen und befreit den Patienten so von dieser Nachttaxe.

Sonstige Dieses Feld ist anzukreuzen bei Verordnungen zu Lasten von **„Sonstigen Kostenträgern"**; z.B. bei Postbeamten der Mitgliedsgruppe A oder bei Bereitschaftspolizisten NRW. Diese Personen haben **keine Zuzahlung** zu bezahlen.

Unfall Dieses Feld ist anzukreuzen, wenn die Verordnung wegen der Behandlung eines **privaten/häuslichen Unfalls** notwendig wird, ohne dass es sich um einen Arbeitsunfall handelt. Die Zuzahlungspflicht wird hiervon **nicht** berührt.

Arbeitsunfall Dieses Feld ist anzukreuzen bei Verordnungen zu Lasten von **Unfallversicherungsträgern** der gesetzlichen Unfallversicherung. Diese Verordnungen lösen **keine Zuzahlung** aus.

❸ In der Praxis sind in dem oberen Teil des Verordnungsblattes neben dem Personalienfeld für **besondere Verordnungen** noch die Felder **„6 und 9"** unter bestimmten Bedingungen zu markieren.

6 – BVG Bei Verordnungen nach dem **Bundesversorgungsgesetz (BVG)** und nach dem **Bundesentschädigungsgesetz (BEG)** ist **Feld 6** noch **zusätzlich** zu dem Kästchen „Sonstige" zu markieren.

9 – Spr.-St. Bedarf Wird das BtM-Rezept für die **Beschaffung des eigenen Sprechstundenbedarfs** genutzt, ist Feld 9 zu markieren; Näheres siehe LF 6 Sprechstundenbedarf.

Die BtM-Rezepte müssen **nicht handschriftlich** ausgefüllt werden. Sie sind über einen Drucker vollständig ausdruckbar. Der Arzt muss aber handschriftlich unterschreiben.

Im **Notfall**, z.B. bei einem Hausbesuch, kann die Verschreibung von Betäubungsmitteln auch auf einem **Arzneiverordnungsblatt** (Muster 16) oder auf einem Privatrezept erfolgen. Hierbei ist zu beachten, dass

● eine Kennzeichnung mit dem Zusatz **„Notfall-Verordnung"** erfolgt,
● es muss ein **BtM-Rezept** an die Apotheke nachgereicht werden, das den **Zusatz „N"** trägt.

Im Rahmen einer **Substitution** (z.B. Drogenersatztherapie) ist das BtM-Rezept mit einem **„S"** zu kennzeichnen.

❹ Für die **Verordnung** gelten folgende Regeln:

Innerhalb von 30 Tagen dürfen auf einem oder mehreren BtM-Rezepten bis zu zwei Betäubungsmittel einer bestimmten Arzneimittelgruppe und ggf. ein weiteres Betäubungsmittel aus einer anderen Arzneimittelgruppe verordnet werden.
Bei **Überschreitung der Höchstmengen** ist das BtM-Rezept mit einem **„A"** für **Ausnahme** zu kennzeichnen.

Erforderliche Angaben:

● Betäubungsmittelbezeichnung,
● Stückzahl in Ziffern,
● Gebrauchsanweisung mit Einzel- und Tagesangaben,
● Arztstempel,
● Leerräume sind zu entwerten.

Angaben zur Bezeichnung der Darreichungsform und zur Gewichtsmenge müssen nicht mehr zusätzlich erfolgen, wenn sie in der Arzneimittelbezeichnung enthalten sind.

Co-Medikation   Andere Arzneimittel dürfen auf dem BtM-Rezept nur neben einem Betäubungsmittel verordnet werden.

⑤ Abschließend sind der **Arztstempel** und handschriftlich die **vollständige Unterschrift** erforderlich.

▶ **Hinweise:**

> Für Arzneimittel mit den **Wirkstoffen Lenalidomid, Pomalidomid oder Thalidomid** ist aufgrund der Arzneimittel- Verschreibungsverordnung der zweiteilige amtliche Vordruck (**„T-Rezept"**) des Bundesinstituts für Arzneimittel und Medizinprodukte zu verwenden. Die drei Wirkstoffe haben sich zur Behandlung einer bösartigen Knochenmarkserkrankung bewährt, sind aber für die Contagan-Katastrophe Anfang der 1960er Jahre verantwortlich.

Medikationsplan

Patienten haben Anspruch auf einen **bundeseinheitlichen Medikationsplan,** wenn sie dauerhaft, d. h. über einen Zeitraum von mindestens **28 Tagen,** mindesten **drei** systemisch wirkende **Medikamente** gleichzeitig einnehmen. Durch den Medikationsplan soll der Patient bei der korrekten Einnahme seiner Medikamente unterstützt werden. Die Dokumentation erfolgt zunächst in Papierform, später soll er auf der elektronischen Gesundheitskarte gespeichert werden.

Der Medikationsplan führt **sämtliche verschreibungspflichtigen Medikamente** sowie die **Selbstmedikation des Patienten** auf. Er nennt den **Wirkstoff, die Dosierung, den Einnahmegrund und ggf. Hinweise zur Einnahme.** Auf dem Formular ist ein **Barcode** aufgebracht, der alle Informationen des Plans in digitaler Form enthält. Dadurch kann der Plan in den Arztpraxen, Apotheken und Krankenhäusern unkompliziert aktualisiert werden. In der Regel erstellt der Hausarzt den Medikationsplan, nur wenn der Patient keinen Hausarzt hat, sind auch Fachärzte zur Ausstellung des Plans verpflichtet.

Die Vergütung des Medikationsplans erfolgt pauschal und extrabudgetär. Hier darf der Zuschlag nach **GOP 01 630** einmal im Krankheitsfall abgerechnet werden. Häufig erübrigt sich allerdings die Abrechnung der GOP 01 630, weil die KV für den Medikationsplan eine GOP automatisch zusetzt, egal ob tatsächlich ein Medikationsplan erstellt wird oder nicht:

- Beim **Hausarzt** wird bei chronisch Kranken die GOP 03 222 für den Meditationsplan neben der GOP 03 220 automatisch zugesetzt.
  Der hausärztlich-geriatrische Betreuungskomplex nach GOP 03 362 enthält in der Leistungsbeschreibung bereits den Medikationsplan, sodass er als Einzelleistung nicht mehr zusätzlich abgerechnet werden kann.

- Beim **Facharzt** wird für den Medikationsplan die GOP xx 227 (XX steht für die ersten Ziffern der jeweiligen Arztgruppe) neben der Grundpauschale automatisch zugesetzt.

Medikationsplan	für: **Rudolf Testmann**						geb. am: **19.10.1959**
	ausgedruckt von: Praxis Dr. Michael Müller Schloßstr. 22, 10555 Berlin Tel.: 030-1234567 E-Mail: dr.mueller@kbv-net.de						ausgedruckt am: 25.04.2016

Wirkstoff	**Handelsname**	**Stärke**	**Form**	morgens	mittags	abends	zur Nacht	**Einheit**	**Hinweise**	**Grund**
Metoprololsuccinat	Metoprololsuccinat 1A Pharma 95 mg retard	95 mg	Tabl	1	0	0	0	Stück		Herz/Blutdruck
Ramipril	Ramipril-ratiopharm	5 mg	Tabl	1	0	0	0	Stück		Blutdruck
Insulin aspart	NovoRapid Penfill	100 E/ml	Lösung	20	0	20	0	I.E.	Wechseln der Injektionsstellen, unmittelbar vor einer Mahlzeit spritzen	Diabetes
Simvastatin	Simva-Aristo	40 mg	Tabl	0	0	1	0	Stück		Blutfette
zu besonderen Zeiten anzuwendende Medikamente										
Fentanyl	Fentanyl AbZ 75 µg/h Matrixpflaster	2,375mg	Pflast	alle drei Tage 1				Stück	auf wechselnde Stellen aufkleben	Schmerzen
Selbstmedikation										
Johanniskraut	Laif Balance	900 mg	Tabl	1	0	0	0	Stück		Stimmung

Für Vollständigkeit und Aktualität des Medikationsplans wird keine Gewähr übernommen

DE-DE-Version 2.1 vom 24.03.2016

4.4.2   Arbeitsunfähigkeitsbescheinigung (Muster 1)

Muster 1

Muster 1 ist ein **vierteiliges** Formular;

Farbe **gelb**;

Muster 1a: zur Vorlage bei der **Krankenkasse**;
Muster 1b: zur Vorlage beim **Arbeitgeber**;
Muster 1c: erhält der **Patient**;
Muster 1d: Kopie für den **ausstellenden Arzt**, der diesen Teil **1 Jahr** aufbewahren muss.

Gilt für Patienten mit Anspruch nach dem Lohnfortzahlungsgesetz (in aller Regel für 6 Wochen) und darüberhinaus für die Zeit der Krankengeldzahlung.

Eine **rückwirkende Bescheinigung** einer Arbeitsunfähigkeit ist **grundsätzlich nicht** zulässig.

Ausnahme: nach genauer Prüfung und höchstens bis zu **3 Tagen.**

Für das **Ausstellen** dieser Arbeitsunfähigkeitsbescheinigung kann **keine gesonderte Liquidation** erfolgen; die Ausstellung ist in der Versichertenpauschale bzw. Grund pauschale enthalten.

Das **Muster 1b** besteht aus Datenschutzgründen nur aus der oberen Hälfte des Gesamtformulars:

▶ **Hinweis:**

Die Ausstellung von **Muster 1** ist **nicht erforderlich** im Zusammenhang mit der Ausstellung von **Muster 21** „Ärztliche Bescheinigung für den Bezug von Krankengeld bei Erkrankung eines Kindes".

Beim ordnungsgemäßen Ausfüllen von Muster 1 sind folgende Punkte zu beachten:

❶ Das **Personalienfeld** wird mittels der Gesundheitskarte ausgedruckt.

❷ **Erstbescheinigung** wird bei der erstmaligen Feststellung der Arbeitsunfähigkeit angekreuzt. Folgen zwei Arbeitsunfähigkeitszeiten mit unterschiedlicher Diagnose unmittelbar aufeinander, dann ist für die zweite Arbeitsunfähigkeit eine Erstbescheinigung auszustellen. Tritt eine neue Erkrankung auf oder hat in der Zwischenzeit Arbeitsfähigkeit bestanden, wird ebenfalls „Erstbescheinigung" markiert. In allen anderen Fällen wird das Kästchen **„Folgebescheinigung"** markiert.

❸ Das Kästchen **„Arbeitsunfall, Arbeitsunfallfolgen, Berufskrankheit"** muss angekreuzt werden, wenn die Arbeitsunfähigkeit durch einen dieser drei Gründe verursacht wird.

Besteht Arbeitsunfähigkeit, die über den Unfalltag hinausgeht, muss der Patient dem Durchgangsarzt zugewiesen werden. In diesem Fall wird das Kästchen **„dem Durchgangsarzt zugewiesen"** markiert.

❹ Die **Daten** sind grundsätzlich **6-stellig** zu schreiben.
Das Datum, ab dem die Arbeitsunfähigkeit besteht, wird in das Feld **„arbeitsunfähig seit"** eingetragen. Falls es sich um eine Folgebescheinigung handelt, kann die Eintragung unterbleiben. Eine **Rückdatierung** des Beginns der Arbeitsunfähigkeit kann nur **ausnahmsweise** und nur nach gründlicher Prüfung durch den Arzt **bis zu drei Tagen** erfolgen. Bei bestehender Arbeitsunfähigkeit an arbeitsfreien Tagen (z.B. an Samstagen, Sonntagen, Feier- oder Urlaubstagen) ist auch für diese Tage die Arbeitsunfähigkeit zu bescheinigen.
Das Datum, bis zu dem die Arbeitsunfähigkeit voraussichtlich besteht, wird in dem Feld **„voraussichtlich arbeitsunfähig bis einschließlich oder letzter Tag der Arbeitsunfähigkeit"** eingetragen. Der Vertragsarzt hat hierbei besondere Sorgfalt walten zu lassen, da das bescheinigte Datum für die Lohnfortzahlung von Bedeutung ist. Die Prognose der Dauer der Arbeitsunfähigkeit soll in der Regel nicht für einen mehr als zwei Wochen in der Zukunft liegenden Zeitraum bescheinigt werden. In Ausnahmefällen kann die Arbeitsunfähigkeit bis zu einer Dauer von einem Monat attestiert werden.
Ist mit der Ausstellung der Arbeitsunfähigkeitsbescheinigung eine Krankenhauseinweisung verbunden, wird statt des voraussichtlichen Endes der Arbeitsunfähigkeit der Vermerk **„stationäre Krankenhausbehandlung"** eingetragen.
Im Feld **„festgestellt am"** wird das Datum eingetragen, an dem die Arbeitsunfähigkeit ärztlich festgestellt worden ist. Die Feststellung der Arbeitsunfähigkeit darf weder vor- noch rückdatiert werden. Das Feststelldatum ist wichtig für den lückenlosen Nachweis des Fortbestehens der Arbeitsunfähigkeit. Ein lückenhafter Nachweis durch eine verspätete Feststellung der Arbeitsunfähigkeit kann zu Krankengeldverlust für den Versicherten führen.

❺ Hier ist die **Unterschrift** des Arztes zu leisten und der **Vertragsarztstempel** aufzubringen.

❻ Beim Ausfüllen der Felder **„AU-begründende Diagnose(n)"** werden alle Diagnosen angegeben, die zu der aktuellen Arbeitsunfähigkeit führen. Die Diagnosen müssen nach ICD 10 verschlüsselt werden. Zusätzliche Angaben als Klartext/Freitext sind nur dann zulässig, wenn weitere Angaben, die außerhalb der ICD-10-Kodierung liegen, notwendig sind.

❼ Das Kästchen **„sonstiger Unfall, Unfallfolgen"** ist bei einem **privaten** Unfall anzukreuzen, wenn der Patient sich beispielsweise beim Skilaufen oder Reiten das Bein gebrochen hat.

❽ Das Kästchen **„Versorgungsleiden (BVG)"** ist nur bei Patienten anzukreuzen, die wegen eines vom Versorgungsamt **anerkannten Leidens** arbeitsunfähig sind. Unter **Versorgungsleiden** werden alle Krankheiten oder gesundheitlichen Beeinträchtigungen verstanden, die wegen einer **öffentlich angeordneten** beziehungsweise angeregten **Maßnahme** oder als **Folge einer Straftat** entstanden sind und vom Versorgungamt anerkannt worden. Hierzu zählen sind z.B. folgende Ansprüche:
- Bundesversorgungsgesetz (Kriegsschäden)
- Opferentschädigungsgesetz (z.B. Opfer von Gewalttaten)
- Infektionsschutzgesetz (z.B. Impfschäden, anderweitige Gesundheitsschäden durch Prophylaxe)
- Soldatenversorgungsgesetz

❾ Die Felder **„Leistungen zur medizinischen Rehabilitation"** bzw. **„stufenweise Wiedereingliederung"** werden markiert, wenn der Arzt die Einleitung der entsprechenden Maßnahmen für notwendig hält. Während der Wiedereingliederung ist eine regelmäßige Untersuchung durch den behandelnden Arzt erforderlich. Die Arbeitsunfähigkeit besteht während der Zeit der Wiedereingliederung fort. Das Feld **„Sonstige"** wird markiert bzw. ausgefüllt, wenn der Arzt beispielsweise ein betriebliches Eingliederungsmanagement (BEM) für erforderlich hält.

⑩ Die Bescheinigung für die Krankengeldzahlung ist in die Arbeitsunfähigkeitsbescheinigung integriert worden. Beträgt die durchgängige Dauer der Arbeitsunfähigkeitsbescheinigung mehr als 6 Wochen, markiert der behandelnde Arzt das Kästchen **„ab 7. AU-Woche oder sonstiger Krankengeldfall".**

⑪ Liegt ein Krankengeldfall vor und steht bereits bei der Ausstellung der Bescheinigung fest, dass die Arbeitsunfähigkeit tatsächlich an dem im Feld „voraussichtlich arbeitsunfähig bis einschließlich oder letzter Tag der Arbeitsunfähigkeit" angegebenen Datum enden wird, markiert der Arzt das Feld **„Endbescheinigung".**

4.4.3 Überweisungsscheine (Muster 6, Muster 7, Muster 10 und Muster 10A)

In der vertragsärztlichen Versorgung werden **vier Überweisungsscheine** unterschieden:

Überweisungsschein	**Muster 6**	für die Überweisung eines Patienten durch einen Vertragsarzt an einen anderen Vertragsarzt, an ein MVZ, einen ermächtigten Arzt oder eine ermächtigte ärztlich geleitete Einrichtung zur Durchführung erforderlicher diagnostischer oder therapeutischer Leistungen. Muster 6 ist auch dann zu verwenden, wenn der Vertragsarzt eine ambulante Operation im Krankenhaus veranlasst oder den Patienten zur ambulanten spezialärztlichen Versorgung überweist.
Überweisung vor Aufnahme einer Psychotherapie zur Abklärung somatischer Ursachen	**Muster 7**	für die Überweisung eines Patienten durch einen Psychologischen Psychotherapeuten oder Kinder- und Jugendlichenpsychotherapeuten an einen Vertragsarzt zur Untersuchung, ob die psychische Erkrankung z.B. durch eine Stoffwechselstörung verursacht sein kann. Dies muss der Therapeut vor der Antragsstellung des Patienten auf Kurzzeit- oder Langzeittherapie zunächst abklären lassen.
Überweisungsschein Laboratoriumsuntersuchungen als Auftragsleistung	**Muster 10**	für Aufträge durch einen Vertragsarzt an andere Ärzte – z.B. an einen Laborarzt – zur Erbringung erforderlicher Laboratoriumsuntersuchungen an eingesandtem Untersuchungsmaterial.
Anforderungsschein für Laboratoriumsuntersuchungen bei Laborgemeinschaften	**Muster 10A**	wird für Analysen-Aufträge an die Laborgemeinschaft, in der die Paxis Mitglied ist, verwendet. Die Laborgemeinschaft rechnet die durchgeführten Untersuchungen nach Kosten oder Aufwand mit der für sie zuständigen KV ab. Dafür wird der Laborgemeinschaft eine eigene Betriebsstätten-Nr. von der KV zugeteilt.

Überweisungsschein (Muster 6)

Dieser Vordruck „Überweisungsschein" ist die Rückseite zu Muster 5 (Abrechnungsschein).

▶ **Hinweise:**

Dieses Muster 6 darf **nicht** für die Überweisung zur Durchführung von Laboratoriumsuntersuchungen verwendet werden!
Ärztliche Leistungen, die im Rahmen des Mammopraphie-Screenings erbracht werden, bedürfen keiner Überweisung auf Muster 6.

© Verlag Europa-Lehrmittel

Folgende Arztgruppen dürfen nur auf Überweisung tätig werden:

- Ärzte für Laboratoriumsmedizin, Transfusionsmedizin, Mikrobiologie und Infektionsepidemiologie
  – auf Muster 10 –
- Ärzte für Nuklearmedizin
- Ärzte für Radiologische Diagnostik bzw. Radiologie
- Fachambulanzen mit Dispensaireauftrag (neue Bundesländer)
- Ärzte für Pathologie
- Ärzte für Strahlentherapie

Eine Überweisung kann – von begründeten Ausnahmefällen abgesehen – nur dann vorgenommen werden, wenn dem überweisenden Arzt die Gesundheitskarte oder ein anderer gültiger Behandlungsausweis vorgelegt hat. Beginnt der auf Überweisung tätige Arzt seine Behandlung erst im Folgequartal, kann der ausgestellte Überweisungsschein verwendet werden. Der Versicherte muss zum Zeitpunkt der Behandlung seine Gesundheitskarte vorweisen.

Der ausführende Vertragsarzt ist an den Auftrag des Überweisungsschein gebunden.

Auch der Versicherte ist gehalten, den Überweisungsschein vorzulegen und nicht stattdessen die Gesundheitskarte zu benutzen.

Überweisungen an einen Arzt derselben Arztgruppe sind, vorbehaltlich abweichender Regelungen in den Gesamtverträgen, nur zulässig zur:

- Inanspruchnahme besonderer Untersuchungs- und Behandlungsmethoden, die vom behandelnden Arzt nicht erbracht werden können (Auftragsleistungen);
- Übernahme der Behandlung durch einen anderen Arzt bei Wechsel des Aufenthaltsortes des Kranken (Weiterbehandlung);
- Fortsetzung einer abgebrochenen Behandlung.

Überweisungen bei der Versorgung von Arbeitsunfall-Verletzten erfolgen nicht mit Muster 6.

Überweisungen an Zahnärzte sind nicht zulässig.
Eine von einem Vertragszahnarzt ausgestellte formlose Überweisung gilt als Behandlungsausweis. Der Vertragsarzt rechnet seine Leistungen auf einem selbst ausgestellten Überweisungsschein ab, dem die formlose Überweisung des Vertragszahnarztes beigefügt ist.

Der Patient braucht auf dem Überweisungsschein (Muster 6) keine Unterschrift zu leisten.

Lernfeld
4
Seite
227

Muster 6

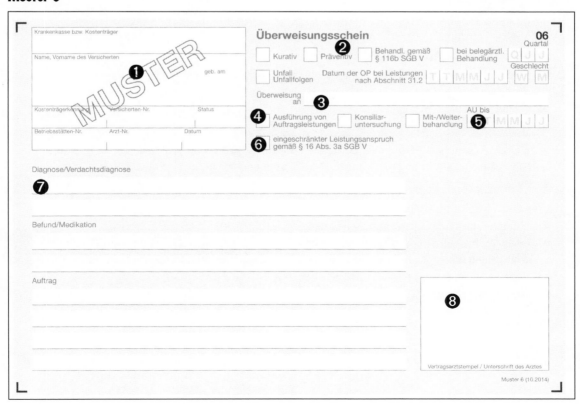

Bei der Ausstellung des Überweisungsscheins sind folgende Punkte zu beachten:

❶ Das normierte **Personalienfeld** wird durch den **überweisenden** Arzt mit der Gesundheitskarte über das Kartenlesegerät oder den Praxiscomputer ausgedruckt.

❷ Auf der Überweisung muss immer angekreuzt werden, welchem der folgenden **Behandlungsbereiche** die Überweisung zuzuordnen ist:

Behandlungsbereiche	▶ *Beispiele:*
Kurativ (= *Krankenbehandlung*)	*Überweisung eines praktischen Arztes an einen Internisten wegen des Verdachtes auf einen Herzinfarkt*
Präventiv (= *Vorsorge*)	*Überweisung eines Gynäkologen an einen anderen Gynäkologen zur Durchführung einer bestimmten Ultraschalluntersuchung im Rahmen der Mutterschaftsvorsorge.*
Behandlung gemäß *§116b SGB V*	*Überweisung zur ambulanten Behandlung einer seltenen Krankheit in eine zugelassenen Einrichtung (Ambulante spezialfachärztliche Versorgung-ASV)*
Belegärztliche Behandlung	*Hinzuziehung eines Arztes bei belegärztlicher Behandlung*
Unfall, Unfallfolgen	Die Angabe ist notwendig, damit gegebenenfalls ein **anderer Kostenträger** ermittelt werden kann; z. B. sind bei einem Autounfall die Kosten von der Haftpflichtversicherung des Unfallverursachers zu tragen.

Darüberhinaus ist das **Datum einer ambulanten oder belegärztlichen Operation** sechsstellig (TT.MM.JJ) einzutragen und das **Geschlecht des Patienten** anzukreuzen.

❸ Die Überweisung ist auf eine **Facharzt-, Schwerpunkt- oder Zusatzbezeichnung** auszustellen (vgl. LF 1 Kap. 1.3 Grundbegriffe der vertragsärztlichen Versorgung – 6. Gruppe). Zur Gewährleistung der freien Arztwahl darf hier **nicht der Name eines bestimmten Arztes** eingetragen werden.
Eine namentliche Überweisung kann ausnahmsweise zur Durchführung bestimmter Untersuchungs- oder Behandlungsmethoden an hierfür ermächtigte Ärzte bzw. ermächtigte ärztlich geleitete Einrichtungen oder MVZ erfolgen.

❹ Eine Überweisung kann erfolgen zur:

Ausführung von Auftragsleistungen

Die Überweisung zur Ausführung eines bestimmten Überweisungsauftrags erfordert die **Definition der Leistungen nach Art und Umfang** z. B. durch Angabe der Leistungsnummer oder der präzisen Leistungsbezeichnung.

Der **ausführende Vertragsarzt** ist grundsätzlich **an den Auftrag gebunden**. Er kann davon abweichen, wenn er durch sein fachliches Urteil eine andere Leistung für geboten hält und sich darüber mit dem überweisenden Arzt abgestimmt hat. Die Zustimmung des überweisenden Arztes muss auf dem Vordruck vermerkt werden.

Eine Auftragsleistung könnte beispielsweise lauten:
- Computergestützte Auswertung eines Langzeit-EKGs gem. Nr. 03 323 EBM
- Sonographie beider Nieren gem. Nr. 33 042 EBM
- Röntgenaufnahme des knöchernen Thorax in 2 Ebenen gem. Nr. 34 220 EBM
- CT-Untersuchung des Gesichtsschädels gem. Nr. 34 320 EBM
- Schilddrüsendiagnostik

Lernfeld
4
Seite
228

© Verlag Europa-Lehrmittel

Konsiliaruntersuchung

Die Überweisung zur Konsiliaruntersuchung erfolgt **ausschließlich zur Erbringung diagnostischer Leistungen**, über deren Art und Umfang der **ausführende Vertragsarzt** unter Beachtung des Gebotes der Wirtschaftlichkeit nach den medizinischen Erfordernissen entscheidet. Therapeutische Maßnahmen sind nicht berechnungsfähig.

▶ *Beispiel:*

Internist überweist Patienten mit unklaren Lähmungserscheinungen an Neurologen.

Mit-/Weiterbehandlung

Die Überweisung zur **Mitbehandlung** erfolgt zur Erbringung **begleitender oder ergänzender diagnostischer oder therapeutischer** Maßnahmen; in der Regel in einem anderen Fachgebiet. Über deren Art und Umfang der Maßnahmen entscheidet der Vertragsarzt, an den überwiesen wurde.

▶ *Beispiel:*

Internist überweist Diabetes-Patienten bei Augenerkrankung an Augenarzt.

Bei einer Überweisung zur **Weiterbehandlung** wird die **gesamte diagnostische und therapeutische** Tätigkeit dem weiterbehandelnden Arzt übertragen.

▶ *Beispiel:*

Internist überweist Patienten wegen Wohnortwechsels an Internisten.

Auch bei Überweisungen zur **Durchführung ambulanter Operationen** wird das Feld „Mit-/Weiterbehandlung" angekreuzt.

> ▶ **Hinweis:**
>
> Es kann **immer nur eine** der oben genannten **Überweisungsarten** angekreuzt werden!
>
> **Mehrfaches Ankreuzen ist immer falsch!**

❺ Das Ende einer **bestehenden Arbeitsunfähigkeit** ist sechsstellig (TT.MM.JJ) einzutragen. Die Angabe ist nur dann erforderlich, wenn die weitere Behandlung durch den hinzugezogenen Arzt übernommen werden soll.

❻ Ein **eingeschränkter Leistungsanspruch gemäß § 16 Abs. 3a SGB V** besteht, wenn Selbstzahler (z.B. Studenten oder Künstler) mit den Beiträgen im Rückstand sind. In diesem Fall dürfen nur Notfallbehandlungen oder Mutterschaftsvorsorge beim säumigen Versicherten durchgeführt und abgerechnet werden. Über den Zahlungsrückstand wird der überweisende Arzt durch die Krankenkasse mittels Muster 85 (Nachweis der Anspruchsberechtigung bei Ruhen des Anspruchs gemäß § 16 Abs. 3a SGB V) informiert; mithilfe einer Markierung dieses Feldes muss auch der Facharzt darüber aufgeklärt werden.

❼ Hier kann der Vertragsarzt den auf Überweisung tätigen Arzt über **Diagnose/Verdachtsdiagnose** und über **Befunde/Medikation** informieren, um somit Mehrfachuntersuchungen zu vermeiden. Die Diagnose muss unverschlüsselt angegeben werden. Bei Überweisungen zu Auftragsleistungen muss hier der gewünschte **Auftrag** eingetragen werden. Nimmt der Patient an einem Disease-Management-Programm (DMP) teil, muss der koordinierende Vertragsarzt die Teilnahme auf dem Überweisungsformular dokumentieren. Der Arzt vermerkt im Bereich Diagnose/Verdachtsdiagnose beispielsweise „DMP COPD".

❽ Mit **Unterschrift und Stempel** bestätigt der überweisende Arzt die Richtigkeit der Angaben und übernimmt die Haftung für die Ordnungsmäßigkeit der Überweisung.

Lernfeld
4

Seite
230

▶ **Hinweis:**

Schnellere Termine beim Facharzt durch das Terminservice- und Versorgungsgesetz (TSVG)

Im Mai 2019 ist das Terminservice- und Versorgungsgesetz (TSVG) in Kraft gesetzt worden, wodurch gesetzlich Krankenversicherte **schneller Arzttermine** erhalten sollen.

Überweisungen, die **aus medizinischer Sicht dringlich** sind, werden mit einem Überweisungscode gekennzeichnet. Dringende Überweisungen liegen beispielsweise vor bei
- einer zunehmenden Verschlechterung einer Symptomatik,
- Versagen einer begonnenen Therapie oder
- anhaltender Arbeitsunfähigkeit zur Abklärung des weiteren Behandlungsprozederes.

Die **Überweisungscodes** erhält der Vertragsarzt über den Formularversand der KV. Der 12-stellige Code wird auf der Überweisung in dem Feld „Auftrag" neben der gewünschten Auftragsleistung geklebt.

Der Patient erhält durch den Überweisungscode Anspruch auf die **Vermittlung eines Facharzttermins innerhalb von vier Wochen.** Der Termin wird über die **Termin-Servicestelle (TSS)** vermittelt, die den Code abfragt. Die Patienten können keinen Wunscharzt angeben, bekommen aber einen qualifizierten Arzt in der Nähe ihres Wohnortes vermittelt. Findet die Termin-Servicestelle keinen freien Termin innerhalb von vier Wochen bei einem Vertragsarzt, vermittelt sie für den Patienten einen Termin an einem Krankenhaus. Die Telefonnummern der regionalen Termin-Servicestellen finden sich im Internet unter der Adresse „www.bundes-gesundheitsministerium.de".

Überweisung vor Aufnahme einer Psychotherapie zur Abklärung somatischer Ursachen (Muster 7)

Diese Überweisung muss immer von einem Psychologischen Psychotherapeuten oder Kinder- und Jugendlichenpsychotherapeuten verwendet werden, damit ein Vertragsarzt feststellen kann, ob die psychische Symptomatik nicht auf somatischen (= körperlichen) Ursachen beruht.

Die Antwort des Vertragsarztes erfolgt in Form des Konsiliarberichts (Muster 22).

Überweisungsschein für Laboratoriumsuntersuchungen als Auftragsleistung (Muster 10)

Dieser Vordruck ist bei allen Aufträgen an andere Ärzte – z. B. an Laborärzte – zur Erbringung von Laboratoriumsuntersuchungen an eingesandtem Untersuchungsmaterial zu verwenden.

Der Überweisungsschein (Muster 6) darf in keinem Fall für diesen Zweck verwendet werden!

Für die Art und Menge von Laboratoriumsuntersuchungen ist der veranlassende Vertragsarzt (= überweisende Vertragsarzt) verantwortlich. Mit Hilfe der Eintragungen in Muster 10 können alle erbrachten Leistungen auf den überweisenden Arzt zurückverfolgt werden. Der überweisende Arzt steht mit seinem Honorar dafür ein, wenn er mehr Laboratoriumsuntersuchungen veranlasst hat, als ihm die EBM-Bestimmungen zubilligen. Hierbei ist es gleichgültig, ob der Vertragsarzt die Leistung selbst erbracht hat, ob er sie an einen anderen Arzt überwiesen hat oder ob der andere Arzt seinerseits weitere Überweisungen veranlasst hat.

Der überweisende Arzt bestätigt durch seine Unterschrift die Richtigkeit seiner Eintragungen und Angaben.

Muster 10

Bei der Ausstellung von Muster 10 sind folgende Punkte zu beachten:

❶ Das normierte **Personalienfeld** wird durch den **überweisenden** Arzt mit der Gesundheitskarte über das Kartenlesegerät oder den Praxiscomputer ausgedruckt.

❷ Auf der Überweisung muss immer angekreuzt werden, welchem der **Behandlungsbereiche** die Überweisung zuzuordnen ist.

Behandlungsbereiche	▶ *Beispiele:*
Kurativ	*Überweisung eines praktischen Arztes an einen Laborarzt wegen „Untersuchung der Gallensäuren" (EBM-Nr. 32 245).*
Präventiv	*Überweisung eines Gynäkologen an einen Laborarzt für die „Blutgruppenbestimmung" – Mutterschaftsvorsorge (EBM-Nr. 01 804).*
bei belegärztlicher Behandlung	*Überweisung eines belegärztlich tätiger HNO-Arztes an einen Laborarzt für eine Gerinnungsuntersuchung „Thrombelastogramm" (EBM-Nr. 32 203).*

❸ Unfall, Unfallfolgen

Die Angabe ist notwendig, damit gegebenenfalls ein **anderer Kostenträger** ermittelt werden kann.

▶ *Beispiele:*

Bei einem Autounfall sind die Kosten von der Haftpflichtversicherung des Unfallverursachers zu tragen.

Lernfeld
4
Seite
231

© Verlag Europa-Lehrmittel

❹ Die Angabe der Kennnummer(n) für bestimmte Untersuchungsindikationen erfolgt gemäß den Bestimmungen des EBM **ausschließlich in der Abrechnung der veranlassenden Arztpraxis.** Die Kennzeichnung auf dem Muster 10 ist entbehrlich.

Ausnahmen:

- **Knappschaftsärzte** tragen für die Veranlassung von Laboratoriumsuntersuchungen bei Knappschaftsversicherten die **Ziffer 87777** ein.

- Die Veranlassung von Leistungen der **Mutterschaftsvorsorge** gemäß den Mutterschafts-Richtlinien des Gemeinsamen Bundesausschusses **bei Vertretung, im Notfall** oder **bei Mit- bzw. Weiterbehandlung nach den kurativen Gebührenordnungspositionen** muss entweder durch Angabe der **Kennnummer 32007** oder durch Angabe im Feld „Auftrag" kenntlich gemacht werden.

❺ Das **Barcode-Etikett** wird hier eingeklebt, um die Proben dem entsprechenden Überweisungsschein zuordnen zu können. Alternativ kann hier die **Auftragsnummer des Labors** notiert werden.

❻ Ist bei dem Patienten eine chronische Infektion (z. B. eine Hepatitis) bekannt, wird das Feld „Kontrolluntersuchung einer bekannten Infektion" markiert. In diesem Fall ist im Freitextfeld von Muster 10 (vgl. Punkt 13) der Sachverhalt zu erläutern.

❼ In der ambulanten spezialfachärztlichen Versorgung (ASV) besteht zwischen den Mitgliedern des Kernteams kein Überweisungserfordernis. Die hinzuzuziehenden Fachärzte erbringen ihre Leistungen als ASV-Berechtigte entsprechend dem jeweiligen Behandlungsumfang auf Überweisung. Dazu muss das Feld „Behandl. gemäß § 116b SGB V" nicht angekreuzt werden.

❽ Ein **eingeschränkter Leistungsanspruch gemäß § 16 Abs. 3a SGB V** besteht, wenn Selbstzahler (z. B. Studenten oder Künstler) mit den Beiträgen im Rückstand sind. In diesem Fall dürfen nur Notfallbehandlungen oder Mutterschaftsvorsorge beim säumigen Versicherten durchgeführt und abgerechnet werden. Über den Zahlungsrückstand wird der überweisende Arzt durch die Krankenkasse mittels Muster 85 (Nachweis der Anspruchsberechtigung bei Ruhen des Anspruchs gemäß § 16 Abs. 3a SGB V) informiert; mithilfe einer Markierung dieses Feldes muss auch der Facharzt darüber aufgeklärt werden.

❾ Erfolgt die Überweisung im Rahmen einer **Empfängnisregelung**, einer **Sterilisation** oder eines **Schwangerschaftsabbruchs**, wird das Feld markiert.

❿ Der den Auftrag ausführende Arzt hat die Möglichkeit, bestimmte Untersuchungen, die er selbst nicht erbringen kann, von einem anderen Arzt ausführen lassen. Das heißt, der beauftragte Laborarzt kann eine **Weiterüberweisung** veranlassen. Hierbei wird ein weiterer Vordruck von Muster 10 von ihm ausgefüllt, auf dem die **Betriebsstätten-Nummer** und die **Arzt-Nummer des erstveranlassenden Arztes** angegeben **⓬** werden. Die Verantwortung für Art und Menge der Untersuchung verbleibt damit beim Erstveranlasser.

⓫ Verschiedene Untersuchungen dürfen nur innerhalb einer bestimmten Zeit nach Abnahme durchge-**⓭** führt werden, ohne dass das Untersuchungsergebnis verfälscht wird. Deshalb muss das **Abnahmedatum** und die genaue **Abnahmezeit** angegeben werden.

Falls das Untersuchungsergebnis dem veranlassenden Arzt sofort mitgeteilt werden muss, markiert der Vertragsarzt das Feld **„Befund eilt"** und gibt seine **Telefon-Nr.** oder seine **Fax-Nr.** an.

⓮ Hier kann der Vertragsarzt den auf Überweisung tätigen Arzt über **Diagnose/Verdachtsdiagnose** (möglichst als ICD-Code) und über **Befunde/Medikation** informieren, um somit die Untersuchung zu vereinfachen. Der überweisende Arzt muss den gewünschten **Auftrag** genau benennen. Hierfür kann die genaue EBM-Gebührenordnungsposition angegeben oder die Leistung präzise beschrieben werden.

Mit **Unterschrift und Stempel** bestätigt der überweisende Arzt die Richtigkeit der Angaben und übernimmt die Haftung für die Ordnungsmäßigkeit der Überweisung.
Der aufgrund der Überweisung tätig gewordene Laborarzt hat seinerseits den veranlassenden Vertragsarzt über die von ihm erhobenen Befunde zu unterrichten.

Anforderungsschein für Laboratoriumsuntersuchungen bei Laborgemeinschaften (Muster 10A)

Muster 10A

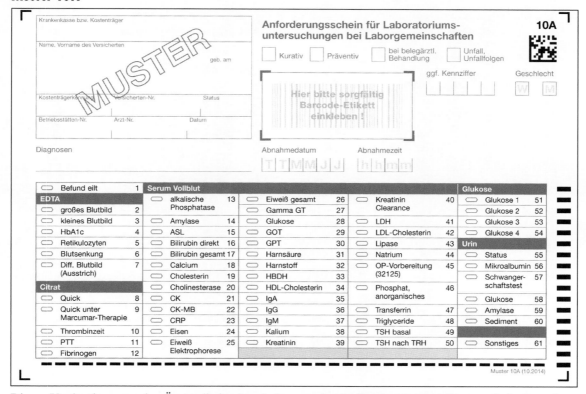

Diesen Vordruck verwenden Ärzte, die in einer Laborgemeinschaft zusammengeschlossen sind, wenn sie bestimmte Laborleistungen bei dem Labor ihrer Laborgemeinschaft anfordern.

Die Ausstellung von Muster 10A erfolgt weitgehend identisch wie bei Muster 10. Auf den Anforderungsschein muss ein Barcode-Etikett aufgeklebt werden, das sich auf allen an dieses Labor eingesandten Untersuchungsmaterialien dieses Patienten befindet. Damit können die Untersuchungsmaterialien automatisch den Patienten zugeordnet werden.

Darüberhinaus ist das Abnahmedatum und die Abnahmezeit der Laborprobe anzugeben, weil dies für die Interpretation des Laborergebnisses bedeutsam sein kann.

Im Diagnosefeld wird die (Verdachts-)Diagnose eingetragen und wichtige Befunde/Medikationen.

Die vom Arzt angeforderten Untersuchungen werden durch Schwärzen des entsprechenden Lesefeldes markiert. Unter „Sonstiges" sind die nicht im Auftragsfeld benannten Leistungen des Allgemeinlabors beziehbar.

Die Laborgemeinschaft rechnet die durchgeführten Untersuchungen – Kosten oder Aufwand – mit der für sie zuständigen KV ab.

4.4.4 Heilmittelverordnungen (Muster 13, 14 und 18)

Bei der Verordnung von Heilmitteln müssen **besondere Verordnungsblätter** verwendet werden:

- **Muster 13 für Maßnahmen der Physikalischen Therapie/Podologischen Therapie**
- **Muster 14 für Maßnahmen der Stimm-, Sprech- und Sprachtherapie**
- **Muster 18 für Maßnahmen der Ergotherapie/Ernährungstherapie**

▶ Die **Rechtsgrundlage** für die Verordnung von Heilmitteln sind die Heilmittelrichtlinien des Gemeinsamen Bundesausschusses. In diesen Richtlinien sind alle verordnungsfähigen Heilmittel katalogförmig abschließend aufgelistet; dabei wird auch angegeben, wie häufig und über welche Dauer das Heilmittel verordnet werden kann.

Lernfeld
4

Seite
233

© Verlag Europa-Lehrmittel

▶ Eine **Zuzahlung** wird auch bei der Verordnung von Heilmitteln fällig. Sie beträgt 10 % der Kosten für die einzelne verordnete Leistung. Zusätzlich sind noch 10 EUR für die gesamte Verordnung auf einem Verordnungsblatt zu zahlen. Die Zuzahlung wird vom Therapeuten festgesetzt und erhoben, weil diesem die mit den Krankenkassen vereinbarten Heilmittelpreise vorliegen.

▶ Bei der **Auswahl der Heilmittel** wird in einer Rangfolge abgestellt auf die Symptome, deren Behandlung zunächst am notwendigsten erscheint; so wird unterschieden in:

- **vorrangiges Heilmittel,**
- **optionales Heilmittel,**
- **ergänzendes Heilmittel.**

Ein **vorrangiges** Heilmittel ist das, welches sich bei einer bestimmten Krankheit erfahrungsgemäß am besten bewährt hat, und deshalb „vorrangig" verordnet werden sollte. Als Alternative nennt der Heilmittelkatalog **optionale** Heilmittel, die verordnet werden können, wenn der Patient das vorrangige nicht verträgt. Neben dem vorrangigen **oder** dem optionalen kann evtl. ein zweites, **ergänzendes** Heilmittel zugesetzt werden.

Bei besonderen Krankheitsbildern, deren Behandlung erfahrungsgemäß am besten mit bestimmten Kombinationen von Heilmitteln gelingt, kann auch eine

- **standardisierte Heilmittelkombination**   verordnet werden.

Bei der Verordnung wird unterschieden zwischen Erkrankungen mit prognostisch kurzfristigem und langfristigem Verlauf.

- Für **prognostisch kurzfristigen** Behandlungsbedarf können **bis zu 6 Therapieeinheiten** verordnet werden;
- für **prognostisch langfristigen** Behandlungsbedarf können **Gesamtverordnungsmengen von bis zu 50 Therapieeinheiten** verordnet werden;

▶ Die in den Heilmittelkatalogen der Richtlinien vorgegebenen **Verordnungsmengen** beziehen sich immer auf den sogenannten „Regelfall":

> **Ein Regelfall** liegt dann vor, wenn erwartet werden kann, dass mit dem der Indikation zugeordneten Heilmittel und den entsprechenden Verordnungsmengen typischerweise das angestrebte Therapieziel erreicht werden kann.

Für den Regelfall wird angegeben, welche und wieviele Verordnungen möglich sind; dabei wird im Katalog und entsprechend auch auf den Vordrucken unterschieden zwischen:

- **Erstverordnung,**   - **Folgeverordnung.**

Folgeverordnungen können bei entsprechender Indikation ausgestellt werden, bis die Gesamtverordnungsmenge des Regelfalles erreicht ist. Im Heilmittelkatalog sind Diagnoseschlüssel für die neu eingeführten Diagnosegruppen festgelegt worden. Diese sind bei der Verordnung zu benennen.

▶ **Beispiel:**

Gunter Garbrecht leidet seit einer Prellung unter Schmerzen und Bewegungsstörungen der linken Schulter. Dr. Gütlich möchte die Beweglichkeit der Schulter durch physikalische Therapie verbessern. Die Erkrankung von Herrn Garbrecht gehört zur Diagnosegruppe EX1a des Heilmittelkatalogs. Die Buchstaben und Ziffern bedeuten:

- **EX:** Erkrankung der Extremitäten
- **1:** mit prognostisch kurzfristigen Behandlungsbedarf
- **a:** Gelenkfunktionsstörungen, Bewegungsstörungen, Kontrakturen

Bei Diagnose EX1a sind als vorrangige *Heilmittel* **KG/MT** *aufgeführt, als* optionales *Heilmittel* **Übungsbehandlung** *und als* ergänzende *Heilmittel* **Wärmetherapie/Kältetherapie/Elektrotherapie.** *Das bedeutet, Dr. Gütlich könnte beispielsweise:*

- Krankengymnastik (KG) als vorrangiges Heilmittel und ergänzend Wärmetherapie verordnen oder
- Manuelle Therapie (MT) als vorrangiges Heilmittel und ergänzend Kältetherapie oder
- Übungsbehandlung als optionales Heilmittel und ergänzend Elektrotherapie.

Die Verordnungsmenge bei der Diagnose EX1 ist im Heilmittelkatalog folgendermaßen aufgeführt:

- **Erst-VO:** bis zu 6x/VO
- **Gesamtverordnungsmenge des Regelfalls:** bis zu 6 Einheiten
- **Frequenzempfehlung:** mind. 2x wöchentlich
- **Ziel:** Erlernen eines Eigenübungsprogrammes, Gelenkschulung

Das heißt, Dr. Gütlich darf bei einer Verordnung im Regelfall maximal 6x ein vorrangiges oder optionales Heilmittel, beispielsweise Krankengymnastik, verordnen und zusätzlich 6x ein ergänzendes, beispielsweise Kältetherapie. Mindestens zwei Mal pro Woche sollten die Anwendungen stattfinden. Nach 6 Behandlungseinheiten ist der Regelfall abgeschlossen.

Falls sich die Beschwerden des Patienten im weiteren Verlauf nicht bessern, kann ein Wechsel in eine **andere Diagnosegruppe** medizinisch begründet sein, beispielsweise der **Wechsel von EX1 zu EX2.** Dabei handelt es sich um Erkrankungen der Extremitäten mit prognostisch mittelfristigem Behandlungsbedarf. Die Verordnungsmenge des Regelfalls beträgt hier 18 Einheiten. Die bereits zu EX1 erfolgte Verordnungsmenge muss auf die Gesamtverordnungsmenge von EX2 angerechnet werden.

Wird das Therapieziel bei einem Patienten innerhalb der Gesamtverordnungsmenge des Regelfalles nicht erreicht, kann der Arzt dennoch weitere Heilmittel verordnen. Diese, außerhalb des Regelfalles liegenden Verordnungen, müssen vom Vertragsarzt begründet und der Krankenkasse zur Genehmigung vorgelegt werden.

Für podologische Maßnahmen sind keine Verordnungen außerhalb des Regelfalls vorgesehen, da keine Einschränkungen bezogen auf die Gesamtverordnungsmenge bestehen.

Krankheitsrückfälle oder neue Erkrankungsphasen bei derselben Krankheit lösen nach längeren Unterbrechungen einer vorher kontinuierlichen Heilmittelanwendung neue Regelfälle aus, wenn ein behandlungsfreier Zeitabstand von 12 Wochen verstrichen ist.

Das vollständige Ausfüllen einer Heilmittelverordnung wird am Beispiel von Muster 13 (folgende Seite) gezeigt.

❶ Das **Personalienfeld** wird mittels der Gesundheitskarte ausgedruckt.

❷ Am linken Rand, neben dem Personalienfeld, befinden sich bereits bekannte **Kästchen**, die die **Gebühren oder Zuzahlungspflicht** des Patienten regeln.

❸ Angaben über die **Art und die Durchführung der Verordnung** durch Ankreuzen der betreffenden Kästchen:
- **alternativ und zwingend** Erstverordnung, Folgeverordnung oder Verordnung außerhalb des Regelfalls mit Angabe eines Datums für den spätesten Behandlungsbeginn, falls die Behandlung nicht innerhalb von 14 Tagen begonnen werden soll, bei podologischer Behandlung innerhalb von 28 Tagen.
- **gegebenenfalls**, ob die Durchführung in Gruppentherapie erfolgen soll;
- **alternativ** anzukreuzen ist, ob Hausbesuche durchgeführt werden sollen und ob ein Therapiebericht angefordert wird.

❹ Angabe der **Verordnungsmenge des Heilmittels** gemäß Katalog und ggf. der **Therapiehäufigkeit**.

❺ Angabe der **Indikation** (Diagnose und wichtigste Symptome) und ggf. **wesentlicher Befunde**, die der Therapeut wissen sollte. Neben dem Indikationsschlüssel nach dem Heilmittelkatalog ist die therapierelevante Angabe der Diagnose nach ICD-10 notwendig, da bei bestimmten Krankheiten das Heilmittelbudget des Vertragsarztes nicht belastet wird. Die Angabe eines zweiten ICD-10-Schlüssels ist nur erforderlich, wenn zusätzlich besondere Verordnungsbedarfe geltend gemacht werden sollen, beispielsweise bei postoperativer Versorgung.

❻ Angabe der aus Sicht des Arztes vorrangigen **Therapieziele**. Die Angabe ist nur erforderlich, wenn sich diese nicht aus dem Diagnoseschlüssel ergibt.

❼ Angabe einer **medizinischen Begründung** bei Verordnungen, die über den Regelfall hinaus notwendig sind.

❽ Abschließend sind **Arztstempel und Unterschrift** des Vertragsarztes erforderlich. Wird die Verordnung ausgestellt durch eine arztgruppenübergreifende Gemeinschaftspraxis oder eine Medizinisches Versorgungszentrum muss zusätzlich der Name des verordnenden Arztes angegeben werden.

❾ Diese Kästchen werden vom **Therapeuten** bzw. der **Krankenkasse** ausgefüllt, jedoch **nie vom Arzt**.

Muster 13

Lernfeld
4

Seite
236

❷

Gebühr pflicht.	Krankenkasse bzw. Kostenträger
Gebühr frei	
Unfall/ Unfall- folgen	Name, Vorname des Versicherten
	geb. am
BVG	Kostenträgerkennung Versicherten-Nr. Status
	Betriebsstätten-Nr. Arzt-Nr. Datum

❶

Heilmittelverordnung 13
Maßnahmen der
Physikalischen Therapie/
Podologischen Therapie

IK des Leistungserbringers

Gesamt-Zuzahlung   Gesamt-Brutto

Heilmittel-Pos.-Nr.   Faktor

Heilmittel-Pos.-Nr.   Faktor

Wegegeld-/Pauschale   Faktor   km

Faktor   Hausbesuch   Faktor

Rechnungsnummer

Belegnummer

❾

❸

Verordnung nach Maßgabe des Kataloges (Regelfall)

☐ Erst- verordnung   ☐ Folge- verordnung   ☐ Gruppen- therapie

☐ Verordnung außerhalb des Regelfalles

Behandlungsbeginn spätest. am

T T M M J J

Hausbesuch   **Therapiebericht**

☐ Ja   ☐ Nein   ☐ Ja   ☐ Nein

Hausbesuch

❹

Verordnungs- menge   Heilmittel nach Maßgabe des Kataloges   Anzahl pro Woche

❺

Indikationsschlüssel   Diagnose mit Leitsymptomatik, gegebenenfalls wesentliche Befunde

ICD-10 - Code

ICD-10 - Code

❻

Gegebenenfalls Spezifizierung der Therapieziele

❼

Medizinische Begründung bei Verordnungen außerhalb des Regelfalles (ggf. Beiblatt)

❽

Vertragsarztstempel / Unterschrift des Arztes

Muster 13 (1.2017)

▶ **Hinweis:**

Die Heilmittelverordnungen Muster 13, 14 und 18 gelten nur für die vertragsärztliche Versorgung!

Für die Verordnung zu Lasten von Unfallversicherungsträgern im Rahmen der gesetzlichen Unfallversicherung sind besondere Vordrucke zu verwenden (s. LF 10 – Teil 2 gesetzliche Unfallversicherung)

Abbildung der Rückseite des Originals von Muster 13

Genehmigung der Krankenkasse bei Verordnung außerhalb des Regelfalles

☐ Die verordnete Behandlung wird genehmigt. ☐ Die verordnete Behandlung wird nicht genehmigt.

Datum ☐T☐T☐M☐M☐J☐J

Begründung bei Ablehnung

_____

_____

Unterschrift und Stempel der Krankenkasse

Bitte immer unmittelbar nach der Abgabe Ihrer Leistungen durch Unterschrift quittieren lassen!

Empfangsbestätigung durch den Versicherten

Ich bestätige, die im Folgenden aufgeführten Behandlungen erhalten zu haben

	Datum	Maßnahmen (erhaltene Heilmittel, ggf. auch Hausbesuche)	Unterschrift des Versicherten
1			
2			
3			
4			
5			
6			
7			
8			
9			
10			

Datum

☐ Behandlungsabbruch am ☐T☐T☐M☐M☐J☐J

Nach Rücksprache mit dem Arzt:

☐ Änderung von Gruppen- in Einzeltherapie

☐ Abweichung von der Frequenz

Begründung:

_____

_____

Stempel und Unterschrift des Leistungserbringers

Auf den folgenden beiden Seiten werden die Vorderseiten der

Heilmittelverordnungen Muster 14 und Muster 18

ohne Erläuterungen abgebildet.

Auf nähere Erläuterungen zu den erforderlichen Eintragungen wird verzichtet, da der Aufbau der Vordrucke im Grundsatz dem von Muster 13 entspricht. Dies gilt auch für die Rückseiten der Originale und Durchschläge mit der Krankenkassengenehmigung und den Mitteilungen des Therapeuten.

Muster 14

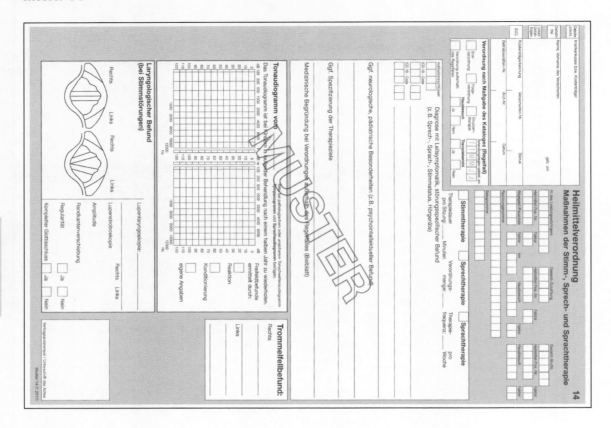

Muster 18

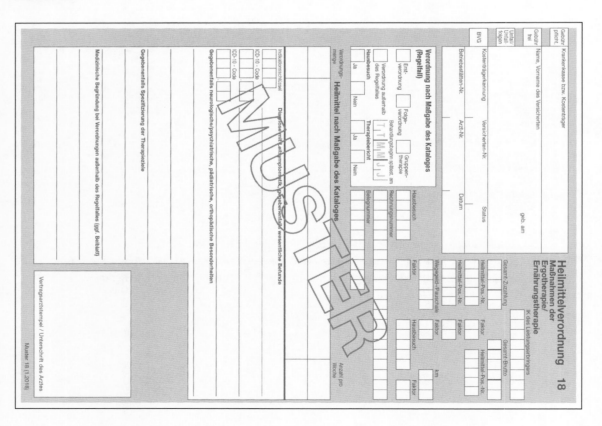

4.4.5   Verordnung von Krankenhausbehandlung (Muster 2)

Muster 2

Muster 2 ist ein **dreiteiliges** Formular;

Farbe **rot**;

Muster 2a für das **Krankenhaus** (wird unten erläutert);
Muster 2b für den **Krankenhausarzt**;
Muster 2c für den **einweisenden Arzt**.

Muster 2b und **Muster 2c** als Durchschlag von 2b enthalten ggf. **vertrauliche**, krankheitsbezogene Angaben für den Krankenhausarzt. Deshalb ist das **Muster 2b** ggf. dem Patienten **getrennt von 2a** gegebenenfalls mit anderen Krankenunterlagen in einem **verschlossenen** Briefumschlag auszuhändigen.

Erstellt der Vertragsarzt Fotokopien von Kranken-unterlagen für den Krankenhausarzt, kann er diese entsprechend der Anzahl nach Nr. 40 144 EBM abrechnen.

Das **Muster 2a** besteht nur aus der oberen Hälfte des Gesamtformulars; hier ist die **Rückseite** abgebildet:

Das Muster 2a erhält der **Patient unverschlossen**.

Er hat dieses Formular zunächst seiner **Krankenkasse** vorzulegen, damit diese eine **Kostenverpflichtungserklärung** gemäß nebenstehendem Hinweis abgibt.
In Notfällen entfällt die Genehmigungspflicht.

Danach kann sich der Patient mit dem Formular und der Krankenkassenerklärung um die **Aufnahme in ein Krankenhaus** bemühen; das Aufnahmedatum wird vom Krankenhaus vermerkt.

Lernfeld
4
Seite
239

Neben dem ordnungsgemäßen Ausfüllen, den Angaben zu Diagnosen/Befunden und der Mitteilung ärztlicher Informationen ist anzugeben:

Belegarztbehandlung	wenn die Einweisung durch einen **Belegarzt** auf seine Station erfolgt
Notfall	wenn der Patient **sofort** der Krankenhausbehandlung bedarf
Unfall, Unfallfolgen	wenn die Einweisung aufgrund eines **privaten** Unfalls erfolgt, das Formular ist **nicht bei Arbeitsunfällen** zu verwenden
Versorgungsleiden (BVG)	wenn die Einweisung aufgrund eines anerkannten Versorgungsleidens erfolgt
nächsterreichbare, geeignete Krankenhäuser	hier sind **zwei Krankenhäuser** zur Auswahl für den Patienten anzugeben. **Zwei Gesichtspunkte** sind dabei vom Arzt zu berücksichtigen: ● sie müssen mit Blick auf die Erkrankung **geeignet** sein, ● es müssen von den geeigneten die **nächsterreichbaren** sein.

Lernfeld
4

Seite
240

Beispielsweise wäre die Klinik in der gleichen Straße bestimmt das nächsterreichbare Krankenhaus, hat aber für die notwendige Blasenoperation keine urologische Abteilung und ist deshalb nicht geeignet.

▶ **Hinweis:**

- **Während der stationären Behandlung** sind **keine ambulanten Leistungen** auf Kassenkosten möglich; dies gilt auch für die Ausstellung von Verordnungen!

- **Stationäre Behandlung** bedeutet **gleichzeitig Arbeitsunfähigkeit; keine weiteren AU-Bescheinigungen** erforderlich!

Aufgrund gesetzlicher Vorschriften wird von Patienten, die über 18 Jahre alt sind, für die stationäre Behandlung eine Zuzahlung verlangt. Diese Beteiligung beträgt innerhalb eines Kalenderjahres für längstens 28 Tage 10,00 EUR je Kalendertag und ist an das Krankenhaus zu zahlen.

Dies gilt nicht

- für Versicherte bis zur Vollendung des 18. Lebensjahres,
- bei teilstationärer Krankenhauspflege,
- bei Mutterschaftsvorsorge.

4.4.6   Verordnung einer Krankenbeförderung (Muster 4)

▶ **Hinweis:**

Muster 4 ist **nur** auszustellen, wenn der Patient aus **medizinischen Gründen** öffentliche Verkehrsmittel nicht benutzen kann.

Die **falsche Auswahl des geeigneten Transportmittels** kann zu Regressforderungen der Krankenkasse (Mehrkosten gegenüber dem kostengünstigereren Transportmittel) führen.

Muster 4

Farbe: blau/weiß

Zu den genauen Leistungsbestimmungen der GKV siehe LF 1 Kapitel 1.1.3 Die gesetzliche Krankenversicherung – Leistungen und Zahlungen nach SGB V.

Lernfeld
4
Seite
241

Beim ordnungsgemäßen Ausfüllen von Muster 4 sind folgende Punkte zu beachten:

❶ Das Personalienfeld wird mit der **Gesundheitskarte** ausgedruckt. Links neben dem Personalienfeld wird markiert, ob **„Zuzahlungspflicht"** besteht oder ob die Fahrt **„Zuzahlungsfrei"** erfolgt. Es ist zu beachten, dass auch Patienten unter 18 Jahren Zuzahlungen zu den Fahrtkosten leisten müssen. Wird das Formular im Rahmen eines Arbeitsunfalls, Schulunfalls oder einer anerkannten Berufskrankheit verwendet, wird als Kostenträger die jeweilige **Unfallkasse** des Patienten angegeben und das Feld **„Zuzahlungsfrei"** markiert.

❷ Kennzeichnung, wenn gegebenenfalls **andere Kostenträger** für die Kosten der Krankenbeförderung aufkommen müssen:

Unfall, Unfallfolgen	wenn die Krankenbeförderung aufgrund eines **privaten Unfalls** erfolgt und eventuell eine private Unfall- oder Haftpflichtversicherung für die Kosten aufkommen muss;
Arbeitsunfall, Berufskrankheit	wenn die Krankenbeförderung durch einen dieser Gründe verursacht wird und deshalb der zuständige **Unfallversicherungsträger** (z.B. BG) die Kosten übernehmen muss;
Versorgungsleiden (z.B. BVG)	wenn die Krankenbeförderung aufgrund eines **anerkannten Versorgungsleidens** (z.B. Kriegsverletzung) erfolgt;

Hinfahrt, Rückfahrt   Grundsätzlich sind nur Fahrten auf dem direkten Weg vom Aufenthaltsort des Patienten zur nächstmöglichen, geeigneten Behandlungsstätte verordnungsfähig. Der Vertragsarzt überprüft aber nicht nur die medizinische Notwendigkeit für die **Hinfahrt**, sondern auch für die Rückfahrt. Ist beispielsweise eine **Rückfahrt** mit öffentlichen Verkehrsmitteln nicht möglich, so ist nur diese verordnungsfähig. Evtl. kann es wirtschaftlicher sein, wenn der Transporteur auf den Patienten während der Behandlung wartet. Die Wirtschaftlichkeit ist dann gegeben, wenn neue Anfahrtskosten höher wären als Kosten für die Wartezeit. Die Dauer der Wartezeit wird unten auf dem Formular unter dem Stichwort „Sonstiges" vermerkt.

❸ Der Gliederungspunkt **1. Grund der Beförderung** unterscheidet zwischen **genehmigungsfreien** und **genehmigungspflichtigen** Fahrten zur ambulanten Behandlung.
Bei den **genehmigungsfreien Fahrten** werden folgende Gründe unterschieden:

a) **voll-/teilstationäre Krankenhausbehandlung und vor-/nachstationäre Behandlung:**
Bei vorstationären Behandlungen wird der voraussichtliche Beginn der stationären Behandlung unten auf der Verordnung unter dem Stichwort **„Sonstiges"** vermerkt.

b) **anderer Grund, z. B. Fahrten zu stationären Hospizen:**
Die Verordnung ist zulässig für Fahrten zu anderen stationären Einrichtungen, zu einer stationsersetzenden ambulanten Operation oder bei einer erforderlichen Verlegungsfahrt in ein anderes Krankenhaus während einer stationären Behandlung. Der Grund der Beförderung wird in der danebenstehende Freitextzeile notiert.

❹ Fahrten zu **ambulanten Behandlungen** sind grundsätzlich **genehmigungspflichtig**. Der Versicherte muss **vor Antritt der Fahrt** die Genehmigung der Kostenübernahme durch die gesetzliche Krankenkasse einholen.
Bei den **genehmigungspflichtigen Fahrten zur ambulanten Behandlung** werden folgende **Gründe** unterschieden:

c) **hochfrequente Behandlung:**
Es handelt sich hierbei um eine Behandlung, die sehr häufig (= hochfrequent) durchgeführt werden muss. Dieses ist bei der **Dialyse** bzw. bei einer **onkologischen Chemo- oder Strahlentherapie** der Fall. Das Feld wird bei entsprechender Indikation markiert. Darüber hinaus ist eine Verordnung in einem vergleichbaren Ausnahmefall zulässig. Beispielsweise können auch Schmerztherapien oder Therapien zur Wundheilung eine hohe Behandlungsfrequenz aufweisen. Der Grund für die Ausnahme ist in der Freitextzeile **„Begründung"** zu notieren.

d) **dauerhafte Mobilitätseinschränkung:**
Hierbei ist der Patient auf Dauer in seiner Beweglichkeit eingeschränkt. Dieses weisen die Patienten durch folgende Merkmale nach:
- Schwerbehindertenausweis, der einen der folgenden Merkzeichen aufweist:
  – „aG" für außergewöhnlich gehbehindert,
  – „Bl" für blind,
  – „H" für hilflos,
- einen Pflegegrad der Stufe 3 mit dauerhafter Mobilitätseinschränkung, bestätigt durch die Angabe des entsprechenden ICD-10-Codes,
- Pflegegrad 4 oder 5.

Diese Patienten benötigen bei Fahrten mit dem Taxi oder Mietwagen **keine Genehmigung ihrer Krankenkasse vor Fahrtantritt,** obwohl die Markierung im Feld der genehmigungspflichtigen Fahrten erfolgt.
Weiterhin ist eine Verordnung bei **vergleichbarer Mobilitätsbeeinträchtigung und Behandlungsdauer von mindestens 6 Monaten** zulässig. Die Vergleichbarkeit der Mobilitätseinschränkung muss in der Freitextzeile begründet werden. Vergleichbare Gründe können beispielsweise eine Wunde oder Fraktur am Bein sein.

e) **anderer Grund, der Fahrt mit KTW erfordert:**
Andere Gründe können die Verordnung einer Beförderung mit einem Krankentransportwagen (KTW) notwendig machen, wenn der Patient während der Krankenbeförderung **eine fachliche Betreuung oder eine besondere Einrichtung der KTW** benötigt. Dazu gehören Patienten, die einer fachgerechten Lagerung bedürfen oder schwere, ansteckende Krankheiten haben. Hier muss unter Punkt 3 der Verordnung (Art der Beförderung) das Feld KTW markiert werden und in die darunterliegende Freitextzeile der Grund angegeben werden.

© Verlag Europa-Lehrmittel

❺ Beim Gliederungspunkt **2. Behandlungstag/Behandlungsfrequenz und nächsterreichbare, geeignete Behandlungsstätte** werden die entsprechenden Angaben gemacht. In der Regel tragen die Krankenkassen die Fahrtkosten bis zur nächst erreichbaren und geeigneten Behandlungsmöglichkeit, beispielsweise bei einer bestimmten Facharztgruppe. Wünscht der Patient eine andere Behandlungsstätte, beispielsweise bei einem bestimmten Arzt, muss der Versicherte die dadurch entstandenen Mehrkosten selbst zahlen.

❻ Es stehen folgende Transportmittel zur Auswahl:

- **Taxi/Mietwagen:**
  Ein **Taxi/Mietwagen** wird verordnet, wenn der Patient aus medizinischen Gründen nicht in der Lage ist, ein öffentliches Verkehrsmittel oder privates Fahrzeug zu benutzen. Falls er mit **Rollstuhl, Tragestuhl oder liegend** befördert werden muss, sind diese Anforderungen zusätzlich zu kennzeichnen.

- **KTW, da medizinisch-fachliche Betreuung und/oder Einrichtung notwendig ist wegen:**
  Wird ein **Krankentransportwagen (KTW)** verordnet, muss die Begründung hierfür in der Freitextzeile notiert werden, ggf. unter Angabe des ICD-10-Codes.

- **RTW:**
  Der **Rettungswagen (RTW)** wird verordnet, wenn während der Beförderung Maßnahmen erforderlich sind, um die **Vitalfunktionen** aufrecht zu erhalten oder wiederherzustellen. Die Beförderung kann in Notfällen nachträglich verordnet werden.

- **NAW/NEF:**
  Notarztwagen (NAW) bzw. **Notarzteinsatzfahrzeug (NEF)** wird für Notfallpatienten verordnet, bei denen vor oder während der Fahrt **lebensrettende Sofortmaßnahmen** im Rahmen einer notärztlichen Versorgung durchgeführt werden müssen. Die Beförderung kann in Notfällen nachträglich verordnet werden.

- **andere:**
  Hier kann beispielsweise ein **Rettungshubschrauber (RTH)** vermerkt werden, um einen schnelleren Transport als mit bodengebundenen Transportmitteln zu ermöglichen.

❼ **Sonstiges:**
Dieses Feld kann für sonstige notwendige Angaben verwendet werden, beispielsweise:

- **Datumsangabe** des (geplanten) Beginns der stationären Behandlung bei der Verordnung von Fahrten zu vorstationären Behandlungen,
- Dauer der **Wartezeit** des Transporteurs bei Hin- und Rückfahrten, die im zeitlichen Zusammenhang stehen,
- Möglichkeit der Nutzung von **Gemeinschaftsfahrten**, ggf. mit Namensnennung der Mitfahrer,
- **Ortsangabe**, wenn die Fahrt nicht von/zur Wohnung des Patienten stattfindet,
- **Gewicht** bei schwergewichtigen Patienten,
- **Datumsangabe** der (geplanten) Operation bei der Verordnung von Fahrten zu Vor-/Nachbehandlungen bei ambulanten Operationen,
- **Begründung der stationsersetzenden ambulanten Operation** (medizinische und/oder patientenindividuelle Gründe),
- Angabe, dass **keine Genehmigungsmöglichkeit** bestand mit Uhrzeit (bei nicht planbaren Fahrten zu einer ambulanten Behandlung),
- Angabe, dass eine **Begleitperson medizinisch erforderlich** ist,
- Angabe „**Verlegung**", sofern es sich hierbei nicht um eine aus zwingenden medizinischen Gründen erforderliche Verlegungsfahrt handelt,
- Hinweis, dass die **Beförderung eines intensivbeatmungspflichtigen Patienten** stattfindet,
- Angabe, dass der Patient einen **Rollator** besitzt oder
- Angabe, dass der Patient **keine Stufen** steigen kann.

❽ Der ausstellende Arzt bringt hier seinen Vertragsarztstempel auf und bestätigt mit seiner Unterschrift die Richtigkeit seiner Angaben.

Lernfeld
4
Seite
243

Rückseite von Muster 4

Auf der Rückseite bestätigt der Versicherte durch seine Unterschrift die Durchführung der aufgeführten Fahrt(en). Die weiteren Angaben sind von dem Transporteur vorzunehmen.

Bitte die Fahrt immer durch den Versicherten quittieren lassen!

Bestätigung durch den Versicherten
Ich bestätige die Durchführung der im Folgenden aufgeführten Fahrten

Datum	Fahrtstrecke *(von ... nach)*	Hin-fahrt	Rück-fahrt	Unterschrift des Versicherten
T T M M J J	von / nach	☐	☐	
T T M M J J	von / nach	☐	☐	
T T M M J J	von / nach	☐	☐	
T T M M J J	von / nach	☐	☐	
T T M M J J	von / nach	☐	☐	
T T M M J J	von / nach	☐	☐	
T T M M J J	von / nach	☐	☐	
T T M M J J	von / nach	☐	☐	

Bestätigung des Transporteurs
Die Krankenbeförderung wurde gemäß der obigen Bestätigung durchgeführt.

Gültiger Zuzahlungsbefreiungsausweis wurde vorgelegt
(Die Angabe ist nicht bei Rettungsfahrten zum Krankenhaus erforderlich)

☐ nein   ☐ ja, vom T T M M J J

Datum T T M M J J

Stempel/Unterschrift des Transporteurs

Abrechnungsdaten des Transporteurs

IK des Transporteurs

Belegnummer

Rechnungsnummer

4.4.7 ✎Wie war das noch?

Fragen zu „Arzneiverordnungsblatt mit Betäubungsmittelrezept und Medikationsplan"

1. Warum dürfen Arzneiverordnungsblätter nicht an verschiedenen Betriebsstätten benutzt werden?

→ ....

....

2. Welche Eintragungen sind auf dem Arzneiverordnungsblatt bei einem Arbeitsunfall zusätzlich vorzunehmen?

→ ....

→ ....

3. Warum ist es wichtig, in den entsprechenden Fällen die Felder „Sonstige", „Unfall" oder „Arbeitsunfall" anzukreuzen?

→ ....

4. Wie viel EUR beträgt die Zuzahlung des Patienten zu Arzneimitteln?

→ ....

→ ....

→ ....

→ ....

5. a) Welche Patienten sind von der Zuzahlung befreit? (3 Nennungen)
b) Wie wird diese Befreiung auf dem Arzneiverordnungsblatt kenntlich gemacht?

→ a) ....

....

....

→ b) ....

6. a) Welche Zusatzgebühr wird von den Apotheken außerhalb der Ladenöffnungszeiten erhoben?
b) Wann und wie kann der Arzt den Patienten von dieser Zusatzgebühr befreien?

→ a) ....

→ b) ....

7. Welche Vorschriften sind beim Ausfüllen des Verordnungsfelds zu beachten?

→ ....

→ ....

→ ....

→ ....

Lernfeld
4

Seite
245

8. Was bedeutet das Kästchen „aut idem"?

→ ....

....

....

9. Was ist zu beachten, wenn einem Patienten gleichzeitig z. B. Arzneimittel und Hilfsmittel verordnet werden müssen?

→ ....

Lernfeld
4

Seite
246

10. Füllen Sie das abgebildete Arzneiverordnungsblatt aufgrund der folgenden Angaben aus; das Personalienfeld wurde maschinell beschriftet und enthält u. a. folgende Angaben:

Olga Oemig, geb. 26.10.96, wohnhaft Im Königswald 52 in 14469 Potsdam; sie ist Mitglied bei der IKK Brandenburg und Berlin. Frau Oemig legt eine Befreiungsbescheinigung vor. Die Gesundheitskarte ist bis Ende 2020 gültig, WOP 83.

Die Auszubildende im 1. Lehrjahr, Olga Oemig, braucht wegen einer Schilddrüsenunterfunktion ständig ein Schilddrüsenhormonpräparat. Der Arzt verordnet am 6. Juni 2019 „Thyreobrombin".

Der Arzt erwartet, dass der Apotheker ein Präparat mit dem Wirkstoff aus dem unteren Preisdrittel der Festbetragsgruppe abgibt.

11. Füllen Sie das abgebildete Arzneiverordnungsblatt aufgrund der folgenden Angaben aus; das Personalienfeld wurde maschinell beschriftet und enthält u. a. folgende Angaben:

Ernst Ernestus, geb. 09.09.49, wohnhaft Pfaffengrund 11 in 01157 Dresden; er ist versichert (Status 1) bei der AOK Plus. Die Gesundheitskarte ist bis März 2022 gültig, WOP 98.

Der Kraftfahrer Ernst Ernestus, beschäftigt bei der Spedition Schnell & Sicher, benötigt am 12. April 2019 im Anschluss an eine längere stationäre Behandlung wegen Beckenring- und Wirbelkörperfraktur im Rahmen der ambulanten Rehabilitation vorübergehend eine LWS-Bandage. Die Verletzung zog er sich bei der Gartenarbeit in seinem Schrebergarten durch Sturz von der Gartenleiter am 02.02.2019 zu.

12. Wer erhält die drei Teile eines BtM-Rezeptes, und was geschieht mit diesen Teilen?

→ ....
....

→ ....
....

→ ....
....

13. Innerhalb welcher Frist müssen BtM-Rezepte in der Apotheke eingelöst werden?

→ ....

14. Wo muss der Arzt BtM-Rezepte anfordern?

→ ....

15. Wer darf den Verordnungsteil eines BtM-Rezepts in welcher Art und Weise ausfüllen?

→ ....

16. Wie viele verschiedene Betäubungsmittel dürfen innerhalb von 30 Tagen verordnet werden?

→ ....

17. Wann hat ein Patient Anspruch auf die Aushändigung des bundeseinheitlichen Medikationsplans?

→ ....

18. Welche Arzneimittel müssen auf dem Medikationsplan vermerkt werden?

→ ....

19. Welche Funktion hat der Barcode auf dem Medikationsplan?

→ ....

20. Wer ist in erster Linie für das Erstellen und Aktualisieren des Medikationsplans verantwortlich?

→ ....

21. Mit welcher GOP kann der Medikationsplan abgerechnet werden? Wie oft ist die Abrechnung möglich?

→ ....

→ ....

Lernfeld
4
Seite
248

Fragen zu „Arbeitsunfähigkeitsbescheinigung"

22. Wer erhält die vier Teile einer Arbeitsunfähigkeitsbescheinigung?

→ ....

→ ....

→ ....

→ ....

23. Füllen Sie den rechts abgebildeten Abschnitt der AU-Bescheinigung aufgrund der folgenden Angaben aus; das Personalienfeld wurde maschinell beschriftet und enthält u. a. folgende Angaben:

Robert Rostig, geb. 02.01.1958, wohnhaft Timmermoor 9 in 22395 Hamburg; er ist Mitglied einer BKK. Die Gesundheitskarte ist bis Ende 2020 gültig, WOP 02.

Der Patient kommt am 1. Okt. 2019 wegen Fieber und Atembeschwerden in die Praxis. Nach eingehender Untersuchung stellt der Arzt eine Lungenentzündung fest, verordnet Bettruhe sowie Antibiotikabehandlung und bescheinigt eine Arbeitsunfähigkeit für 14 Tage.

© Verlag Europa-Lehrmittel

24. a) Wie lange muss der ausstellende Arzt die AU-Bescheinigung aufbewahren?
b) Wie lange kann im Ausnahmefall eine AU-Bescheinigung rückdatiert werden?

→ a) ....   → b) ....

25. Welche Gebührenziffer kann für die Ausstellung einer AU-Bescheinigung abgerechnet werden?

→ ....

26. Was wird als voraussichtliches Ende d. Arbeitsunfähigkeit eingetragen, wenn eine Krankenhauseinweisung erfolgt?

→ ....

Fragen zu „Überweisungsscheine"

Lernfeld
4
Seite
249

27. Auf welche Leistungen haben Versicherte Anspruch, bei denen das Feld „eingeschränkter Leistungsanspruch" markiert wurde?

→ ....

28. In welchen Ausnahmefällen ist eine Überweisung an einen Arzt derselben Arztgruppe zulässig?

→ ....

→ ....

29. Bilden Sie eigene Beispiele aus den Behandlungsbereichen
a) kurativ   b) präventiv   c) belegärztliche Behandlung

→ a) ....

....

→ b) ....

....

→ c) ....

....

30. Was hat der auftraggebende Arzt bei Veranlassung einer Auftragsleistung auf dem Überweisungsschein anzugeben?

→ ....

....

31. Was versteht man unter einer Überweisung
a) zur „Konsiliaruntersuchung", b) zur „Mitbehandlung",, c) zur „Weiterbehandlung" ?

→ a) ....

→ b) ....

→ c) ....

32. Warum ist auf dem Überweisungsschein das Feld „Unfall/Unfallfolgen" anzukreuzen?

→ ....

33. Welches Formular ist auszustellen, wenn ein Auftrag zur Durchführung spezieller blutchemischer Untersuchungen an einen Laborarzt erteilt wird?

→ ....

34. Welcher Arzt ist für Art und Menge der durchgeführten Laboruntersuchungen verantwortlich?

→ ....

35. Die Therapie, die Dr. Gütlich bei Herrn Aufrecht vom 2. bis 15. Januar durchgeführt hatte, war nicht erfolgreich. Deshalb möchte er ihn zum Orthopäden überweisen. Was kann Dr. Gütlich tun, um einen Termin innerhalb der kommenden vier Wochen zu ermöglichen? Was muss Herr Aufrecht anschließend tun?

→ ....

→ ....

36. Füllen Sie den abgebildeten Überweisungsschein aufgrund der folgenden Angaben aus; das Personalienfeld wurde maschinell beschriftet und enthält u. a. folgende Angaben:

Brunhilde Borstig, geb. 13.10.1987, wohnhaft Hintere Kirchgasse 45 in 97078 Würzburg; sie ist Mitglied der AOK Bayern. Die Gesundheitskarte ist bis Juli 2020 gültig, WOP 71.
Die Patientin kommt am 8. Aug. 2019 wegen familiär häufiger aufgetretener Missbildungen zu ihrem Gynäkologen, weil sie schwanger werden möchte und Angst hat, dass auch ihre Kinder ebenfalls missgebildet sein könnten.
Der Gynäkologe stellt eine Konsiliarüberweisung an einen Arzt für Medizinische Genetik zur genetischen Untersuchung im Rahmen der Empfängnisregelung aus.

Fragen zu „Heilmittelverordnungen"

37. Nennen Sie die drei Formulare für Heilmittelverordnungen und deren jeweilige Muster-Nummer?

→ ....

→ ....

→ ....

38. a) Wo ist angegeben, welche Heilmittel verordnungsfähig sind?
b) Worauf beziehen sich die vorgegebenen Verordnungsmengen?

→ a) ....

→ b) ....

39. Was ist bei Heilmittelverordnungen zu beachten, die außerhalb des Regelfalles liegen?

→ ....

→ ....

Lernfeld
4
Seite
251

Fragen zu „Verordnung von Krankenhausbehandlung"

40. Die Verordnung von Krankenhausbehandlung (Muster 2) ist ein dreiteiliges Formular.
Wie händigen Sie diese Teile dem Patienten aus, und für wen sind diese Teile bestimmt?

→ ....

→ ....

→ ....

41. Wie verhalten Sie sich, wenn die Ehefrau eines Patienten, der in ein Krankenhaus aufgenommen wurde, um Ausstellung einer Arzneiverordnung und einer AU-Bescheinigung bittet? Begründung!

→ Arzneiverordnung: ....

....

→ AU-Bescheinigung: ....

....

Fragen zu „Verordnung einer Krankenbeförderung"

42. Wann darf eine Verordnung einer Krankenbeförderung für einen Patienten ausgestellt werden?

→ ....

....

43. Welche Fahrten können grundsätzlich genehmigungsfrei verordnet werden, welche sind grundsätzlich genehmigungspflichtig?

→ ....

....

→ ....

44. Bei der Verordnung einer Krankenbeförderung muss der Arzt das jeweils erforderliche Transportmittel ankreuzen. Nennen Sie die verschiedenen Möglichkeiten mit kurzer Erläuterung.

→ ....

....

→ ....

....

→ ....

....

→ ....

....

→ ....

Lernfeld
4

Seite
252

45. Füllen Sie die abgebildete Verordnung einer Krankenbeförderung aufgrund der folgenden Angaben aus; das Personalienfeld wurde maschinell beschriftet und enthält u. a. folgende Angaben:
Mechthild Müßig, geb. 26.10.62, wohnhaft Marderweg 39 in 65933 Frankfurt a. M.; sie ist Mitglied bei der AOK Hessen. Die Gesundheitskarte ist bis Ende 2022 gültig, WOP 46.
Die MFA Mechthild Müßig klagt am 1. Okt. 2019 während ihres Dienstes plötzlich über kolikartige Unterbauchschmerzen und muss mehrfach erbrechen. Ihr Arzt hat nach eingehender Untersuchung den Verdacht auf akute Appendizitis. Er veranlasst die sofortige Einweisung mittels Rettungswagen und Notfallsanitäter in ein Krankenhaus zur Appendektomie.

4.5   Abrechnung nach GOÄ (Fälle 2 und 3)

▶ **Fall 2:**

2. Jan.   Patient Adalbert Aufrecht (48 Jahre; Privatpatient) erscheint gekrümmt und auf seine Ehefrau gestützt in der Praxis seines Hausarztes Dr. Gustav Gütlich.
Die MFA Cornelia Clever springt dem Patienten sofort helfend zur Seite und geleitet ihn in das Behandlungszimmer. Dort schildert Herr Aufrecht Dr. Gütlich, dass er heute morgen beim Aufstehen plötzlich sehr starke Schmerzen im Lendenwirbelbereich mit Ausstrahlung in das linke Bein verspürte und merkte, dass er sich nur unter großen Schmerzen bewegen konnte. Herr Aufrecht ist bereits wegen einer chronischen Polyarthritis (chronische Gelenkentzündung) in Behandlung.
Dr. Gütlich untersucht den Patienten symptombezogen und vermutet einen Bandscheibenvorfall. Er berät Herrn Aufrecht und injiziert ein schmerzmilderndes und entzündungshemmendes Medikament intramuskulär, verordnet Tabletten und stellt eine Arbeitsunfähigkeitsbescheinigung aus. Herr Aufrecht soll morgen zu einer Infusionstherapie und zur Mikrowellenbestrahlung wieder in die Praxis kommen.

▶ **Fall 3:**

3. Apr.   Der 11-jährige Rolf, Privatpatient, ist mit seinem Fahrrad auf einem Splitbelag ausgerutscht und gestürzt. Da er am linken Arm und am linken Knie stark blutet und über Schmerzen im Bereich des Unterarms klagt, wird er von seinen Freunden in die Praxis von Dr. Gütlich gebracht.
Dr. Gütlich untersucht die Verletzungen symtombezogen und reinigt zunächst die beiden Wunden. Die Verletzung am Knie stellt sich als Fleischwunde heraus, aus der Splitkörner entfernt werden müssen. Die Wunde wird in Lokalanästhesie ausgeschnitten, mit einer Naht verschlossen und verbunden.
Beim Abtasten der Unterarmverletzung stellt Dr. Gütlich die Verdachtsdiagnose einer Fraktur. Da er als Hausarzt keine Röntgenleistungen erbringt und demzufolge auch über keine entsprechende Einrichtung verfügt, verbindet er die Wunde, versorgt den Unterarm mit einem stabilisierenden Verband und überweist Rolf an einen Facharzt für Chirurgie. Er erläutert seine Maßnahmen in einem kurzen Beratungsgespräch.

Herr Adalbert Aufrecht ist Privatpatient, der 11-jährige Rolf ist über seinen Vater ebenfalls privat krankenversichert. Deshalb erfolgt die Abrechnung der bei ihnen erbrachten Leistungen nach der **Amtlichen Gebührenordnung (GOÄ).**

Die GOÄ kennt keine Unterscheidung zwischen Fachärzten und Hausärzten. Jeder Arzt, der vom Berufsrecht dazu befugt ist, darf alle Nrn. der GOÄ abrechnen. Die GOÄ kennt auch keine vorgeschriebenen Vordrucke, alle Verordnungen oder Bescheinigungen können vom Arzt formlos oder auf selbst hergestellten Formularen ausgestellt werden.

Um die lernfeldorientierten Fälle nach GOÄ abrechnen zu können, gilt es, zunächst die entsprechenden Gebührenordnungskapitel darzustellen. Dies sind:

- **Abschn. B I.**   **Allgemeine Beratungen und Untersuchungen und Zuschläge nach Abschn. B II.**

- **Abschn. B VI.**   **Berichte, Briefe**

- **Abschn. C I.**   **Anlegen von Verbänden**

- **Abschn. C II.**   **Blutentnahmen, Injektionen, Infiltrationen, Infusionen, ...**

- **Abschn. D**   **Anästhesieleistungen**

- **Abschn. E**   **Physikalisch-medizinische Leistungen**

- **Abschn. L**   **Chirurgie, Orthopädie**

- **Abschn. O**   **Strahlendiagnostik, ...**

4.5.1 Abschn. B I.: Allgemeine Beratungen und Untersuchungen und Zuschläge nach Abschn. B II. (Nrn. 1 – 15)

▶ **Arbeitshinweis:**

Die GOÄ nennt zu jeder Leistungsbeschreibung in den folgenden vier Spalten
- die Punktzahl
- den Einfachwert in EUR
- den Schwellenwert (2,3-fach bei pers. ärztl. L./1,8-fach bei techn. ärztl. L.) in EUR
- den Höchstwert (3,5-fach bei pers. ärztl. L./2,5-fach bei techn. ärztl. L.) in EUR

Technisch ärztliche Leistungen sind mit einem „*" gekennzeichnet.
Laboratoriumsleistungen sind wegen des weiter verminderten Gebührenrahmens mit einem „#" gekennzeichnet.

	Text der GOÄ	Punkt-zahl	1-fach EUR	2,3-/ 1,8-fach EUR	3,5-/ 2,5-fach EUR
1	Beratung – auch mittels Fernsprecher –	80	4,66	10,72	16,32
2*	Ausstellung von Wiederholungsrezepten und/oder Überweisungen und/oder Übermittlung von Befunden oder ärztlichen Anordnungen – auch mittels Fernsprecher – durch die Arzthelferin und/oder Messung von Körperzuständen (z.B. Blutdruck, Temperatur) ohne Beratung, bei einer Inanspruchnahme des Arztes	30	1,75	3,15	4,37
	Die Leistung nach Nr. 2 darf anlässlich einer Inanspruchnahme des Arztes nicht zusammen mit anderen Gebühren berechnet werden.				
3	Eingehende, das gewöhnliche Maß übersteigende Beratung – auch mittels Fernsprecher	150	8,74	20,11	30,60
	Die Leistung nach Nr. 3 (Dauer mindestens 10 Minuten) ist nur berechnungsfähig als einzige Leistung oder im Zusammenhang mit einer Untersuchung nach den Nrn. 5, 6, 7, 8 800 oder 801. Eine mehr als einmalige Berechnung der Leistung nach Nr. 3 im Behandlungsfall bedarf einer besonderen Begründung.				
4	Erhebung der Fremdanamnese über einen Kranken und/oder Unterweisung und Führung der Bezugsperson(en) – im Zusammenhang mit der Behandlung eines Kranken	220	12,82	29,49	44,88
	Die Leistung nach Nr. 4 ist im Behandlungsfall nur einmal berechnungsfähig.				
	Die Leistung nach Nr. 4 ist neben Leistungen nach den Nrn. 30, 34, 801, 806, 807, 816, 817 und/oder 835 nicht berechnungsfähig.				
5	Symptombezogene Untersuchung	80	4,66	10,72	16,32
	Die Leistung nach Nr. 5 ist neben den Leistungen nach den Nrn. 6 bis 8 nicht berechnungsfähig.				

Text der GOÄ	Punkt-zahl	1-fach EUR	2,3-fach EUR	3,5-fach EUR
6 Vollständige körperliche Untersuchung mindestens eines der folgenden Organsysteme: alle Augenabschnitte, der gesamte HNO-Bereich, das stomatognathe System, die Nieren und ableitende Harnwege (bei Männern auch ggf. einschl. der männlichen Geschlechtsorgane) oder Untersuchung zur Erhebung eines vollständigen Gefäß-status – ggf. einschl. Dokumentation –	100	5,83	13,41	20,40

Die vollständige körperliche Untersuchung eines Organsystems nach der Leistung nach Nummer 6 beinhaltet insbesondere:

- bei den Augen: beidseitige Inspektion des äußeren Auges, beidseitige Untersuchung der vorderen und mittleren Augenabschnitte sowie des Augenhinter-grunds;
- bei dem HNO-Bereich: Inspektion der Nase, des Naseninnern, des Rachens, beider Ohren, beider äußerer Gehörgänge und beider Trommelfelle, Spiegelung des Kehlkopfs;
- bei dem stomatognathen System: Inspektion der Mundhöhle, Inspektion und Palpation der Zunge und beider Kiefergelenke sowie vollständiger Zahnstatus;
- bei den Nieren und ableitenden Harnwegen: Palpation der Nierenlager und des Unterbauchs, Inspektion des äußeren Genitale sowie Digital-untersuchung des Enddarms, bei Männern zusätz-lich Digitaluntersuchung der Prostata, Prüfung der Bruchpforten sowie Inspektion und Palpation der Hoden und Nebenhoden;
- bei dem Gefäßstatus: Palpation und ggf. Auskul-tation der Arterien an beiden Handgelenken, Ellen-beugen, Achseln, Fußrücken, Sprunggelenken, Kniekehlen, Leisten sowie der tastbaren Arterien an Hals und Kopf, Inspektion und gegebenenfalls Pal-pation der oberflächlichen Bein- und Halsvenen.

Die Leistung nach Nr. 6 ist neben den Leistungen nach den Nrn. 5, 7 und/oder 8 nicht berechnungsfähig.

7 Vollständige körperliche Untersuchung mindestens eines der folgenden Organsysteme: das gesamte Haut-organ, die Stütz- und Bewegungsorgane, alle Brust-organe, alle Bauchorgane, der gesamte weibliche Genitaltrakt (ggf. einschl. Nieren und ableitende Harnwege) – ggf. einschl. Dokumentation	160	9,33	21,45	32,64

Die vollständige körperliche Untersuchung eines Organsystems nach der Leistung nach Nr. 7 beinhaltet insbesondere:

- bei dem Hautorgan: Inspektion der gesamten Haut, Hautanhangsgebilde und sichtbare Schleimhäute, gegebenenfalls einschließlich Prüfung des Dermo-graphismus und Untersuchung mittels Glasspatel;

Lernfeld
4
Seite
256

Text der GOÄ	Punkt-zahl	1-fach EUR	2,3-fach EUR	3,5-fach EUR
7 Fortsetzung: • bei den Stütz- und Bewegungsorganen: Inspektion, Palpation und orientierende Funktionsprüfung der Gelenke und der Wirbelsäule einschließlich Prüfung der Reflexe; • bei den Brustorganen: Auskultation und Perkussion von Herz und Lunge sowie Blutdruckmessung; • bei den Bauchorganen: Palpation, Perkussion und Auskultation der Bauchorgane einschließlich palpatorischer Prüfung der Bruchpforten und der Nierenlager; • bei dem weiblichen Genitaltrakt: bimanuelle Untersuchung der Gebärmutter und der Adnexe, Inspektion des äußeren Genitale, der Vagina und der Portio uteri, Digitaluntersuchung des End-darms, gegebenenfalls Palpation der Nierenlager und des Unterbauchs. *Die Leistung nach Nr. 7 ist neben der Leistung nach den Nrn. 5, 6 und/oder 8 nicht berechnungsfähig.*				
8 Untersuchung zur Erhebung des Ganzkörperstatus, gegebenenfalls einschließlich Dokumentation *Der Ganzkörperstatus beinhaltet die Untersuchung der Haut, der sichtbaren Schleimhäute, der Brust- und Bauchorgane, der Stütz- und Bewegungsorgane sowie eine orientierende neurologische Untersuchung.* *Die Leistung nach Nr. 8 ist neben den Leistungen nach den Nrn. 5, 6, 7 und/oder 800 nicht berechnungsfähig.*	260	15,15	34,86	53,04
11 Digitaluntersuchung des Mastdarms und/oder der Prostata	60	3,50	8,04	12,24
15 Einleitung und Koordination flankierender therapeutischer und sozialer Maßnahmen während der kontinuierlichen ambulanten Betreuung eines chronisch Kranken *Die Leistung nach Nr. 15 darf nur einmal im Kalenderjahr berechnet werden.* *Neben der Leistung nach Nr. 15 ist die Leistung nach Nr. 4 im Behandlungsfall nicht berechnungsfähig.*	300	17,49	40,22	61,20

Zu den Beratungen und Untersuchungen nach den Nrn. 1, 3, 4, 5, 6, 7 oder 8 können die folgenden Zuschläge nach den Buchstaben A bis D sowie K 1 (Abschn. B II.) berechnet werden.

Für die Berechnung dieser Zuschläge gelten besondere Bestimmungen:

• sie sind nur mit dem **einfachen Gebührensatz** berechnungsfähig;
• sie dürfen unabhängig von der Anzahl und Kombination der erbrachten Leistungen je Inanspruchnahme des Arztes **nur einmal** berechnet werden;
• daneben dürfen Zuschläge nach den **Buchstaben E bis H sowie K 2 nicht berechnet** werden;
• sie sind in der Rechnung **unmittelbar im Anschluss an die zugrunde liegende Leistung** aufzuführen

	Text der GOÄ	Punkt-zahl	1-fach EUR	2,3-fach EUR	3,5-fach EUR
A	Zuschlag für außerhalb der Sprechstunde erbrachten Leistungen	70	4,08	—	—
	Der Zuschlag nach Buchstabe A ist neben den Zuschlägen nach den Buchstaben B, C und/oder D nicht berechnungsfähig.				
	Der Zuschlag nach Buchstabe A ist für Krankenhaus-ärzte nicht berechnungsfähig.				
B	Zuschlag für in der Zeit zwischen 20 und 22 Uhr oder 6 und 8 Uhr außerhalb der Sprechstunde erbrachte Leistungen	180	10,49	—	—
C	Zuschlag für in der Zeit zwischen 22 und 6 Uhr erbrachte Leistungen	320	18,65	—	—
	Neben dem Zuschlag nach Buchstabe C ist der Zuschlag nach Buchstabe B nicht berechnungsfähig.				
D	Zuschlag für an Samstagen, Sonn- oder Feiertagen erbrachte Leistungen	220	12,82	—	—
	Werden Leistungen innerhalb einer Sprechstunde an Samstagen erbracht, so ist der Zuschlag nach Buchstabe D nur mit dem halben Gebührensatz berechnungsfähig.				
	Werden Leistungen an Samstagen, Sonn- oder Feiertagen zwischen 20 und 8 Uhr erbracht, ist neben dem Zuschlag nach Buchstabe D ein Zuschlag nach Buchstabe B oder C berechnungsfähig.				
	Der Zuschlag nach Buchstabe D ist für Krankenhaus-ärzte im Zusammenhang mit zwischen 8 und 20 Uhr erbrachten Leistungen nicht berechnungsfähig.				
K 1	Zuschlag zu Untersuchungen nach den Nrn. 5, 6, 7 oder 8 bei Kindern bis zum vollendeten 4. Lebensjahr	120	6,99	—	—

Lernfeld
4
Seite
257

Für eine **längere Erörterung** von mindestens 20 Minuten Dauer in unmittelbarem Zusammenhang mit einer **lebensverändernden Erkrankung** darf die **GOÄ-Nr. 34** aus dem Abschnitt B III abgerechnet wer den:

	Text der GOÄ	Punkt-zahl	1-fach EUR	2,3-fach EUR	3,5-fach EUR
34	Erörterung (Dauer mindestens 20 Minuten) der Aus-wirkungen einer Krankheit auf die Lebensgestaltung in unmittelbarem Zusammenhang mit der Feststellung oder erheblichen Verschlimmerung einer nachhaltig lebens-verändernden oder lebensbedrohenden Erkrankung – ggf. einschließlich Planung eines operativen Eingriffs und Abwägung seiner Konsequenzen und Risiken – , einschließlich Beratung – ggf. unter Einbeziehung von Bezugspersonen –	300	17,49	40,22	61,20
	Die Leistung nach Nr. 34 ist innerhalb von 6 Monaten höchstens 2x berechnungsfähig. Neben der Leistung nach Nr. 34 sind die Leistungen nach den Nrn. 1, 3, 4, 15 und/oder 30 nicht berechnungsfähig.				

▶ **Erläuterungen**

1.	**Beratungen bedürfen immer eines Arzt-Patienten-Gesprächs.**
	Es muss nicht der Patient unmittelbar beraten werden; es kann auch eine Bezugsperson (Mutter, Ehepartner, Pfleger) sein, die einen auf den Patienten bezogenen Rat erhält.
2.	**Die Erbringung von Beratungsleistungen kann nicht an nichtärztliche Mitarbeiter/-innen, z. B. Medizinische Fachangestellte delegiert werden.**
3.	**Nur die Beratungsleistung nach Nrn. 1 und 3 sowie die Kurzinformation nach Nr. 2 können auch telefonisch erbracht und abgerechnet werden.**
4.	**Die Beratung nach Nr. 3 muss mindestens 10 Minuten dauern.**
	Sie ist nur alleine – **als einzige Leistung** – oder im Zusammenhang mit den Nrn. 5, 6, 7, 8, 800 oder 801 abrechnungsfähig.
	Es ist in der Rechnung eine **besondere Begründung** anzugeben, wenn die Nr. 3 **mehr als einmal** im Behandlungsfall berechnet wird.
5.	Die **symptombezogene Untersuchung** nach Nr. 5 darf neben den Beratungsleistungen abgerechnet werden. Sie ist aber **nicht** abrechnungsfähig **neben den Untersuchungsleistungen** nach den Nrn. 6 bis 8.
6.	Die **Untersuchungsleistungen** nach den Nrn. 6 + 7 sind jeweils **verschiedenen Untersuchungsgebieten** zugeordnet.
7.	Werden Leistungen **außerhalb der üblichen Tageszeit** erbracht, dürfen dafür **„Erschwerniszuschläge"** berechnet werden:
	A – 70 Punkte = außerhalb der Sprechstunde
	B – 180 Punkte = zwischen 20 h – 22 h oder 6 h – 8 h
	C – 320 Punkte = zwischen 22 h – 8 h
	D – 220 Punkte = an Samstagen, Sonntagen oder Feiertagen
8.	Der **Zuschlag nach „D"** ist bei einer **offiziellen Samstagsprechstunde** nur mit dem **halben** Gebührensatz berechnungsfähig.
9.	Bei **Kindern bis zum vollendeten 4. Lebensjahr** darf bei **Untersuchungsleistungen** der Zuschlag nach K1 = 120 Punkte – berechnet werden; daneben sind ggf. Zuschläge nach A bis D auch berechnungsfähig.
10.	**Alle Zuschlagsleistungen** können immer nur zum **einfachen Satz** berechnet werden.
11.	Der **Zuschlag nach „D"** darf ggf. zusammen mit dem Zuschlag „B" oder „C" abgerechnet werden.

▶ *Beispiele*

A	*Anton Patient erhält in der Sprechstunde vom Arzt die Anweisung, wie er das verordnete Medikament einnehmen soll.*
	Abrechnung nach GOÄ: Nr. 1
B	*Anton Patient sucht den Arzt am Mittwochnachmittag wegen Beschwerden in der Praxis auf und wird von ihm beraten, ohne dass zu dieser Zeit Sprechstunde ist.*
	Abrechnung nach GOÄ: Nr. 1, A
C	*Anton Patient wird vom Arzt für 11.30 Uhr mit seiner 3-jährigen Tochter an einem Samstag, an dem keine Sprechstunde abgehalten wird, in die Praxis bestellt und erhält eine Anweisung, wie das Kind das verordnete Medikament einnehmen soll.*
	Abrechnung nach GOÄ: Nr. 1, D, K1
D	*Anton Patient erscheint in der Sprechstunde und schildert dem Arzt Beschwerden nach der Einnahme des verordneten Medikaments. Der Arzt erläutert seinem Patienten in einem 20-minütigen Gespräch die Ursache der Beschwerden, die Notwendigkeit, das Medikament dennoch weiter einzunehmen und macht mit ihm einen nächsten Beratungstermin aus.*
	Abrechnung nach GOÄ: Nr. 3
E	*Die Ehefrau von Anton Patient kommt in die Sprechstunde und holt das telefonisch bestellte Wiederholungsrezept für ihren Mann ab.*
	Abrechnung nach GOÄ: Nr. 2
F	*Bei Anton Patient wird ein Prostata-Karzinom entdeckt. Der Arzt erläutert Herrn Patient die Notwendigkeit einer operativen Entfernung der Prostata und deren Folgen für die weitere Lebensgestaltung.*
	Abrechnung nach GOÄ: Nr. 34

Lernfeld
4

Seite
258

4.5.2   Abschn. B VI. und B VII.: Berichte, Briefe (Nrn. 70 – 96) und Todesfeststellung (Nrn. 100 – 107)

	Text der GOÄ (Auszug)	Punkt-zahl	1-fach EUR	2,3-fach EUR	3,5-fach EUR
70	Kurze Bescheinigung oder kurzes Zeugnis, Arbeitsunfähigkeitsbescheinigung *Neben der Leistung nach Nr. 70 sind Gebühren nach den Nrn. 95 und 96 nicht berechnungsfähig.*	40	2,33	5,36	8,16
100	Untersuchung eines Toten – einschließlich Feststellung des Todes und Ausstellung des Leichenschauscheines – *Bei Erbringung der Leistung außerhalb seiner Arbeitsstätte darf der Arzt Wegegeld nach § 8 berechnen.*	250	14,57	33,52	51,00

4.5.3   Abschn. C I.: Anlegen von Verbänden (Nrn. 200 – 247)

Allgemeine Bestimmung:

Wundverbände nach Nr. 200, die im Zusammenhang mit einer operativen Leistung (auch Ätzung, Fremdkörperentfernung, Punktion, Infusion, Transfusion oder Injektion) durchgeführt werden, sind Bestandteil dieser Leistung.

	Text der GOÄ (Auszug)	Punkt-zahl	1-fach EUR	2,3-fach EUR	3,5-fach EUR
200	Verband – ausgenommen Schnell- und Sprühverbände, Augen-, Ohrenklappen oder Dreieckstücher –	45	2,62	6,03	9,18
204	Zirkulärer Verband des Kopfes oder des Rumpfes (auch als Wundverband); stabilisierender Verband des Halses, des Schulter- oder Hüftgelenks oder einer Extremität über mindestens zwei große Gelenke; Schanzscher Halskrawattenverband; Kompressionsverband	95	5,54	12,74	19,38
210	Kleiner Schienenverband – auch als Notverband bei Frakturen –	75	4,37	10,05	15,30
212	Schienenverband mit Einschluss von mind. zwei großen Gelenken (Schulter-, Ellenbogen-, Hand-, Knie-, Fußgelenk) – auch als Notverband bei Frakturen –	160	9,33	21,45	32,64
230	Zirkulärer Gipsverband – ggf. als Gipstutor	300	17,49	40,22	61,20
246	Abnahme des zirkulären Gipsverbandes	150	8,74	20,11	30,60

▶ **Erläuterungen**

1.   **Verbände dienen der Wundabdeckung.**
Sie sind **nicht berechnungsfähig**, wenn die Wunden durch einen **ärztlichen Eingriff** entstanden sind.

2.   **Die verbrauchten Materialien – Verbandmittel – dürfen dem Patienten berechnet werden.**
Im Rahmen der Gesetzlichen Krankenversicherung nimmt der Arzt die Ersatzbeschaffung im Rahmen des „Sprechstundenbedarfs" zu Lasten der Kostenträger vor; für Privatpatienten muss der Arzt diese Mittel kaufen und kann sie gem. § 10 gegebenenfalls dem Patienten in Rechnung stellen (Auslagenersatz).

4.5.4   Abschn. C II.: Blutentnahmen, Injektionen, Infusionen, ... (Nrn. 250 – 298)

Allgemeine Bestimmung:

Die Leistungen nach den Nrn. 252 bis 258 und 261 sind nicht mehrfach berechnungsfähig, wenn anstelle einer Mischung mehrere Arzneimittel bei liegender Kanüle im zeitlichen Zusammenhang nacheinander verabreicht werden.

Die Leistungen nach den Nrn. 270, 273 bis 281, 283, 286 sowie 287 können jeweils nur einmal je Behandlungstag berechnet werden. Die Leistungen nach den Nrn. 271 oder 272 sind je Gefäßzugang einmal, insgesamt jedoch nicht mehr als zweimal je Behandlungstag berechnungsfähig. Die zweimalige Berechnung der Leistungen nach den Nrn. 271 oder 272 setzt gesonderte Punktionen verschiedener Blutgefäße voraus. Gegebenenfalls erforderliche Gefäßpunktionen sind Bestandteil der Leistungen nach den Nrn. 270 bis 287 und mit den Gebühren abgegolten.

Die Leistungen nach den Nrn. 271 bis 276 sind nicht nebeneinander berechnungsfähig.

	Text der GOÄ (Auszug)	Punktzahl	1-fach EUR	2,3-/ 1,8-fach EUR	3,5-/ 2,5-fach EUR
250*	Blutentnahme mittels Spritze, Kanüle oder Katheter aus der Vene	40	2,33	4,20	5,83
250a*	Kapillarblutentnahme bei Kindern bis zum vollendeten 8. Lebensjahr	40	2,33	4,20	5,83
252	Injektion, subkutan, submukös, intrakutan oder intramuskulär	40	2,33	5,36	8,16
253	Injektion, intravenös	70	4,08	9,38	14,28
254	Injektion, intraarteriell	80	4,66	10,72	16,32
255	Injektion, intraartikulär oder perineural	95	5,54	12,74	19,38
267	Medikamentöse Infiltrationsbehandlung im Bereich einer Körperregion, auch paravertebrale oder perineurale oder perikapsuläre oder retrobulbäre Injektion und/oder Infiltration, je Sitzung	80	4,66	10,72	16,32
271	Infusion, intravenös, bis zu 30 Minuten Dauer	120	6,99	16,09	24,48
272	Infusion, intravenös, von mehr als 30 Minuten Dauer	180	10,49	24,13	36,72
297	Entnahme und Aufbereitung von Abstrichmaterial zur zytologischen Untersuchung – ggf. einschl. Fixierung – Mit der Gebühr sind die Kosten abgegolten.	45	2,62	6,03	9,18
298	Entnahme und ggf. Aufbereitung von Abstrichmaterial zur mikrobiologischen Untersuchung – ggf. einschl. Fixierung – Mit der Gebühr sind die Kosten abgegolten.	40	2,33	5,36	8,16

▶ **Erläuterungen**

1.   Die Blutentnahme ist nur dann als **„selbständige Leistung"** berechnungsfähig, wenn das Blut **aus der Vene** entnommen wurde und für **blutchemische Untersuchungen** verwendet wird.

Die Entnahme von **Kapillarblut** ist **nicht** berechnungsfähig, außer bei Kindern bis zum vollendeten 8. Lebensjahr.

2.   Zur Blutentnahme oder für Injektionen **verwendete Einmalspritzen oder Einmalkanülen** dürfen nach § 10 GOÄ dem Patienten **nicht** in Rechnung gestellt werden.

3.   Bei der Abrechnung **intravenöser Infusionsleistungen** ist die in der GOÄ vorgegebene Zeit zu beachten.

4.5.5 Abschn. D: Anästhesieleistungen (Nrn. 450–498)

Anästhesie- oder Narkoseverfahen werden angewendet, um Operationen für den Patienten schmerzlos durchführen zu können.

Zu den **Anästhesieleistungen nach den Nrn. 450–498 GOÄ** zählen:

- Rauschnarkosen,
- Kombinationsnarkosen,
- Infiltrationsanästhesien.
- Intravenöse Narkosen,
- Lokalanästhesien,

Allgemeine Bestimmungen:

Bei der Anwendung mehrerer Narkose- oder Anästhesieverfahren nebeneinander ist nur die jeweils höchstbewertete dieser Leistungen berechnungsfähig; eine erforderliche Prämedikation ist Bestandteil dieser Leistung.

	Text der GOÄ (Auszug)	Punkt-zahl	1-fach EUR	2,3-fach EUR	3,5-fach EUR
450	Rauschnarkose – auch mit Lachgas	76	4,43	10,19	15,50
451	Intravenöse Kurznarkose	121	7,05	16,22	24,68
460	Kombinationsnarkose mit Maske, Gerät – auch Insufflationsnarkose – bis zu einer Stunde	404	23,55	54,16	82,42
490	Infiltrationsanästhesie kleiner Bezirke	61	3,56	8,18	12,44
491	Infiltrationsanästhesie großer Bezirke – auch Parazervikalanästhesie	121	7,05	16,22	24,68

Lernfeld
4
Seite
261

▶ **Erläuterungen**

1. Bei der Anwendung **mehrerer Anästhesie- oder Narkoseverfahren nebeneinander**, z.B. weil die Operation länger dauert als zunächst angenommen, darf der Arzt **nur die höchstbewertete der erbrachten Leistungen** berechnen.

2. Bei der Betrachtung des Kapitels D im Vergleich zum EBM fällt auf, dass hier eine **größere Vielfalt** von Anästhesieleistungen aufgeführt werden. In der GOÄ sind keine „kleineren" Leistungen in eine Komplexleistung übertragen worden.

Die Abrechnung der erbrachten Leistungen erfordert deshalb **„genaues Suchen"** der richtigen Gebührenordnungsposition.

3. Die **medikamentöse Vorbereitung** auf eine Narkose ist mit der Vergütung für die Narkose **abgegolten.**

4.5.6 Abschn. E: Physikalisch-medizinische Leistungen (Nrn. 500–569)

Physikalisch-medizinische Leistungen, oder physiotherapeutische Leistungen genannt, sind Behandlungsmaßnahmen mit „natürlichen" Mitteln wie Wasser, Wärme, Licht und Luft oder durch Massage, Krankengymnastik oder Elektrotherapie.

Zu den **Physikalisch-medezinischen Leistungen nach den Nrn. 500–569 GOÄ** zählen:

E I.	Inhalationen	E IV.	Hydrotherapie und Packungen
E II.	Krankengymnastik und Übungsbehandlungen	E V.	Wärmebehandlung
		E VI.	Elektrotherapie
E III.	Massagen	E VII.	Lichttherapie

Text der GOÄ (Auszug)	Punkt-zahl	1-fach EUR	1,8-fach EUR	2,5-fach EUR
I. Inhalation				
500* Inhalationstherapie – auch mittels Ultraschallvernebelung	38	2,21	3,99	5,54
501* Inhalationstherapie mit intermittierender Überdruck-beatmung (z.B. Bird-Respirator) *Neben der …Nr. 501 sind die …Nrn. 500 und 505 nicht berechnungsfähig.*	86	5,01	9,02	12,53
II. Krankengymnastik und Übungsbehandlungen				
505* Atmungsbehandlung – einschließlich aller unter-stützenden Maßnahmen	85	4,95	8,92	12,39
506* Krankengymnastische Ganzbehandlung als Einzel-behandlung – einschl. der erforderlichen Massage(n)	120	6,99	12,59	17,49
507* Krankengymnastische Teilbehandlung als Einzel-behandlung – einschl. der erforderlichen Massage(n)	80	4,66	8,39	11,66
508* Krankengymnastische Ganzbehandlung als Einzel-behandlung im Bewegungsbad	110	6,41	11,54	16,03
III. Massagen				
520* Teilmassage (Massage einzelner Körperteile)	45	2,62	4,72	6,56
521* Großmassage (z.B. Massage beider Beine, beider Arme, einer Körperseite, eines Armes und eines Beines, des Rückens und eines Beines, …) je Sitzung	65	3,79	6,82	9,47
V. Wärmebehandlung				
535* Heißluftbehandlung eines Körperteils (z.B. Kopf oder Arm)	33	1,92	3,46	4,81
536* Heißluftbehandlung mehrerer Körperteile (z.B. Rumpf o. Beine)	51	2,97	5,35	7,43
538* Infrarotbehandlung, je Sitzung	40	2,33	4,20	5,83
539* Ultraschallbehandlung	44	2,56	4,62	6,41
VI. Elektrotherapie				
548* Kurzwellen-, Mikrowellenbehandlung (Anwendung hochfrequenter Ströme)	37	2,16	3,88	5,39
551* Reizstrombehandlung (Anwendung niederfrequenter Ströme) – auch bei wechselweiser Anwendung ver-schiedener Impuls- oder Stromformen und ggf. unter Anwendung von Saugelektroden *Wird …Nr. 551 gleichzeitig neben …Nrn. 535, 536, 538, 539, 548, 549, 552 oder 747 an demselben Kör-perteil oder denselben Körperteilen verabreicht, so ist nur die höherbewertete Leistung berechnungsfähig.*	48	2,80	5,04	6,99
552* Iontophorese	44	2,56	4,62	6,41
555* Gezielte Niederfrequenzbehandlung bei spastischen und/oder schlaffen Lähmungen, je Sitzung	120	6,99	12,59	17,49
VII. Lichttherapie				
560* Behandlung mit Ultraviolettlicht in einer Sitzung *Werden mehrere Kranke gleichzeitig mit Ultraviolettlicht behandelt, so darf die Nr. 560 nur einmal berechnet werden.*	31	1,81	3,25	4,52
566* Phototherapie eines Neugeborenen, je Tag	500	29,14	52,46	72,86

▶   **Erläuterungen**

1.	Die **physikalisch-medizinischen Leistungen** zählen zu den **technischen Leistungen** und unterliegen deshalb dem **verminderten Steigerungssatz.**
2.	**Inhalationen** werden als **Einzelinhalationen** angewandt z.B. bei Erkrankungen der Atemwege. **Rauminhalationen sind nicht berechnungsfähig.**
3.	**Massagen** sind bei **einem Arzt-Patienten-Kontakt nicht mehrfach abrechnungsfähig,** auch wenn sie an mehreren Körperteilen durchgeführt werden. Massagen **mittels Gerät allein** sind **nicht berechnungsfähig.**
4.	Die Anwendung von **Kurzwelle** als Hochfrequenz-Wärme-Therapie ist auch, wenn sie z.B. an mehreren Gelenken erfolgt, nach **Nr. 549** berechnungsfähig; bei **nur einem Gelenk, einer Körperregion**, ist die **Nr. 548** abzurechnen.

Lernfeld
4
Seite
263

4.5.7   Abschn. L: Chirurgie, Orthopädie (Nrn. 2000–3321)

Die verschiedenen chirurgisch-orthpädischen Leistungen beziehen sich durchweg auf Eingriffe oder Operationen. Durch verbesserte Operations- und Narkosetechniken werden heutzutage auch solche Leistungen ambulant erbracht, für die früher eine stationäre Behandlung notwendig war.

Zu den Chirurgie, Orthopädie **Leistungen nach den Nrn. 2000–3321 GOÄ** zählen:

L I.	Wundversorgung, Fremdkörper-entfernung	**L IX.**	Mund-, Kiefer- und Gesichtchirurgie
L II.	Extremitätenchirurgie	**L X.**	Halschirurgie
L III.	Gelenkchirurgie	**L XI.**	Gefäßchirurgie
L IV.	Gelenkluxationen (Einrenkungen)	**L XII.**	Thoraxchirurgie
L V.	Knochenchirurgie	**L XIII.**	Herzchirurgie
L VI.	Frakturbehandlung	**L XIV.**	Ösophaguschirurgie, Abdominalchirurgie
L VII.	Chirurgie der Körperoberfläche	**L XV.**	Hernienchirurgie
L VIII.	Neurochirurgie	**L XVI.**	Orthopädisch-chirurgische konservative Leistungen

Allgemeine Bestimmungen:
Zur Erbringung der in Abschnitt L aufgeführten typischen operativen Leistungen sind in der Regel mehrere operative Einzelschritte erforderlich. Sind diese Einzelschritte methodisch notwendige Bestandteile der in der jeweiligen Leistungsbeschreibung genannten Zielleistung, so können sie nicht gesondert berechnet werden. Werden mehrere Eingriffe in der Brust- oder Bauchhöhle in zeitlichem Zusammenhang durchgeführt, die jeweils in der Leistung die Eröffnung dieser Körperhöhlen enthalten, so darf diese nur einmal berechnet werden; die Vergütungssätze der weiteren Eingriffe sind deshalb um den Vergütungssatz nach Nummer 2990 oder Nummer 3135 zu kürzen.

	Text der GOÄ (Auszug)	Punkt-zahl	1-fach EUR	2,3-fach EUR	3,5-fach EUR
I. Wundversorgung, Fremdkörperentfernung					
2000	Erstversorgung einer kleinen Wunde	70	4,08	9,38	14,28
2001	Versorgung einer kleinen Wunde einschließlich Naht	130	7,58	17,43	26,52
2002	Versorgung einer kleinen Wunde einschließlich Umschneidung und Naht	160	9,33	21,45	32,64
	Bei den Nummern 2003 bis 2005 finden wir vergleich-bare Beschreibungen, aber für große Wunden.				
2003	Erstversorgung einer großen und/oder stark verunreinigten Wunde	130	7,58	17,43	26,52

Text der GOÄ (Auszug)	Punkt-zahl	1-fach EUR	2,3-fach EUR	3,5-fach EUR
I. Wundversorgung, Fremdkörperentfernung – Fortsetzung				
2004 Versorgung einer großen Wunde einschl. Naht	240	13,99	32,17	48,96
2005 Versorgung einer großen und/oder stark verunreinigten Wunde einschl. Umschneidung und Naht	400	23,31	53,62	81,60
2006 Behandlung einer Wunde, die nicht primär heilt, … auch Abtragen von Nekrosen an einer Wunde	63	3,67	8,45	12,85
2007 Entfernung von Fäden oder Klammern	40	2,33	5,36	8,16
2008 Wund- oder Fistelspaltung	90	5,25	12,07	18,36
2009 Entfernung eines unter der Oberfläche der Haut oder der Schleimhaut gelegenen fühlbaren Fremdkörpers	100	5,83	13,41	20,40
2010 Entfernung eines tiefsitzenden Fremdkörpers auf operativem Wege aus Weichteilen und/oder Knochen	379	22,09	50,81	77,32
III. Gelenkchirurgie				
2193 Arthroskopische Operation mit Synovektomie an einem Knie- oder Hüftgelenk bei chronischer Gelenkentzündung – gegebenenfalls einschließlich Abtragung von Osteophyten	1800	104,92	241,31	367,21
2196 Diagnostische Arthroskopie im direkten zeitlichen Zusammenhang mit arthroskopischen Operationen nach den Nrn. 2189 bis 2191 sowie 2193	250	14,57	33,52	51,00
VI. Frakturbehandlung				
2327 Einrichtung eines gebrochenen Oberarmknochens	473	27,57	63,41	96,49
2328 Einrichtung eines gebrochenen Unterarmknochens	341	19,88	45,71	69,57
2330 Einrichtung eines gebrochenen Oberschenkelknochens	757	44,12	101,48	154,43
2331 Einrichtung gebrochener Knochen der Handwurzel oder der Mittelhand, der Fußwurzel oder des Mittelfußes	227	13,23	30,43	46,31
2338a Operative Einrichtung des gebrochenen Endgliedknochens eines Fingers – einschließlich Fixation durch Osteosynthese	185	10,78	24,80	37,74
2347 Nagelung und/oder Drahtung eines gebrochenen kleinen Röhrenknochens (z.B. Mittelhand, Mittelfuß)	370	21,57	49,60	75,48
2348 Nagelung und/oder Drahtung eines kleinen Röhrenknochens (z.B. Mittelhand, Mittelfuß) bei offenem Knochenbruch	555	32,35	74,40	113,22
2353 Entfernung einer Nagelung und/oder Drahtung und/oder Verschraubung aus kleinen Röhrenknochen	185	10,78	24,80	37,74
2355 Operative Stabilisierung einer Pseudarthrose oder operative Korrektur eines in Fehlstellung verheilten Knochens	1110	64,70	148,81	226,45

▶ **Erläuterungen**

1. Die **Wundabdeckung** (der Verband) **nach einem operativen Eingriff** gehört mit zur Leistung und kann deshalb **nicht gesondert** berechnet werden.

2. **Nach vorangegangener Erstversorgung (Nr. 2000 oder Nr. 2003) dürfen für die „Wundversorgung" (nur noch) die Nrn. 2001, 2002, 2004 oder 2005 berechnet werden.**

▶ **Erläuterungen**

3.	Da in der GOÄ keine genauen Definitionen vorgegeben sind, kann zur **Unterscheidung der Wunden** in klein oder groß die Klassifizierung aus dem EBM herangezogen werden: • **Länge:** kleiner oder größer als 3 cm, • **Fläche:** kleiner oder größer als 4 cm², • **Raum:** kleiner oder größer als 1 cm³.
4.	**Werden mehrere Wunden gleichzeitig versorgt, kann nach GOÄ für jede versorgte Wunde die entsprechende Leistung berechnet werden.** In der Rechnung sollte der Bereich, z.B. rechter Arm, linkes Bein, genannt werden.
5.	Im Zusammenhang mit Operationen entstehender **„Mehraufwand"** kann durch die Anwendung des **Steigerungssatzes** oder einer **Abdingung** berechnet werden.

4.5.8   Abschn. O: Strahlendiagnostik, ... (Nrn. 5000 – 5855)

Allgemeine Bestimmungen (Auszug):

1. Mit den Gebühren sind alle Kosten (auch für Dokumentation und Aufbewahrung der Datenträger) abgegolten.
3. Die Befundmitteilung oder der einfache Befundbericht mit Angaben zu Befund(en) und zur Diagnose ist Bestandteil der Leistungen und nicht gesondert berechnungsfähig.
4. Die Beurteilung von Röntgenaufnahmen (auch Fremdaufnahmen) als selbständige Leistung ist nicht berechnungsfähig.
5. Die nach der Strahlenschutzverordnung bzw. Röntgenverordnung notwendige ärztliche Überprüfung der Indikation und des Untersuchungsumfangs ist auch im Überweisungsfall Bestandteil der Leistungen des Abschnitts O und mit den Gebühren abgegolten.

Text der GOÄ (Auszug)	Punkt-zahl	1-fach EUR	1,8-fach EUR	2,5-fach EUR
Finger oder Zehen				
5010* jeweils in 2 Ebenen	180	10,49	18,89	26,23
5011* ergänzende Ebene(n)	60	3,50	6,30	8,74
Werden mehrere Finger oder Zehen mittels einer Röntgen- erfasst, so dürfen die Leistungen nach den Nrn. 5010 und 5011 nur einmal und nicht je aufgenommenen Finger oder Zehen berechnet werden.				
Handgelenk, Mittelhand, alle Finger einer Hand, Sprunggelenk Fußwurzel und/oder Mittelfuß, Kniescheibe				
5020* jeweils in 2 Ebenen	220	12,82	23,08	32,06
5021* ergänzende Ebene(n) *(Anmerkung sinngemäß wie bei Nr. 5010)*	80	4,66	8,39	11,66
Oberarm, Unterarm, Ellenbogengelenk, Oberschenkel, Unterschenkel Kniegelenk, ganze Hand oder ganzer Fuß, Gelenke der Schulter Schlüsselbein, Beckenteilaufnahme, Kreuzbein oder Hüftgelenk				
5030* jeweils in 2 Ebenen	360	20,98	37,77	52,46
5031* ergänzende Ebene(n) *(Anmerkung sinngemäß wie bei Nr. 5010)*	100	5,83	10,49	14,57

Text der GOÄ (Auszug)	Punkt-zahl	1-fach EUR	1,8-fach EUR	2,5-fach EUR
5040* Beckenübersicht	300	17,49	31,48	43,72
5100* Halswirbelsäule, in 2 Ebenen	300	17,49	31,48	43,72
5105* Brust- oder Lendenwirbelsäule, in 2 Ebenen, je Teil	400	23,31	41,97	58,29
5110* Ganzaufnahme der Wirbelsäule oder einer Extremität	500	29,14	52,46	72,86

▶ **Erläuterungen**

1. Werden **in einer** Röntgenaufnahme Zeige-, Mittel- und Ringfinger erfasst, darf die Nr. 5010 **nur einmal** abgerechnet werden.

2. Werden **alle Finger einer Hand** in einer Röntgenaufnahme erfasst, wird **einmal** die Nr. 5020 abgerechnet.

3. Werden alle Finger einer Hand und das Handgelenk in **zwei Aufnahmen** erfasst, wird die Nr. 5020 **zweimal** abgerechnet.

4.5.9   GOÄ-Abrechnung von Erkrankungen des Bewegungsapparates (Fall 2) (siehe Seite 253)

▶ **Fall 2 – Hausarzt:**

2. Jan.   1   Beratung
5   Symptombezogene Untersuchung
252   Injektion intramuskulär
        Medikament wird gesondert berechnet (Kostenerstattung § 10 GOÄ)
-------- Ausstellung Rezept in Beratungsleistung enthalten
70   Ausstellung Arbeitsunfähigkeitsbescheinigung

3. Jan.   Herr Aufrecht erscheint wie vereinbart in der Praxis. Er klagt weiter über Schmerzen und erhebliche Bewegungseinschränkungen. Dr. Gütlich bittet die MFA Clever, die Infusion vorzubereiten und legt diese an, anschließend erfolgt die Mikrowellenbestrahlung.

271   Infusion, intravenös, bis zu 30 Min.; Medikament: Kostenerstattung § 10 GOÄ
548   Wärmetherapie mittels Mikrowelle

5. Jan.   an allen vier Terminen:
8. Jan.   271   Infusion, intravenös, bis zu 30 Min.; Medikament: Kostenerstattung § 10 GOÄ
10. Jan. 548   Wärmetherapie mittels Mikrowelle
13. Jan.

15. Jan. Herr Aufrecht erscheint wie vereinbart zum ärztlichen Untersuchungstermin in der Praxis. Er klagt weiterhin über Bewegungseinschränkungen und je nach Bewegung auch noch über Schmerzen.
Dr. Gütlich untersucht den Bewegungsapparat des Patienten vollständig. Dr. Gütlich erklärt dem Patienten, dass er ihn zur endgültigen Abklärung der Diagnose zu einem Facharzt für Orthopädie überweisen möchte. Nach dem Einverständnis des Patienten stellt Dr. Gütlich eine formlose Überweisung aus. Das Gespräch dauert 13 Minuten.

3   Beratung
7   Vollständige körperliche Untersuchung – Stütz- und Bewegungsorgan
-------- Ausstellung Überweisung nicht zusammen mit anderen Gebühren berechnungsfähig

▶ **Fall 2 – Orthopäde:**

22. Jan. Patient Adalbert Aufrecht erscheint mit der Überweisung seines Hausarztes Dr. Gütlich zum telefonisch vereinbarten Termin in der Praxis des Facharztes für Orthopädie Dr. Renk. Dr. Renk nimmt die Anamnese ausführlich auf, untersucht den Bewegungsapparat des Patienten vollständig und dokumentiert die Bewegungseinschränkungen.

Zur weiteren Diagnostik wird eine Röntgenaufnahme der Lendenwirbelsäule angefertigt. Dr. Renk diagnostiziert einen erheblichen Bandscheibenvorfall mit Einquetschung von Nervenwurzeln. Zur Vermeidung einer Operation schlägt er Herrn Aufrecht zunächst eine Injektionstherapie intramuskulär und physikalische Therapie vor.

Nach dem Einverständnis von Hern Aufrecht beginnt Dr. Renk mit der ersten Injektion und verordnet 5 x Krankengymnastik (Einzelbehandlung). Herr Aufrecht will diese Rückengymnastik bei dem in der Praxis Dr. Renk angestellten Krankengymnasten nehmen.

Abrechnung nach GOÄ:

1	Beratung
7	Vollständige körperliche Untersuchung – Stütz- und Bewegungsorgan
5105	Röntgenaufnahme Brust- oder Lendenwirbelsäule
252	Injektion intramuskulär
	Medikament wird gesondert berechnet (§ 10 GOÄ Kostenerstattung)

25. Jan. Injektion durch Dr. Renk und Krankengymnastik.

Abrechnung nach GOÄ:

252	Injektion intramuskulär; Medikament: Kostenerstattung § 10 GOÄ
507	Krankengymnastik (Einzelbehandlung)

30. Jan. Injektion durch Dr. Renk und Krankengymnastik.

Abrechnung nach GOÄ:

252	Injektion intramuskulär; Medikament: Kostenerstattung § 10 GOÄ
507	Krankengymnastik (Einzelbehandlung)

4. Feb. Injektion durch Dr. Renk und Krankengymnastik.

Abrechnung nach GOÄ:

252	Injektion intramuskulär; Medikament: Kostenerstattung § 10 GOÄ
507	Krankengymnastik (Einzelbehandlung)

7. Feb. Herr Aufrecht wird von seiner Frau schmerzgekrümmt in die Praxis geführt. Dr. Renk kümmert sich sofort um den Patienten. Nach vollständiger Untersuchung des Bewegungsapparates diagnostiziert er einen weiteren, jetzt schwereren Bandscheibenvorfall.

Dr. Renk infundiert ein Schmerzmittel. In einem 25-minütigen Beratungsgespräch erklärt er den Eheleuten Aufrecht die Notwendigkeit einer möglichst sofortigen Operation sowie deren Ablauf und Möglichkeiten der anschließenden Rehabilitation.

Nachdem sich Herr Aufrecht zur Operation entschlossen hat, stellt Dr. Renk eine Krankenhauseinweisung und eine Verordnung einer Krankenbeförderung aus.

Abrechnung nach GOÄ:

34	Erörterung (mind. 20 Min.)
7	vollständige Untersuchung des Bewegungsapparates
271	Infusion
	Medikament: Kostenerstattung §10 GOÄ
--------	Ausstellung Krankenhauseinweisung nicht berechnungsfähig
--------	Ausstellung Krankenbeförderung nicht berechnungsfähig

Lernfeld
4

Seite
267

4.5.10 GOÄ-Abrechnung von Verletzungen des Bewegungsapparates (Fall 3) (siehe Seite 253)

(siehe Seite 253)

▶ **Fall 3 – Hausarzt:**

3. Apr.
1   Beratung
5   Symptombezogene Untersuchung
2005 Versorgung einer großen und/oder stark verunreinigten Wunde einschließlich Umschneidung und Naht (Knie links)
490 Infiltrationsanästhesie
2003 Erstversorgung einer großen und/oder stark verunreinigten Wunde (Unterarm links)
210 Kleiner Schienenverband – auch als Notverband bei Frakturen (Unterarm links)
----- Überweisung nicht berechnungsfähig

▶ **Fall 3 – Chirurg:**

3. Apr.
Rolf begibt sich, jetzt mit seiner besorgten Mutter, umgehend mit der Überweisung von Dr. Gütlich zum Chirurgen Dr. Knoche.
Nach eingehender, vollständiger Untersuchungs des Bewegungsapparates dokumentiert Dr. Knoche die Bewegungseinschränkung und lässt eine Röntgenaufnahme des linken Unterarms anfertigen. Danach erklärt er Rolf und seiner Mutter, dass tatsächlich eine Fraktur vorliegt und er den Unterarm mit einem zirkulären Gipsverband versorgen müsse. Dr. Knoche bestellt Rolf zur Überprüfung des Verbandes nächste Woche ein.

Abrechnung nach GOÄ:
1   Beratung
7   Vollständige Untersuchung des Bewegungsapparates
5030 Röntgenaufnahme – Unterarm (links)
230 Zirkulärer Gipsverband (Unterarm links)

10. Apr.
Rolf erscheint termingerecht zur Verbandskontrolle beim Chirurgen Dr. Knoche. Dr. Knoche untersucht den Arm symptombezogen. Da Rolf beim Spielen den Verband beschädigt hat, wird dieser durch eine neue Gipslage repariert. Dr. Knoche bestellt Rolf zur Entfernung des Gipsverbandes in drei Wochen ein.

Abrechnung nach GOÄ:
5   Symptombezogene Untersuchung (Unterarm links)
----- Reparatur des Gipsverbandes (Unterarm links) nicht gesondert abrechnungsfähig

2. Mai
Rolf erscheint wieder termingerecht zur Entfernung seines Gipsverbandes beim Chirurgen Dr. Knoche. Dr. Knoche untersucht den Arm symptombezogen. Dr. Knoche entfernt den Verband und unterweist Rolf in der Durchführung verschiedener Bewegungsübungen.

Abrechnung nach GOÄ:
1   Beratung
5   Symptombezogene Untersuchung (Unterarm links)
(246) Abnahme des zirkulären Gipsverbandes nicht berechnungsfähig, da im Behandlungsfall nur 1x Leistungen nach Nr. 1 und/oder Nr. 5 neben Leistungen nach den Abschnitten C-O berechnungsfähig sind.
----- Anleitung zur Duchführung von Bewegungsübungen mit der Leistung nach Nr. 1 abgegolten

4.5.11 ✎Wie war das noch?

Fragen zu „Allgemeine Beratungen und Untersuchungen und Zuschläge nach B II."

1. Wie wird in der GOÄ der Begriff „Behandlungsfall" definiert?

→ ....

....

2. Welche Beratungen dürfen auch telefonisch erbracht und abgerechnet werden?

→ ....

3. Welche Bedingung muss erfüllt sein, damit die Beratung nach Nr. 3 abgerechnet werden kann?

→ ....

4. Innerhalb welcher Uhrzeiten müssen Beratungen erbracht worden sein, damit der Zuschlag nach B abgerechnet werden darf?

→ ....

5. Für Beratungen und Untersuchungen an Samstagen kann ein Zuschlag berechnet werden.
a) Welcher Zuschlag ist das?
b) Welche besondere Vorschrift ist bei der Rechnungslegung zu beachten?

→ a) ....

→ b) ....

6. a) Welche GOÄ-Position darf abgerechnet werden, wenn die Medizinische Fachangestellte auf Anweisung des Arztes einem Patienten einen Befund telefonisch mitteilt?
b) Welche besondere Vorschrift ist bei der Rechnungslegung zu beachten?

→ a) ....

→ b) ....

7. Welche zusätzlichen Positionen können abgerechnet werden, wenn bei einem dreijährigen Kind an einem Samstag um 23 Uhr Untersuchungsleistungen erbracht werden?

→ ....

8. Welche Vorschriften für die Erstellung einer Liquidation müssen beachtet werden, wenn Zuschläge berechnet werden?

→ ....

→ ....

→ ....

→ ....

Fragen zu „Abschn. C." insgesamt

9. In welchem Fall sind Verbände nicht berechnungsfähig?

→ ....

10. Ist die Entnahme von Kapillarblut berechnungsfähig?

→ ....

Fragen zu „Anästhesieleistungen"

11. Wie ist abzurechnen, wenn mehrere Narkoseverfahren nebeneinander angewendet werden?

→ ....

....

12. Welche Abrechnungsmöglichkeit besteht für die medikamentöse Vorbereitung einer Narkose?

→ ....

Fragen zu „physikalisch-medizinischen Leistungen"

13. Nennen Sie die vier Arten von Behandlungsmaßnahmen im Rahmen pysikalisch-medizinischer Leistungen (= physiotherapeutische Leistungen).

→ ....

→ ....

→ ....

→ ....

14. Wie kann die gleichzeitige Rauminhalation mehrerer Patienten nach GOÄ abgerechnet werden?

→ ....

Fragen zu „Abschn. L: Chirurgie / Orthopädie"

15. Die GOÄ unterscheidet zwischen kleinen und großen Wunden, nennt selbst aber keine Unterscheidungsmerkmale. Welche Merkmale können hilfsweise aus dem EBM für die Definition einer „große Wunde" herangezogen werden?

→ Länge: ....   → Fläche: ....

→ Raum: ....

16. Wie kann der Verband zur Abdeckung einer Operationswunde abgerechnet werden?

→ ....

17. Welche Leistung dürfen nach vorangegangener Erstversorgung für die Wundversorgung noch abgerechnet werden?

→ ....

18. a) Welche Abrechnungsregel gilt, wenn mehrere Wunden gleichzeitig versorgt werden?

b) Welche Zusatzangabe sollte die Rechnung in einem solchen Fall enthalten?

→ a) ....

→ b) ....

Fragen zu „Abschn. O: Strahlendiagnostik"

19. Welche GOÄ-Nr. ist für eine Röntgenaufnahme von Daumen und Mittelfinger abrechnungsfähig?

→ ....

20. Welche GOÄ-Nr. ist für eine Röntgenaufnahme von allen Fingern einer Hand abrechnungsfähig?

→ ....

Lernfeld
4
Seite
271

Rechnen Sie die folgenden Fälle nach den im Kap. 4.5 genannten Gebührennummer(n) ab.

21. 14. Feb. Patient Bruno Blümchen (67 Jahre, Privatpatient) erscheint in der Praxis seines Hausarztes. Er hat beim Umtopfen von Zimmerpflanzen nach dem Heben eines schweren Sackes mit Blumenerde plötzlich starke Schmerzen in der Schulter, die er kaum noch bewegen kann. Dabei klagt er über Taubheitsgefühle in den Fingern und, dass er die Faust kaum schließen kann.

Der Hausarzt äußert nach vollständiger Untersuchung des Bewegungsapparates den Verdacht auf eine Verletzung der Schultergelenkskapsel (Gesprächsdauer 15 min). Er überweist Herrn Blümchen zu einem Facharzt für Orthopädie und Unfallchirurgie.

→ ....   → ....

18. Feb. Patient Bruno Blümchen erscheint mit der formlosen Überweisung seines Hausarztes in der Praxis des Facharztes für Orthopädie und Unfallchirurgie. Er beschreibt seine Beschwerden und klagt zusätzlich über Kopfschmerzen.

Der Arzt bittet seine Röntgenassistentin, zum Ausschluss einer Halswirbelsäulenbeteiligung, eine entsprechende Röntgenaufnahme anzufertigen. Anschließend untersucht der Arzt den Bewegungsapparat des Patienten vollständig und berät ihn. Er verordnet ein schmerzstillendes Präparat und bestellt den Patienten nach Vorliegen der radiologischen Befunde wieder ein.

20. Feb. Patient Blümchen beschreibt, dass das Präparat zwar geholfen habe, dass aber die Bewegungsfähigkeit des Armes für ihn noch nicht zufriedenstellend sei, was der Orthopäde durch eine symptombezogene Untersuchung bestätigt. Da sich kein gravierender radiologischer Befund ergeben hat, stellt der Orthopäde ein Wiederholungsrezept aus und verordnet Maßnahmen der physikalischen Therapie des Schultergelenks.

Der Arzt rät zur Übungstherapie und stellt mit Herrn Blümchen ein differenziertes Übungsprogramm auf, dass dieser zu Hause durchführen soll.

18. Feb. → ....   → ....   → ....

20. Feb. → ....   → ....

22. 22. Nov. Frau Nina Naddel, 72 Jahre, Privatpatientin, stellte beim Stricken von Weihnachtsgeschenken für ihre Enkel zunehmend Schmerzen in ihren Händen fest. Dabei beobachtete sie auch Schwellungen der Gelenke, die ganz besonders nach längerer Handarbeit auftraten und stark schmerzten. Dr. Renk führt eine vollständige Untersuchung des Bewegungsapparates durch, entnimmt Blut zur Labordiagnostik und veranlasst die notwendigen radiologischen Untersuchungen bei einem Radiologen. Er verordnet ein Medikament gegen die Schmerzen und bestellt die Patientin zu einem späteren Termin wieder ein. Das Arzt-Patienten-Gespräch dauert 35 Minuten.

22. Fortsetzung

30. Nov. Frau Nina Naddel erscheint wie bestellt bei Dr. Renk. Aufgrund der dokumentierten Befunde vom 22.11. und einer sorgfältigen Wiederholung der vollständigen Unterschung des Bewegungsapparates erörtert der Orthopäde das weitere Vorgehen mit seiner Patientin. Dabei werden auch die Laborergebnisse und die Ergebnisse der Röntgenuntersuchung genau besprochen. Es schließt sich eine orientierende neurologische Untersuchung an. Die Medikamente werden neu verordnet und ein weiterer Termin festgelegt. Das Arzt-Patienten-Gespräch dauert 28 Minuten.

13. Dez. Frau Nina Naddel kommt erneut zur Untersuchung. Die Schmerzen haben nachgelassen und auch die Schwellungen sind zurückgegangen. Dr. Renk untersucht symptombezogen, empfiehlt besondere Bewegungsübungen und spricht noch einmal die Medikamentendosierung durch. Ein neuer Termin wird für das nächste Jahr vereinbart. Das Arzt-Patienten-Gespräch dauert 17 Minuten.

22. Nov. ➔ ....   ➔   ....

30. Nov. ➔ ....   ➔   ....

13. Dez. ➔ ....   ➔   ....

Lernfeld
4
Seite
272

23. 30. Mrz. Frau Paula Pommes, 31 Jahre, Privatpatientin, will in der Küche einen Topf mit heißem Frittenfett auf die Spülablage stellen und stolpert dabei über Spielzeug ihrer kleine Tochter Maya. Sie prallt mit dem Oberarm heftig gegen die Kante der Anrichte und lässt den Topf fallen; das heiße Fett läuft über das linke Bein.

Ihre Nachbarin bringt Frau Pommes unverzüglich zu Hausarzt Dr. Gütlich, der sich sofort um die ärztliche Versorgung kümmert. Nach einer symptombezogenen Untersuchung diagnostiziert er eine massive Schwellung am rechten Oberarm mit Verdacht auf Knochenbruch und ausgedehnte Verbrennungen am linken Bein. Mit Assistenz von Frau Biene verbindet er fachgerecht die Verbrennungen und veranlasst eine Röntgenuntersuchung des rechten Oberarm beim Radiologen.

Zur Schmerzlinderung injiziert Dr. Gütlich ein Schmerzmittel intravenös und verschreibt ein schmerzstillendes Medikament. Er berät Frau Pommes und bestellt sie nächsten Tag wieder ein.

1. Apr. Frau Pommes erscheint mit der Röntgenaufnahme des Radiologen termingerecht bei Dr. Gütlich. Bei der Oberarmverletzung handelt es sich um keine Fraktur, sondern um eine Prellung; im Bereich der Verbrennung sind aber deutlich Nekrosen entstanden.

Dr. Gütlich legt am Oberarm einen Salbenverband an und verbindet die Verbrennungen neu. Zur Behandlung der Nekrosen überweist er Frau Pommes an einen Chirurgen.

30. Mrz. ➔ ....   ➔   ....   ➔   ....

➔ ....

1. Apr. ➔ ....   ➔   ....

2. Apr. Frau Pommes erscheint mit der Überweisung von Dr. Gütlich in der Praxis des Chirurgen Dr. Knoche. Dieser diagnostiziert nach symptombezogener Untersuchung, dass die Verbrennungen am Bein tiefer gehen, als bisher zu erkennen war. Er berät Frau Pommes, säubert die Wunden, trägt Nekrosen ab und legt einen speziellen Verbrennungsverband an.

Frau Pommes erhält für den 5. Apr., 8. Apr., 11. Apr. und 14. Apr. neue Termine.

5. Apr., 8. Apr., 11. Apr. Dr. Knoche trägt jeweils Nekrosen ab und legt einen neuen Verbrennungsverband an.

14. Apr. Dr. Knoche erklärt Frau Pommes nach symptombezogener Untersuchung, dass die Wunden verheilt sind und keine weitere Behandlung erforderlich ist.

2. Apr. ➔ ....   ➔   ....   ➔   ....

5., 8., 11. Apr. ➔ jeweils ....

14. Apr. ➔ ....   ➔   ....

4.6   Fragen und Fälle zu Lernfeld 4

1. Welche Muster-Nr. trägt der Überweisungs-
schein für Laboratoriumsuntersuchungen in
der GKV?
- ○ Nr. 1
- ○ Nr. 3
- ○ Nr. 6
- ○ Nr. 10
- ○ Nr. 16

2. Wie viele Stunden Aufzeichnungsdauer sind
für die EBM-Abrechnung einer Langzeit-
Blutdruckmessung erforderlich?
- ○ 10 Stunden
- ○ 12 Stunden
- ○ 18 Stunden
- ○ 20 Stunden
- ○ 24 Stunden

3. Nach welchem Gesichtspunkt richtet sich die richtige EBM-GOP für die Grundpauschale?

- ○ Kinderzahl des Patienten
- ○ Behandlungsmonat
- ○ Anfangsbuchstabe des Nachnamens des Patienten
- ○ Alter des Patienten
- ○ Beruf des Patienten

4. Von welchen der folgenden Fachärzte dür-
fen Leistungen des Kapitels Physikalische
Therapie abgerechnet werden?
- ○ Augenärzte
- ○ Gynäkologen
- ○ Hautärzten
- ○ Orthopäden
- ○ Urologen

5. Wie viele Ableitungen sind bei einem
Belastungs-EKG für die Abrechnung der
EBM-GOP 03 321 erforderlich?
- ○ mind. 6 Ableitungen
- ○ mind. 9 Ableitungen
- ○ mind. 12 Ableitungen
- ○ mind. 15 Ableitungen
- ○ mind. 18 Ableitungen

6. Welche Abrechnungsbestimmung enthalten die
EBM-GOP für „kleinchirurgische Eingriffe"?

- ○ je nach Notwendigkeit
- ○ einmal am Behandlungstag
- ○ einmal in der Kalenderwoche
- ○ einmal im Kalendermonat
- ○ einmal im Behandlungsfall

7. Wie viele Minuten beträgt die Mindesttherapiezeit für die Abrechnung einer Einzelbehandlung Krankengymnastik nach EBM?
- ○ 10 Minuten
- ○ 15 Minuten
- ○ 20 Minuten
- ○ 25 Minuten
- ○ 30 Minuten

8. Welche Aussagen zur Grundpauschale sind richtig?

- ○ sie darf nur von in der fachärztlichen Versorgung tätigen Vertragsärzten abgerechnet werden
- ○ sie ist bei jedem persönlichen Arzt-Patienten-Kontakt berechnungsfähig
- ○ sie ist bei jedem krankheitsbezogenen Tel.-Gespräch des Arztes mit dem Patienten berechnungsf.
- ○ sie ist beim ersten persönlichen Arzt-Patienten-Kontakt im Quartal berechnungsfähig
- ○ sie ist beim ersten Telefongespräch im Quartal des Arztes mit dem Patienten berechnungsfähig

9. Wie viele Stunden Aufzeichnungsdauer sind
für die EBM-Abrechnung eines Langzeit-
EKGs erforderlich?
- ○ 10 Stunden
- ○ 12 Stunden
- ○ 18 Stunden
- ○ 20 Stunden
- ○ 24 Stunden

10. Welche der folgenden Behandlungsmethoden
gehören zur Wärmetherapie?

- ○ Infrarotbestrahlung
- ○ Inhalation
- ○ Mikrowelle
- ○ Reizstrom
- ○ Schwellstrom

Lernfeld
4

Seite
274

11. An welchen der folgenden Tage kann der Hausarzt die Versichertenpauschale für die unvorhergesehene Inanspruchnahme bei persönlichem A-P-K (EBM-GOP 03 030) abrechnen?

○ Rosenmontag
○ Gründonnerstag
○ jeden Freitag
○ jeden Samstag
○ jeden Sonntag

12. Welche der folgenden Arztgruppen dürfen an der hausärztlichen Versorgung teilnehmen?

○ Fachärzte für Allgemeinmedizin
○ Fachärzte für Chirurgie
○ Fachärzte für Frauenheilkunde
○ Fachärzte für Orthopädie
○ Praktische Ärzte

13. Nach welcher der folgenden GOÄ-Nummern wird die Ausstellung eines Wiederholungsrezeptes abgerechnet?

○ Nr. 1
○ Nr. 2
○ Nr. 3
○ Nr. 4
○ Nr. 5

14. Welche der folgenden Aussagen trifft zu, wenn mehrere Wunden gleichzeitig versorgt und die ärztlichen Leistungen nach GOÄ abgerechnet werden?

○ die Wundversorgung kann nur einmal je Arzt-Patienten-Kontakt abgerechnet werden
○ es sind höchstens Leistungen für zwei große Wunden nebeneinander berechnungsfähig
○ für jede Wunde kann die entsprechende Leistung abgerechnet werden
○ hinter jeder Leistung sollte der versorgte Wundbereich angegeben werden
○ nur Leistungen für eine kleine und eine große Wunde sind nebeneinander berechnungsfähig

15. Welche der folgenden Leistungen ist berechnungsfähig, wenn der Patient den Arzt um 23 h telefonisch um Rat fragt?

○ Leistung nach Nr. 1 GOÄ
○ Leistung nach Nr. 3 GOÄ
○ Leistung nach Nr. 1 + C GOÄ
○ Leistung nach Nr. 3 + C GOÄ
○ Leistung nach Nr. C GOÄ

16. Welche GOÄ-Abrechnungsmöglichkeit besteht für Massagen, die allein mittels Gerät erfolgen?

○ Nr. 1
○ Nr. 2
○ Nr. 8
○ Nr. 520
○ kann nicht in Rechnung gestellt werden

17. Welche grundsätzliche Regel gilt in der GOÄ für die Abrechnung der Nr. 8 mit der Nr. 5?

○ dürfen nie nebeneinander abgerechnet werden
○ dürfen nur einmal im Behandlungsfall nebeneinander abgerechnet werden
○ dürfen nur einmal je Behandlungstag nebeneinander abgerechnet werden
○ dürfen nur zweimal im Behandlungsfall nebeneinander abgerechnet werden
○ müssen stets gemeinsam abgerechnet werden

18. Mit welchem Gebührensatz dürfen die Zuschläge in der GOÄ berechnet werden?

○ 1,0-facher Gebührensatz
○ 1,15-facher Gebührensatz
○ 1,3-facher Gebührensatz
○ 1,8-facher Gebührensatz
○ 2,3-facher Gebührensatz

19. Welche der folgenden Leistungen können nach GOÄ auch telefonisch erbracht werden?

○ Leistung nach Nr. 1 GOÄ
○ Leistung nach Nr. 2 GOÄ
○ Leistung nach Nr. 3 GOÄ
○ Leistung nach Nr. 4 GOÄ
○ Leistung nach Nr. 5 GOÄ

20. Welcher Zeitaufwand ist mindestens erforderlich, damit die Leistung nach Nr. 3 GOÄ
berechnungsfähig ist?
- ○ 5 Minuten
- ○ 10 Minuten
- ○ 15 Minuten
- ○ 20 Minuten
- ○ 25 Minuten

21. Wie wird eine Beratung nach Nr. 1 am
Samstag nach GOÄ abgerechnet?
- ○ Nr. 1
- ○ Nr. 1 + A
- ○ Nr. 1 + B
- ○ Nr. 1 + C
- ○ Nr. 1 + D

22. Bei gleichzeitiger Verordnung von z.B. Arzneimitteln und Hilfsmitteln für Kassenpatienten gilt immer

- ○ erst das Arznei-, dann das Hilfsmittel aufschreiben
- ○ erst das Hilfs-, dann das Arzneimittel aufschreiben
- ○ müssen an zwei unterschiedlichen Tagen verordnet werden
- ○ Rückfrage bei Krankenkasse erforderlich
- ○ zwei Arzneiverordnungsblätter verwenden

Lernfeld
4
Seite
275

23. Für den Indikationsschlüssel auf der
Heilmittelverordnung (Muster 13) gilt:
- ○ Er entspricht dem ICD10-Code
- ○ Er ist im Heilmittelkatalog zu finden
- ○ Er muss bei jeder Folgeverordnung verändert
  werden
- ○ Er entspricht der EBM-GOP
- ○ Er wird nur bei Verordnungen außerhalb
  des Regelfalls angegeben

24. Wie viel EUR beträgt die Eigenbeteiligung bei
Krankenbeförderung (Muster 4) höchstens?
- ○ 5,00 EUR
- ○ 10,00 EUR
- ○ 13,00 EUR

- ○ 15,00 EUR
- ○ es gibt keine Eigenbeteiligung

25. Wie muss dem Patienten der Teil b der Verordnung von Krankenhausbehandlung (Muster 2) ausgehändigt werden? Begründung!

- ○ im verschlossenen Umschlag, wenn er vertrauliche Informationen für die Krankenkasse enthält
- ○ im verschlossenen Umschlag, wenn er vertrauliche Mitteilungen an den Krankenhausarzt enthält
- ○ offen, da der Patient damit seinen Anspruch auf Krankengeld anmelden muss
- ○ offen, da der Patient diesen Teil für die Krankenhausaufnahme benötigt
- ○ offen, da der Patient ein Recht auf volle Aufklärung hat

26. Wer bewahrt die einzelnen Teile eines
BtM-Rezeptes auf?

- ○ Ärztekammer
- ○ Apotheke
- ○ Arzt
- ○ Bundesgesundheitsamt
- ○ Krankenkasse

27. Welche der folgenden Transportmittel kann der
Arzt für eine Krankenbeförderung (Muster 4)
verordnen?
- ○ Eisenbahn
- ○ Krankenwagen
- ○ Nahverkehrsbus
- ○ Notarztwagen
- ○ Taxi

28. Was kann auf einem Arzneiverordnungsblatt
(Muster 16) verordnet werden?

- ○ Arzneimittel
- ○ Heilmittel
- ○ Hilfsmittel
- ○ Impfstoffe
- ○ Sprechstundenbedarf

29. Innerhalb welcher Frist müssen BtM-Rezepte
in der Apotheke eingelöst werden?

- ○ am gleichen Tag
- ○ am folgenden Tag
- ○ innerhalb von 2 Tagen
- ○ innerhalb von 7 Tagen
- ○ innerhalb von 10 Tagen

30. In welchen der folgenden Fällen darf der Arzt eine Verordnung von Krankenbeförderung (Muster 4) ausstellen?

○ Patient besitzt kein eigenes Auto
○ Patient kann aus medizinischen Gründen öffentliche Verkehrsmittel nicht benutzen
○ Patient kann wegen Parkplatzmangels eigenes Auto nicht benutzen
○ Patient muss abgeholt werden, da er sonst nicht zur Untersuchung kommen würde
○ Patient muss liegend befördert werden

31. Von wem erhält der Arzt erforderliche BtM-Rezepte?

○ Ärztekammer
○ Bundesopiumstelle
○ Fachverlage
○ Kassenärztliche Vereinigung
○ Krankenkassen

32. Welche Krankenhäuser werden in die Verordnung von Krankenhausbehandlung (Muster 2) eingetragen?

○ nur konfessionelle Krankenhäuser
○ nächsterreichbare, geeignete K.häuser
○ nur Polikliniken
○ nur Städtische Krankenhäuser
○ nur Universitätskliniken

33. Wie viele Arzneimittel dürfen auf einem Arzneiverordnungsblatt (Muster 16) verordnet werden?

○ max. 1 Arzneimittel
○ max. 2 Arzneimittel
○ max. 3 Arzneimittel
○ max. 5 Arzneimittel
○ unbegrenzt viele Arzneimittel

34. Welche Formular Muster-Nummer hat der Überweisungsschein in der GKV?

○ Nr. 1
○ Nr. 3
○ Nr. 5
○ Nr. 6
○ Nr. 16

35. Was bedeutet es, wenn auf der Verordnung einer Krankenbeförderung (Muster 4) eine Wartezeit angeben wird?

○ Patient muss auf Taxi länger warten, weil die Kosten dann geringer sind
○ Patient soll nach der Behandlung vor dem Transport länger warten
○ Patient soll vor Behandlung länger warten, da er dann ruhiger geworden ist
○ Transportmittel darf Fahrt unterbrechen und Patienten warten lassen
○ Transportmittel muss auf Patienten während dessen Behandlung warten

36. Welche Möglichkeiten stehen zur Verfügung, wenn der Arzt einen Kassenpatienten an einen anderen Arzt überweist?

○ zur Auftragsleistung
○ zur Konsiliaruntersuchung
○ zur Mitbehandlung
○ zur Weiterbehandlung
○ zur Zahnbehandlung

37. Was kann auf einem BtM-Rezept verordnet werden?

○ alle Arzneimittel
○ Impfstoffe
○ nur Betäubungsmittel
○ Sprechstundenbedarf insgesamt
○ Sprechstd.bedarf, nur Betäubungsmittel

38. Welche Bedeutung hat es, wenn das Feld „noctu" auf einem Arzneiverordnungsblatt (Muster 16) angekreuzt wird?

○ Medikament darf nicht bei Tageslicht aufbewahrt werden
○ Medikament ist nur bei Notdienstapotheken, die auch nachts geöffnet haben, erhältlich
○ Patient darf Arzt auch nachts wegen Einnahme des Medikaments anrufen
○ Patient muss das Medikament auch nachts einnehmen
○ Patient muss die Nachttaxe der Apotheke nicht bezahlen

© Verlag Europa-Lehrmittel

39. Wer erhält den Teil b der Arbeitsunfähigkeitsbescheinigung (Muster 1)?

○ Ärztekammer
○ Arbeitgeber
○ behandelnder Arzt
○ Kassenärztliche Vereinigung
○ Krankenkasse

40. Welche Formular Muster-Nummer hat die
Arbeitsunfähigkeitsbescheinigung in der
GKV?

○ Nr. 1
○ Nr. 3
○ Nr. 5
○ Nr. 6
○ Nr. 16

41. Wie ist bei der Ausstellung einer AU-Bescheinigung (Muster 1) zu verfahren, wenn der weiterhin
arbeitsunfähige Patient gleichzeitig eine Verordnung von Krankenhausbehandlung erhält?

○ die Verordnung von Krankenhausbehandlung ersetzt die AU-Bescheinigung
○ als Enddatum sind 6 Fragezeichen einzutragen
○ als Enddatum ist „Krankenhauseinweisung" einzutragen
○ als Enddatum ist die durchschnittliche Behandlungsdauer einzutragen
○ nach Aufnahme in ein Krankenhaus ist keine AU-Bescheinigung mehr auszustellen

Lernfeld
4
Seite
277

42. Welche Formular Muster-Nummer hat das
Arzneiverordnungsblatt in der GKV?

○ Nr. 1
○ Nr. 3
○ Nr. 5
○ Nr. 6
○ Nr. 16

43. Welche Kassenpatienten sind von der
Zuzahlung bei Arzneimitteln befreit?

○ Auszubildende
○ Eltern mit mehr als vier Kindern
○ Frauen bei Schwangerschaft
○ Kinder und Jugendliche
○ Verheiratete

44. Welche Kassenpatienten sind von der
Kostenbeteiligung bei stationärer Behandlung
befreit?

○ Auszubildende
○ Eltern mit mehr als vier Kindern
○ Frauen bei Mutterschaftsvorsorge
○ Kinder und Jugendliche
○ Verheiratete

45. Wie viel EUR beträgt die Zuzahlung
für Kassenpatienten bei einer
Medikamentenpackung höchstens?

○ 2,50 EUR
○ 5,00 EUR
○ 7,50 EUR
○ 10,00 EUR
○ 12,50 EUR

46. Welche der folgenden Aussagen sind für eine Überweisung als Auftragsleistung auf Muster 6 bei
genauer Definition der Leistung richtig?

○ der auftraggebende Arzt ist für die Notwendigkeit der Überweisung verantwortlich
○ der auftraggebende Arzt muss immer die entsprechende Gebührenposition angeben
○ der auftraggebende Arzt muss immer eine präzise Leistungsbeschreibung geben
○ der ausführende Arzt bestimmt die zu erbringenden Leistungen selbst
○ der ausführende Arzt ist an den Auftrag gebunden

47. Welche der folgenden Aussagen zu „Überweisungen" (Muster 6) sind richtig?

○ dürfen auch an Zahnärzte ausgestellt werden
○ dürfen nur ausgestellt werden, wenn ein gültiger Behandlungsausweis vorliegt
○ dürfen nur vom Patienten persönlich in Empfang genommen werden
○ können auch formlos auf einem Praxisbriefbogen erfolgen (nur bei Privatpatienten!)
○ sind nach Wegfall der Praxisgebühr nicht mehr erforderlich

48. Welche Angabe ist beim Ausfüllen von Heilmittelverordnung Muster 13 außerhalb des Regelfalls zusätzlich erforderlich?

○ Anzahl pro Woche
○ Diagnose
○ Medizinische Begründung
○ Therapieziele
○ Verordnungsmenge

49. Um wie viele Tage darf in Ausnahmefällen eine AU-Bescheinigung zurückdatiert werden?

○ 1 Tag
○ 2 Tage
○ 3 Tage
○ 1 Woche
○ gar nicht, es gibt keine Ausnahme

Lernfeld
4
Seite
278

50. Welche der folgenden Vorschriften trifft für den Verordnungsteil eines BtM-Rezeptes zu?

○ darf auch die MFA handschriftlich ausfüllen
○ darf die MFA handschriftlich oder mit Schreibmaschine/PC-Drucker ausfüllen
○ muss der Arzt ausfüllen, handschriftlich oder auch mit Schreibmaschine/PC-Drucker
○ muss der Arzt handschriftlich ausfüllen
○ muss von Arzt und MFA gemeinsam unterschrieben werden

51. Welche Formular Muster-Nr. trägt das BtM-Rezept?

○ Nr. 1
○ Nr. 6
○ Nr. 16
○ Nr. 17
○ gar keine Nummer

52. In welchen Fällen ist das Feld „sonstiger Unfall, Unfallfolgen" auf einer AU-Bescheinigung (Muster 1) anzukreuzen?

○ Arbeitsunfall
○ Berufskrankheit
○ Freizeitunfall
○ Schulunfall eines Berufsschülers
○ Unfall im Haushalt

53. Was bedeutet es, wenn auf dem Arzneiverordnungsblatt (Muster 16) das Feld „aut idem" (= oder dasselbe) vom Arzt ungültig gemacht wird?

○ Apotheker darf ein anderes Medikament des gleichen Herstellers aushändigen
○ Apotheker darf preiswerteres Medikament mit gleichem Wirkstoff aushändigen
○ Apotheker darf teureres (= anderes) Medikament mit gleichem Wirkstoff aushändigen
○ Apotheker muss preiswerteres Medikament mit gleichem Wirkstoff aushändigen
○ Apotheker muss verordnetes Medikament ungeachtet des Preises aushändigen

54. Welche der folgenden Aussagen ist richtig?
Während der stationären Behandlung eines seiner Kassenpatienten darf der Arzt

○ Arzneiverordnungen für nicht im Krankenhaus behandelte Erkrankungen ausstellen
○ keine Arbeitsunfähigkeitsbescheinigungen ausstellen
○ keine Arzneiverordnung für die im Krankenhaus behandelte Erkrankung ausstellen
○ keinen Besuch im Krankenhaus bei seinem Patienten machen
○ keinen Besuch im Krankenhaus bei seinem Patienten über die KV abrechnen

55. Welche EBM-GOP darf nicht neben der GOP 03 000 abgerechnet werden?

○ 03 030
○ 03 020
○ 03 360
○ 03 362
○ 03 370

56. Füllen Sie die abgebildete Verordnung einer Krankenbeförderung aufgrund der folgenden Angaben aus; das Personalienfeld wurde maschinell beschriftet und enthält u. a. folgende Angaben:

Vera Veller, geb. 12.02.37, wohnhaft Fischergasse 81 in 73525 Schwäbisch Gmünd; sie ist versichert (Status 5) bei der Barmer. Die Gesundheitskarte ist bis April 2020 Gültig, WOP 61.

Nach der ambulanten Operation einer Knöchelfraktur, die sie sich auf der vereisten Hauseingangstreppe zuzog, ist Frau Veller wegen der stark schmerzhaft eingeschränkten Beweglichkeit des Fußgelenks noch nicht wieder in der Lage, zur ambulanten Kontrolluntersuchung öffentliche Verkehrsmittel zu benutzen. Sie erhält deshalb am 5. Feb. 2019 eine Verordnung für eine Taxifahrt von ihrer Wohnung zur Praxis und zurück.

57. Füllen Sie den abgebildeten Teil der AU-Bescheinigung aufgrund der folgenden Angaben aus; das Personalienfeld wurde maschinell beschriftet und enthält u. a. folgende Angaben:

Petra Pummel, geb. 11.11.76, wohnhaft Rosenrotweg 28 in 70567 Stuttgart; sie ist (Status 1) bei der LKK Baden-Württemberg, versichert. Die Gesundheitskarte ist bis Ende 2022 gültig, WOP 02. Die Patientin sucht am 14.12. 2019 wegen eines starken Hustens mit Fieber und Kopfschmerzen die Praxis auf. Ihr wird aufgrund der erhobenen Befunde und der Diagnose „hochfieberhafte Bronchitis" bis zum 27.12. Arbeitsunfähigkeit bescheinigt.

58. Füllen Sie den abgebildeten Überweisungsschein aufgrund der folgenden Angaben aus;
das Personalienfeld wurde maschinell beschriftet und enthält u. a. folgende Angaben:

Nora Nugget, geb. 30.08.57, wohnhaft Footpatt 73 in 28325 Bremen; sie ist über ihren Mann
(Status 3) bei der IKK Bremen und Bremerhaven, versichert. Die Gesundheitskarte ist bis Ende 2022
gültig, WOP 03.

Die Patientin erscheint am 5. März 2019 in der Praxis und bittet ihren Internisten um eine Überweisung an einen Internisten in Stuttgart, weil sie in den nächsten Tagen umziehen wird. Da sie
Diabetikerin ist, möchte sie auch alle wichtigen Unterlagen für ihren zukünftigen Arzt mitnehmen.

Krankenkasse bzw. Kostenträger	**Überweisungsschein**	**06** Quartal
Name, Vorname des Versicherten	☐ Kurativ ☐ Präventiv ☐ Behandl. gemäß § 116b SGB V ☐ bei belegärztl. Behandlung	Q J J
geb. am	☐ Unfall Unfallfolgen Datum der OP bei Leistungen nach Abschnitt 31.2 T T M M J J	Geschlecht W M
	Überweisung an	
Kostenträgerkennung Versicherten-Nr. Status	☐ Ausführung von Auftragsleistungen ☐ Konsiliar-untersuchung ☐ Mit-/Weiter-behandlung	AU bis T T M M J J
Betriebsstätten-Nr. Arzt-Nr. Datum	☐ eingeschränkter Leistungsanspruch gemäß § 16 Abs. 3a SGB V	

Diagnose/Verdachtsdiagnose

Befund/Medikation

Auftrag

Vertragsarztstempel / Unterschrift des Arztes

Muster 6 (10.2014)

59. Füllen Sie das abgebildete Arzneiverordnungsblatt aufgrund der folgenden Angaben aus; das Personalienfeld
wurde maschinell beschriftet und enthält u. a. folgende Angaben:

Adele Anders, geb. 09.08.33, wohnhaft Oslokai 21 in 24103 Kiel; sie ist versichert (Status 5) bei der
IKK Nord. Die Gesundheitskarte ist bis Ende Oktober 2020 gültig, WOP 01.
Wegen Varicosis und Zustand nach Venenthrombose im rechten Unterschenkel sowie starker
Oedembildung bds. verordnet der Arzt ihr am 05.09.2019 ein Paar Unterschenkel-Kompressions-
strümpfe (Maßkonfektion) Kompressionsklasse II.

Gebühr frs.	Krankenkasse bzw. Kostenträger	BVG Hilfs-mittel Impf-stoff Spr.-St. Bedarf Begr.-Pflicht	Apotheken-Nummer / IK	
Geb.-pfl.	Name, Vorname des Versicherten	6 7 8 9		
noctu		Zuzahlung Gesamt-Brutto		
Sonstige	geb. am	Arzneimittel-/Hilfsmittel-Nr. Faktor Taxe		
Unfall	Kostenträgerkennung Versicherten-Nr. Status	1. Verordnung		
Arbeits-unfall	Betriebsstätten-Nr. Arzt-Nr. Datum	2. Verordnung		
		3. Verordnung		
	Rp. (Bitte Leerräume durchstreichen)	Vertragsarztstempel		
aut idem				
aut idem				
aut idem				
bbbh	☐☐☐☐☐ Abgabedatum in der Apotheke	Unterschrift des Arztes Muster 16 (10.2014)		
Bei Arbeitsunfall auszufüllen!	Unfalltag Unfallbetrieb oder Arbeitgebernummer			

© Verlag Europa-Lehrmittel

60. Füllen Sie die drei abgebildeten Arzneiverordnungsblätter aufgrund der folgenden Angaben aus;
das Personalienfeld wurde maschinell beschriftet und enthält u. a. folgende Angaben:

Manuela Rösrath, geb. 23.08.70, wohnhaft Am Inselweiher 32 in 50321 Brühl; sie ist versichert
(Status 1) bei einer BKK. Die Gesundheitskarte ist bis Ende 2021 gültig, WOP 38.

Frau Rösrath leidet an Diabetes Typ I. Sie erscheint am 11.09.2019 in der Praxis, ihr müssen folgende
Mittel verordnet werden:

1. Actrapid HM, N3   (Insulin)
2. BD-Mikrofine Ü 40 Insulin, 100 Stück   (Insulinspritzen)
3. Pur Zellin, 1000 Stück   (Mulltupfer)
4. Begrivac 98, 1 OP   (Grippe-Impfstoff)
5. Glucometer Elite Sensoren, 4 x 50 Stück   (Blutzuckerteststreifen)

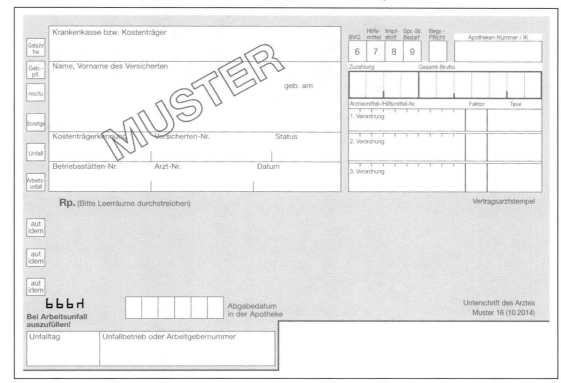

60. Fortsetzung:

	Krankenkasse bzw. Kostenträger		BVG	Hilfs-mittel	Impf-stoff	Spr.-St. Bedarf	Begr.-Pflicht	Apotheken-Nummer / IK
Gebühr frei			6	7	8	9		
Geb.-pfl.	Name, Vorname des Versicherten		Zuzahlung			Gesamt-Brutto		
noctu								
		geb. am						
Sonstige			Arzneimittel-/Hilfsmittel-Nr.				Faktor	Taxe
Unfall	Kostenträgerkennung Versicherten-Nr. Status		1. Verordnung					
	Betriebsstätten-Nr. Arzt-Nr. Datum		2. Verordnung					
Arbeits-unfall			3. Verordnung					

MUSTER

Rp. (Bitte Leerräume durchstreichen)

Vertragsarztstempel

| aut idem |
| aut idem |
| aut idem |

Ꮽ Ꮽ Ꮽ Ꮽ

| | | | | | | Abgabedatum in der Apotheke |

Bei Arbeitsunfall auszufüllen!

Unterschrift des Arztes
Muster 16 (10.2014)

Unfalltag	Unfallbetrieb oder Arbeitgebernummer

Lernfeld
4
Seite
282

Sachwortverzeichnis